外科临床护理问答

Surgical Clinical Care Q & A

主　编　纪代红　王若雨

副主编　李建华　费　薇　崔　丽

科学出版社

北　京

内 容 简 介

本书结合临床实践及护士学习中面临的困难或不便,将外科护理学中各亚专科的专科理论、专科技能、专科治疗、专科评估、专科健康教育等系统知识分解、编写成内容短小、精练、简单,便于护士记忆的问答题。全书共包含 10 章,分别为胃肠外科、肝胆外科、肛肠外科、甲状腺和乳腺外科、血管外科及心脏外科、胸外科、泌尿外科、神经外科、骨科、皮肤科专科知识,可供临床护士学习使用。书中内容短小的问题使护士便于利用碎片时间完成学习,为提高临床护士专科知识提供帮助。

图书在版编目（CIP）数据

外科临床护理问答/纪代红,王若雨主编. —北京:科学出版社,2024.1
ISBN 978-7-03-076718-9

Ⅰ.①外… Ⅱ.①纪… ②王… Ⅲ.①外科学—护理学—问题解答
Ⅳ.①R473.6-44

中国国家版本馆CIP数据核字（2023）第197800号

策划编辑:郭 颖 马 莉/责任校对:张 娟
责任印制:赵 博/封面设计:龙 岩

科 学 出 版 社 出版
北京东黄城根北街 16 号
邮政编码:100717
http://www.sciencep.com

三河市春园印刷有限公司印刷
科学出版社发行 各地新华书店经销

*

2024 年 1 月第 一 版 开本:850×1168 1/32
2025 年 2 月第二次印刷 印张:12 1/4
字数:298 000

定价:98.00 元
(如有印装质量问题,我社负责调换)

编著者名单

主　编　纪代红　王若雨

副主编　李建华　费　薇　崔　丽

编　者（以姓氏笔画为序）

马雯男　王　虹　王媛媛　尹　敏　丛晓娜

曲洪波　刘　宇　刘　晶　刘春娥　刘虹伟

江楠楠　孙　颖　李　立　李延玲　杨秀梅

肖佳璐　谷立明　宋　健　张　岩　张　鹿

国玉红　周小煜　赵　丹　袁　琳　夏晶凡

黄　艳　傅　姣　穆　菊

☆ ☆ ☆ 前　言

　　为了使临床护士掌握专科知识，提高临床护士的综合能力，我们将10个临床科室中较易出现的护理专科知识以问答题的形式编写成《外科临床护理问答》。

　　本书在编写过程中遵循"实践性与创新相结合"的理念，内容的选择基于临床护理的常见问题，并适当引用《外科护理学（第5版）》的内容，结合当下国内外外科护理学最前沿知识，使本书在编写内容上具有实用性及先进性。全书在编写过程中着重体现三个基本思想：一是注重打牢基础，将护理专科知识作为重点；二是拓宽知识面，在阐述专科知识的同时，融入最新护理技术操作标准，并在各项技术操作中加以运用；三是适当增加深度，注重强化临床护士的综合能力培养。

　　本书分为10章，以问答题的形式详细总结了胃肠外科、肝胆外科、肛肠外科、甲状腺和乳腺外科、血管外科及心脏外科、胸外科、泌尿外科、神经外科、骨科、皮肤科临床护理过程中的护理专科知识。

　　本书由30余名外科护理经验丰富的专家合作编写而成。这支编写队伍是一个团结、专业、严谨、敬业的集体。作为本书的编者，我们为有这样的合作团队而感到荣幸和欣慰。在此，我们也想借此机会表达我们对所有编者的深深谢意。

　　在整个编写过程中，我们得到了编者所在单位相关领导和同事的大力支持，还得到了每一位编者家属的关心和理解。在此，我们将对在本书编写过程中给予我们无私帮助和支持的朋友们表示由衷的感谢。尽管我们在本书的编写过程中付出了许多辛苦和汗水，但由于能力和水平有限，难免会有疏漏之处。我们真诚地希望所有阅读本书的读者及时给予批评指正，使我们能够不断改进，提升本书的内容质量。

编　者

于大连

☆☆☆ 目　　录

☆☆☆ ☆

☆☆☆☆

☆ ☆ ☆ ☆

☆　☆　☆　☆

☆★☆☆

☆ ☆ ☆ ☆

☆☆☆☆

☆★☆☆

☆ ☆ ☆ ☆

☆ ☆ ☆ ☆

☆ ☆ ☆ ☆

☆ ☆ ☆ ☆

☆ ☆ ☆ ☆

☆　☆　☆　☆

☆ ☆ ☆ ☆

☆☆☆☆

☆ ☆ ☆ ☆

☆ ☆ ☆ ☆

☆ ☆ ☆ ☆

☆　☆　☆　☆

☆ ☆ ☆ ☆

☆ ☆ ☆ ☆

☆ ☆ ☆ ☆

☆ ☆ ☆ ☆

☆ ☆ ☆ ☆

☆ ☆ ☆ ☆

☆ ☆ ☆ ☆

第 1 章
胃肠外科 43 问

1. 胃的解剖是什么？

胃位于腹腔左上方，为弧形囊状器官，上连接食管，入口为贲门，出口为幽门，幽门连接十二指肠。

2. 胃溃疡与十二指肠溃疡的典型临床表现有哪些？

（1）胃溃疡疼痛：多于餐后 0.5～1 小时开始疼痛，疼痛持续 1～2 小时，进餐后不能缓解，甚至加重；抗酸药疗效不明显；脐部偏右上方可有压痛。

（2）十二指肠溃疡：表现为餐后延迟痛（餐后 3～4 小时）、饥饿痛或夜间痛，进食后腹痛可暂时缓解；应用抗酸药能镇痛；压痛点常位于剑突与脐间的正中线或偏左。

3. 胃部常见手术方式有哪些？

（1）胃部分切除术。

（2）胃大部切除术：毕Ⅰ式胃大部切除术（残胃与十二指肠吻合）、毕Ⅱ式胃大部切除术（缝闭十二指肠残端，残胃与上段空肠吻合）。

（3）全胃切除术：食管与空肠吻合。

（4）胃癌根治术：按癌肿部位整个切除胃的全部或大部，大、

☆　☆　☆　☆

小网膜和区域淋巴结并重建消化道。

(5) 迷走神经切断术。

(6) 选择性迷走神经切断术。

(7) 高选择性迷走神经切断术。

4. 胃大部切除术后的并发症有哪些?

(1) 术后胃出血:术后 24 小时内胃管引流出大量新鲜血液。

(2) 十二指肠残端破裂:毕 II 式胃大部切除术后近期的严重并发症,一般发生在术后 3 ~ 6 天。

(3) 胃肠吻合口破裂或吻合口瘘:常发生在术后 5 ~ 7 天(有明显腹膜炎症状和体征:高热、腹痛、腹胀、肌紧张)。

(4) 残胃蠕动无力或称胃排空延迟:术后 7 ~ 10 天。

(5) 术后梗阻:输入段梗阻、吻合口梗阻、输出段梗阻。

(6) 倾倒综合征。

5. 胃肠减压的护理有哪些?

(1) 妥善固定胃管,防止松动和脱出。

(2) 保持胃管通畅,避免胃管曲折阻塞,胃管连接的负压引流盒保持负压状态。

(3) 观察并记录引流液的颜色、性状及引流量。

(4) 每日给予患者口腔护理 2 次,痰多者给予雾化吸入。

(5) 术后 3 ~ 4 天胃肠引流液减少,肠蠕动恢复后可拔除胃管。

6. 肠梗阻的分类及临床表现有哪些?

(1) 机械性肠梗阻:结石、肠扭转、嵌顿疝、肿瘤等。

(2) 动力性肠梗阻:急性弥漫性腹膜炎、急性肠炎、慢性铅中毒。

(3) 血运性肠梗阻。

（4）肠梗阻临床表现：患者出现腹痛、腹胀、呕吐、肛门停止排便、排气。

7. 结肠癌发生部位有哪些?

结肠癌好发于乙状结肠，其次是盲肠、升结肠、横结肠和降结肠。

8. 右半结肠肿瘤与左半结肠肿瘤的临床表现特点是什么?

（1）右半结肠的肠腔较大，肿瘤多呈菜花状。可有腹泻、便秘交替出现，有便血，血与大便混合，肠梗阻较少见。

（2）左半结肠的肠腔较小，肿瘤多呈浸润生长引起环状狭窄，肠梗阻出现较早，粪便表面亦可染有鲜血或黏液。

9. 结肠癌的手术方式是什么?

（1）右半结肠切除术：适用于盲肠、升结肠、结肠肝曲癌。

（2）横结肠切除术：适用于横结肠癌。

（3）左半结肠切除术：适用于横结肠脾曲、降结肠、乙状结肠癌。

（4）乙状结肠切除术：根据肿瘤的位置调整切除范围。肿瘤若位于乙状结肠上段，应切除部分降结肠。若位于下段，应切除直肠上段，包括所属的肠系膜淋巴结，重建肠道。

10. 直肠癌临床表现有哪些?

（1）排便习惯改变：腹泻或便秘，有排便不尽感，大便进行性变细，晚期有里急后重。

（2）便血：为直肠癌常见的症状之一。发病初期 50% 的病例有便血，开始出血量少，见于粪便表面，合并感染后为脓血便。

（3）慢性肠梗阻：出现腹部膨胀，肠鸣音亢进和阵发性绞痛。

（4）全身恶病质：癌肿晚期，患者出现食欲缺乏、消瘦、乏力、

☆ ☆ ☆ ☆

贫血、黄疸、腹水等。

（5）直肠指检：可触及包块，手套粘血性黏液。

（6）腹胀：晚期肝大、腹水，导致患者腹胀。

（7）乙状结肠、直肠镜检：可观察到癌肿的形态、色泽、部位。

11. 直肠癌早期诊断方法有哪些?

（1）详细询问病史。

（2）应用大便隐血检查对高危人群进行检测。

（3）直肠指检，75% 以上的直肠癌可通过指检发现。

（4）直肠镜、乙状结肠镜和纤维结肠镜检查。

12. 直肠癌外科治疗的手术方式及适应证是什么?

（1）局部切除术：适用于早期肿瘤体积小，局限于黏膜或黏膜下层、分化程度高的直肠癌。

（2）腹会阴联合直肠癌根治术（Miles 手术）：适用于腹膜反折以下的直肠癌，切除范围包括乙状结肠下部及其系膜和直肠全部、肛管与肛周 5cm 直径的皮肤、坐骨直肠窝组织等，乙状结肠近段在左下腹做永久性人工肛门。

（3）腹腔镜下经腹腔直肠癌切除术：（Dixon 手术）适用于直肠下缘距肛缘 5cm 以上的直肠癌，切除乙状结肠和直肠大部，做直肠和乙状结肠端端吻合，保留正常肛门。

（4）经腹直肠癌切除、近端造口、远端封闭手术（Hartmann 手术）适用于一般情况差，不能耐受 Miles 手术或因急性肠梗阻不宜行 Dixon 手术的患者。

13. 结肠造口患者如何护理?

（1）造口开放前：用凡士林或生理盐水纱布外敷结肠造口。

（2）保护腹壁切口：结肠造口一般于术后 2～3 天开放。

（3）正确使用造口袋以保护周围皮肤。

（4）饮食指导：避免进食胀气或有刺激性气味的食物，避免进食引起便秘的食物。

（5）预防并发症、帮助患者心理接受并参与造口的护理（图1-1）。

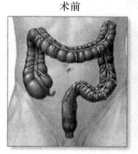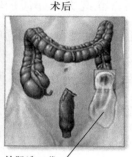

术前　　　　　　　　术后

结肠造口袋

图 1-1　结肠造口术前与术后图示

14. 疝的定义是什么？

体内任何脏器或组织离开其正常的解剖部位，通过先天或后天形成的薄弱点、缺损或空隙进入另一部位，称为疝。

15. 疝手术治疗的方法有哪些？

（1）传统疝修补术：疝囊高位结扎术、疝修补术。

（2）无张力疝修补术。

（3）经腹腔镜疝修补术。

16. 疝修补术后护理要点是什么？

（1）体位：平卧位（去枕平卧 6 小时）。

（2）饮食：术后 6 ～ 12 小时无恶心、呕吐，可进半流质饮食，次日可进软食或普食。

（3）活动：一般于术后 2 ～ 3 天下床活动。

☆☆☆☆

（4）防止腹内压升高：防止受凉引起咳嗽，咳嗽时用手掌按压、保护切口，保持大便通畅。

（5）预防阴囊水肿：术后阴囊抬高。

（6）预防切口感染。

17. 腹腔双套管灌洗引流如何护理？

持续腹腔冲洗；保持套管通畅，维持一定的负压；观察并正确记录 24 小时引流液的颜色、性状及引流量；保护引流管周围皮肤；拔管后注意拔管处伤口有无渗漏。

18. T 管引流的目的是什么？

T 管引流的目的是引流胆汁、引流残余结石、支撑胆道。

19. T 管引流如何护理？

（1）妥善固定：以防因患者翻身、活动、搬动时牵拉脱出。

（2）保持有效引流：引流袋应低于腹部切口，防止胆汁逆流引起感染，T 管不可受压、扭曲、折叠，经常予以挤压，保持引流通畅。

（3）观察并记录引流液的颜色、性状及引流量并正确记录。正常术后 24 小时引流量为 300 ～ 500ml，恢复饮食后可增至 600 ～ 700ml，以后逐渐减少至每日约 200ml。

（4）预防感染：严格无菌操作，每周更换无菌引流袋。

（5）拔管：一般患者术后 2 周，无腹痛、腹胀、发热，血常规、血清检验及黄疸指数均正常，胆道造影或胆道镜证实胆管无狭窄，夹管试验无不适，可考虑拔管。

20. 补钾的原则是什么？

临床常用的补钾原则是见尿补钾，一般尿量超过 40ml/h 或 500ml/d 方可补钾；补钾量为每天 3 ～ 6g，补钾浓度不宜超过

40mmol/L，补钾速度不宜超过 20mmol/h，滴数不超过 60 滴 / 分。

21. 灌肠的禁忌证是什么？

妊娠、急腹症、消化道出血、肝昏迷患者禁用肥皂水灌肠。

22. 术前口服硫酸镁导泻的方法及注意事项是什么？

（1）术前导泻：每次口服硫酸镁 25 ～ 50g，在 16：00 空腹时服用，同时饮水 100 ～ 400ml，也可用水溶解后服用；再间断饮水 2000ml。

（2）注意事项：导泻时如服用大量浓度过高的溶液，可能自组织吸取大量水分而导致脱水。

23. 不同途径使用硫酸镁的作用是什么？

（1）导泻作用：内服硫酸镁不被吸收，在肠内形成一定的渗透压，使肠内保有大量水分，刺激肠道蠕动而排便。如服下的硫酸镁水溶液过浓，则排便时间迟缓（服 20% 硫酸镁 100ml，要经过较长时间才能排便，而服同等量 5% 硫酸镁溶液 400ml，经 2 ～ 4 小时即可排便），故服硫酸镁导泻时，宜同时多饮水。但如要泻除体内过多水分，以用浓溶液为妥。

（2）利胆作用：口服高浓度（33%）硫酸镁溶液，或用导管直接灌入十二指肠，可刺激十二指肠黏膜，反射性地引起胆总管括约肌松弛、胆囊收缩，促进胆囊排空，产生利胆作用。

（3）对中枢神经系统的作用：注射硫酸镁，提高细胞外液中镁离子浓度，可抑制中枢神经系统，也可减少运动神经末梢乙酰胆碱的释放量，阻断外周神经、肌肉传递，从而产生镇静、解痉、松弛骨骼肌的作用，也能降低颅内压。

（4）对心血管系统的作用：注射给药，过量镁离子可直接舒张周围血管平滑肌，引起交感神经节冲动传递障碍，从而使血管扩张，血压下降。

☆☆☆☆

（5）消肿作用：50%硫酸镁溶液外用热敷患处，有消肿的功效。

24. 钡灌肠造影的注意事项是什么？

（1）造影前2天不要服含铁、碘、钠、铋、银等的药物。

（2）造影前1天不宜多吃纤维类和不易消化的食物。

（3）造影前1天晚上，吃少渣饮食如豆浆、面条、稀饭等。

（4）造影当天早晨禁食、水（包括药品）。

（5）检查前排空粪便，并先做清洁灌肠，再做钡灌肠。

（6）有结肠活动性大出血者暂不做钡灌肠检查。

25. 肠镜检查护理要点是什么？

（1）检查前3天，停服铁剂药物，开始进食半流质或低渣饮食，如鱼、蛋、牛奶、豆制品、粥、面条、面包、香蕉、冬瓜、马铃薯等。

（2）检查前一天晚上服用轻泻剂，如磷酸钠盐口服液，同时多饮水。

（3）检查当日进无渣流质饮食或禁食。检查前2小时清洁灌肠，检查前半小时，安静休息。

（4）检查时，患者先取左侧卧位，腹部放松，并屈膝。检查中按医师的要求更换体位。

（5）检查中如有疼痛，立即向医师诉说，便于医师安全插镜。

（6）检查后休息1～2天，如有剧烈腹痛、腹胀、便血等情况发生，应立即去医院就诊。

（7）如进行活组织检查，术后3天内勿做剧烈活动。

（8）有严重心脏病、心肺功能不全、严重高血压、急性腹泻、严重溃疡性结肠炎、结肠克罗恩病、腹膜炎、妊娠、精神病、腹部曾多次手术且有明显粘连者禁止做此项检查。

26. 胃镜检查的注意事项有哪些?

（1）前一天禁止吸烟，以免检查时因咳嗽影响插管；禁烟还可减少胃酸分泌，便于医师观察病情。

（2）检查前患者至少要禁食空腹 6 小时以上。如当日上午检查，前一日晚餐后要禁食，当日免早餐；如当日下午检查，早餐可吃清淡半流质食物，中午禁食。重症及体质虚弱禁食后体力难以支撑者，检查前应静脉注射高渗葡萄糖溶液。

（3）为了消除患者的紧张情绪，减少胃液分泌及胃蠕动，驱除胃内的泡沫，使图像更清晰，必要时医师在检查前 20 ～ 30 分钟要给患者用镇静药、解痉药和去泡剂。对此，患者应有所了解，并给予配合。

27. 肠内营养适应证有哪些?

凡有营养支持指征、胃肠道功能正常并可利用的患者都可接受肠内营养支持。

（1）吞咽和咀嚼困难者。

（2）意识障碍或昏迷、无进食能力者。

（3）消化系统疾病稳定期，如肠瘘、短肠综合征、炎性肠疾病和胰腺炎等。

（4）高分解代谢，如严重感染、手术、创伤及大面积灼伤患者。

（5）慢性消耗性疾病，如结核、肿瘤等。

28. 全静脉营养的护理要点有哪些?

（1）应用正确的混合顺序配制液体。

（2）营养液配制必须在严格无菌条件下混合，现用现配。若用静脉高营养输液袋，在 4℃ 条件下，营养液放置时间不宜超过 24 小时。

☆★☆☆

（3）在全静脉营养过程中，观察患者有无并发症。

1）定时测量并记录患者体重。

2）监测体温，如患者出现不明原因发热，应及时做细菌和真菌培养。

3）记录液体出入量。

（4）了解各种检验的临床意义，以便掌握患者病情。

29. 全身麻醉后的护理有哪些？

（1）患者未清醒前，去枕平卧，头偏向一侧，防止呕吐物误吸而引起窒息。保持呼吸道通畅，及时清除口腔呕吐物及呼吸道分泌物；给予氧气吸入。

（2）患者躁动时防止坠床，跌伤，并防止各类导管脱落；必要时应用约束带。

（3）测血压、脉搏、呼吸每 30～60 分钟一次，直至患者清醒和血压平稳。

（4）患者清醒后根据医嘱改变卧位，并鼓励患者有效咳嗽和排痰，做深呼吸，预防并发症。

（5）患者术后 6 小时遵医嘱给予饮食指导。

30. 椎管内麻醉后的护理有哪些？

（1）蛛网膜下腔阻滞麻醉（腰麻）后护理

1）去枕平卧 6～8 小时（防止头痛），麻醉后出现头痛时应平卧 24 小时，必要时取头低足高位。

2）严密观察血压、脉搏变化，每 60 分钟测量一次血压至血压平稳。

3）观察患者麻醉平面消失及下肢活动时间，注意避免体位突然改变而引起血压下降。

4）术后 6 小时根据医嘱给予饮食。

（2）硬脊膜外腔阻滞麻醉后护理

　　1）按腰麻护理常规。

　　2）平卧 6 小时，血压平稳后，按病情需要，采取适当卧位。

　　3）如置留硬膜外导管，要防止脱落和折叠，并注意避免插管处污染。

31. 腹胀的护理要点有哪些?

　　（1）正确评估患者腹胀程度，有胃肠减压者注意保持有效减压。

　　（2）病情允许时让患者自我按摩、热敷，或者应用多功能治疗仪，促进肠蠕动。

　　（3）病情允许时让患者早期床上活动及下床活动。

　　（4）必要时遵医嘱给予患者肛管排气。

32. 恶心、呕吐的护理要点有哪些?

　　（1）监测生命体征：定时测量和记录生命体征直至稳定。

　　（2）观察呕吐情况：观察患者呕吐的特点，记录呕吐的次数，呕吐物的性状、量、颜色及气味。

　　（3）积极补充水分和电解质，剧烈呕吐不能进食或严重水、电解质失衡时，主要通过静脉输液给予纠正。

　　（4）生活护理：协助患者进行日常生活活动。

　　（5）给予患者心理护理。

33. 发热的护理要点有哪些?

　　（1）卧床休息，密切观察体温、呼吸、脉搏变化。

　　（2）注意观察发热规律、特点及伴随症状。

　　（3）根据医嘱做好饮食指导。可进食患者给予高热量半流质饮食，鼓励多进食、多饮水，保持大便通畅。

　　（4）加强口腔护理，保持皮肤清洁、干燥。

　　（5）出汗后及时更换衣物，注意保暖。

（6）保持室内空气新鲜，定时开窗通风。

（7）遵医嘱用药并观察疗效。

34. 肠瘘的护理要点有哪些?

（1）密切观察患者有无腹痛、腹胀及体温情况；控制感染，充分地负压引流，保持腹腔引流管通畅，并观察引流液的颜色、性状、量。

（2）保持造口周围皮肤清洁干燥，及时更换渗湿敷料；观察造口周围及组织的情况，局部皮肤用氧化锌软膏或造口粉及造口膜保护。

（3）遵医嘱予以营养支持，早期以完全胃肠外营养为主，待腹膜炎得到控制、肠功能恢复、漏出液量减少和无肠道梗阻时，即可给予肠内营养。

（4）遵医嘱记录出入量，检查电解质、血红蛋白等指标，维持水、电解质平衡。

（5）及时清理造口液，避免肠液无控制流出或产生异味。

（6）协助患者取舒适卧位，病情许可的情况下尽量帮助患者进行肢体锻炼或早期下床活动。

（7）观察患者自理能力变化情况，鼓励其逐步自主完成生活自理。

（8）向患者及其家属解释肠瘘的原因及治疗和护理方法，及时给予肯定，增强自信心。

35. 患者术后出血的观察要点有哪些?

（1）严密观察意识、生命体征、皮肤黏膜温度和色泽、尿量的变化。

（2）观察切口敷料有无渗血、渗液情况。

（3）观察腹腔引流管的引流液情况，有无短时间内急剧增加鲜红色或暗红色液体，有无引流管手感温热，血压是否下降，末梢血液循环是否良好。

（4）查腹部体征，有无腹痛、腹胀，有无腹部压痛、反跳痛、肌紧张。

36. 呼吸衰竭的观察要点有哪些？

（1）神志、血压、呼吸、脉搏、体温、皮肤色泽等。

（2）有无肺性脑病症状及休克。

（3）尿量及粪便颜色，有无上消化道出血。

（4）各类药物作用和副作用（尤其是呼吸兴奋剂）。

（5）动脉血气分析和各项化验指标的变化。

37. 消化道穿孔的观察要点是什么？

（1）观察患者腹部体征，可突然发生上腹剧痛，呈刀割样或烧灼样，腹肌强烈收缩呈舟状，全腹明显的压痛和反跳痛。

（2）观察患者有无恶心、呕吐，有无四肢厥冷。

（3）密切观察患者生命体征变化，有无发热，血压下降，脉搏加快等表现。

38. 脾破裂分哪几种类型？

脾破裂分为中央型破裂、被膜下破裂、真性破裂（以真性破裂多见，约占 85%）。

39. 脾破裂主要表现是什么？

表现为腹腔内出血和出血性休克，其次可有血性腹膜炎所致的腹膜刺激征，表现为腹部压痛、反跳痛，腹肌紧张。通常采用脾切除手术处理。

40. 胰腺部分切除有哪些常见并发症及处理方法是什么？

（1）胰瘘：早期持续吸引引流，周围皮肤涂氧化锌软膏。

☆ ☆ ☆ ☆

（2）胆瘘：术后保持 T 管引流通畅，密切观察并做好记录。

（3）出血：出血量少者给予止血药，予以输血，出血量大者须手术止血。

（4）胆道感染：应用抗生素和利胆药物，防止便秘。

41. 克罗恩病（Crohn's disease）的定义是什么?

克罗恩病为一种原因不明的慢性肉芽肿性炎症性疾病，异常的自身免疫可能与发病有关。本病又称局限性回肠炎、局限性肠炎、节段性肠炎和肉芽肿性肠炎，是一种原因不明的肠道炎症性疾病。本病和慢性非特异性溃疡性结肠炎统称为炎性肠病(IBD)。克罗恩病在整个胃肠道的任何部位均可发生，但好发于末端回肠和右半结肠。以腹痛、腹泻、肠梗阻为主要症状，且有发热、营养障碍等肠外表现。病程多迁延，常有反复，不易根治（图 1-2）。

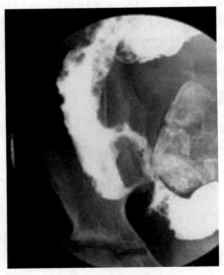

图 1-2　克罗恩病肠道钡灌肠影像

42. 克罗恩病临床表现有哪些？

（1）腹泻常见（87%～95%）：多数每日大便 6～9 次，一般无脓血或黏液；如直肠受累可有脓血便及里急后重感。

（2）腹痛常见（50%～90%）：多位于右下腹，与末端回肠病变有关。餐后腹痛与胃肠反射有关。肠黏膜下炎症刺激痛觉感受器，使肌层收缩，肠壁被牵拉而剧痛。浆膜受累、肠周围脓肿、肠粘连和肠梗阻、肠穿孔和急性腹膜炎及中毒性巨结肠等均能导致腹痛。以急性阑尾克罗恩病为首发症状的仅占 1.8%，但克罗恩病病程中出现急性阑尾炎的可达 84%～95%。

（3）发热占 85%～94%：活动性肠道炎症及组织破坏后毒素的吸收等均能引起发热。一般为中等度发热或低热，常间歇出现。急性重症病例或伴有化脓性并发症时，多可出现高热、寒战等毒血症的症状。

（4）腹部包块：约 1/3 病例出现腹部包块，以右下腹和脐周多见。肠粘连、肠壁和肠系膜增厚、肠系膜淋巴结肿大、内瘘形成及腹内脓肿等均可引起腹部包块。易与腹腔结核和肿瘤等混淆。

（5）便血：与溃疡性结肠炎相比，便鲜血者多，量多。

（6）其他表现：有恶心、呕吐、食欲缺乏、乏力、消瘦、贫血、低白蛋白血症等营养障碍和肠道外表现及由并发症引起的临床表现。

43. 急腹症病情观察重点有哪些？

（1）一般症状：体温、脉搏、血压、呼吸、面色及精神状态。

（2）腹部体征：有无腹部压痛、反跳痛、腹肌紧张。

（3）呕吐物、排泄物性状：呕吐物为宿食，不含胆汁为幽门梗阻；急性胃扩张时呕吐物呈咖啡色或草绿色；呕吐物为褐色、

☆ ☆ ☆ ☆

浑浊、含残渣且呕吐后腹痛暂缓解为小肠梗阻，呕吐物为粪水样为低位肠梗阻。

参 考 文 献

[1]　李乐之，路潜．外科护理学 [M]．第 7 版．北京：人民卫生出版社，2021．

[2]　陈孝平，汪建平．外科学 [M]．第 9 版．北京：人民卫生出版社，2018．

第 2 章
肝胆外科 104 问

1. 胆道系统起于什么部位? 开口于什么部位? 胆道系统分为哪两部分?

胆道系统起于肝内毛细胆管, 终末端与胰管汇合, 开口于十二指肠乳头。胆道系统分为肝内胆管和肝外胆道两部分。

2. 肝外胆道包括什么? 肝外胆管包括什么?

肝外胆道包括肝外胆管和胆囊。肝外胆管包括肝左管、肝右管、肝总管、胆总管。

3. 肝右管与肝总管的交角平均多少度? 有何临床意义?

肝右管与肝总管的交角为 129°, 有利于胆汁引流和自行排石。

4. 左、右肝管长度是多少? 在什么位置呈 Y 形汇合成肝总管?

肝左管细长, 长 2.5 ～ 4cm, 肝右管短粗, 长 1 ～ 3cm。左、右肝管从肝出来在肝门处汇合形成肝总管。

★ ☆ ☆ ☆

5. 成人肝总管的长度和直径是多少？肝外左、右肝管的长度大约是多少？

肝总管长约 3.0cm，最长可达 7cm，直径为 0.4 ～ 0.6cm，其下端与胆囊管汇合形成胆总管。肝左管为 2.5 ～ 4.0cm，肝右管为 1 ～ 3cm。

6. 胆总管起源于什么位置？止于什么位置？胆总管长度和直径大约是多少？

胆总管起源于胆囊与肝总管汇合处，止于十二指肠乳头。长 4.0 ～ 8.0cm，直径 0.6 ～ 0.8cm。

7. 根据行程和毗邻关系，胆总管分为哪 4 段？

胆总管可分为十二指肠上段、十二指肠后段、胰腺段和十二指肠壁内段。

8. 什么是肝胰壶腹？

胆总管与主胰管在肠壁内汇合，膨大呈壶状，亦称肝胰壶腹。壶腹周围有奥迪（Oddi）括约肌包绕，末端通常开口于十二指肠乳头。

9. 奥迪（Oddi）括约肌主要包括哪几部分？有什么作用？

Oddi 括约肌主要包括胆管括约肌、胰管括约肌和壶腹括约肌。具有控制和调节胆总管和胰管的开放，防止十二指肠内容物反流的作用。

10. 胆囊位于什么位置？胆囊的长度、宽度和容积是多少？

胆囊为腹膜间位器官，呈梨形，游离的一侧被脏腹膜覆盖，另一侧位于肝脏面胆囊窝内。胆囊长 5 ～ 8cm，宽 3 ～ 5cm，容积 30 ～ 60ml，分为底、体、颈三部分。

11. 胆囊颈上部囊状扩大称为什么？

称为 Hartmann 袋，胆囊结石常滞留此处。

12. 胆囊管的长度是多少？ Heister 瓣有什么作用？

胆囊管由胆囊颈延伸而成，长 1 ～ 5cm，直径 0.2 ～ 0.4cm，胆囊管内壁黏膜形成有 4 ～ 10 个螺旋状黏膜皱襞，称为 Heister 瓣。对于防止胆结石进入胆总管有重要作用。

13. 什么是胆囊三角？

胆囊管、肝总管、肝下缘所构成的三角区称为胆囊三角。胆囊动脉、肝右动脉、副右肝管常在此区穿过，胆道手术时应特别注意避免损伤。

14. 胆道系统主要生理功能是什么？

胆道系统具有分泌、储存、浓缩与输送胆汁的功能。

15. 胆汁如何进行分泌和调节？

胆汁主要由肝细胞分泌，胆汁分泌受神经内分泌的调节。迷走神经兴奋胆汁分泌增加，交感神经兴奋胆汁分泌减少。促胰液素、胃泌素、胰高血糖素、肠血管活性肽等可促进胆汁分泌。其中促胰液素的作用最强，生长抑素、胰多肽等则抑制胆汁分泌。

16. 胆汁的成分都有哪些？ 主要作用是什么？

（1）成分：97% 是水、其他成分有胆汁酸与胆汁酸盐（胆盐）、胆固醇、磷脂、胆红素、脂肪酸和无机盐等。

（2）作用：①乳化脂肪； ②消除毒素及代谢产物；③刺激肠蠕动；④抑制肠内致病菌生长繁殖和内毒素形成； ⑤中和胃酸。

☆★☆☆

17. 胆管的主要生理功能是什么?

胆管分泌的黏液参与胆汁的合成,输送胆汁至胆囊和十二指肠,由胆囊和 Oddi 括约肌协调完成。

18. 胆囊的主要生理功能是什么?

胆囊的生理功能是浓缩、储存和分泌胆汁。因为肝细胞每天分泌 600 ～ 800ml 的胆汁,需在胆囊内浓缩,胆囊的容积大小在 60 ～ 80ml,通过胆囊收缩将胆汁排入到胆管、胆总管及肠道中,参与食物的消化功能。

19. 胆囊如何排出胆汁?

胆汁的分泌是持续的,而胆汁的排放则随进食而断续进行,这一过程可通过胆囊平滑肌收缩和 Oddi 括约肌松弛来实现,受神经系统和体液因素的调节。每次排出胆汁的时长与进食的种类和量有关。

20. 什么是白胆汁?

胆囊黏膜每天分泌约 20ml 黏液性物质,主要是黏蛋白,有润滑和保护胆囊黏膜的作用。胆囊管梗阻时,胆汁中胆红素被吸收,胆囊黏膜分泌黏液增加,胆囊内积存的液体呈无色透明,称"白胆汁"。

21. 胆道疾病常用的超声检查方法有哪些? 检查的目的是什么?

(1) 超声检查方法:腹部超声和超声内镜。

(2) 检查目的:了解肝内、肝外胆管及胆囊病变部位和大小;判断胆道梗阻部位及原因;引导肝胆管穿刺、引流、取石。

22. 胆道疾病超声检查的适应证有哪些？

胆道疾病超声检查适用于胆道结石、胆囊炎、胆道肿瘤、胆道蛔虫、先天性胆道畸形等胆道疾病的诊断。

23. 胆道疾病超声检查的护理方法有哪些？

（1）检查前准备：检查前 1 日晚餐进清淡饮食，以保证胆囊和胆管内胆汁充盈；避免进食牛奶、豆制品、糖类等易发酵产气的食物；以减少胃肠道气体干扰。检查当日空腹，禁食、禁饮。

（2）检查中护理：患者多取仰卧位，以减少腹腔脏器重叠效应；左侧卧位有利于显示胆囊颈及肝外胆管病变；坐位或站位可用于胆囊位置较高者。

24. 胆道疾病超声内镜检查的目的是什么？适应证有哪些？

检查目的是了解胆总管病变部位和大小；判断胆道梗阻部位及原因。用于胆道结石、胆道肿瘤等疾病的诊断。

25. 胆道疾病放射学检查方法有哪些？

放射学检查方法有：CT、MRI、内镜逆行胰胆管造影（ERCP）、经皮穿刺肝胆道成像（PTC）、胆管造影、磁共振胰胆管成像（MRCP）。

26. 什么是 PTC？检查目的是什么？

PTC 是在 X 线或超声引导下，经皮穿刺将导管置入肝内胆管，注射造影剂后使肝内外胆管迅速显影的方法。PTC 可显示肝内外胆管病变部位、范围和程度等，有助于黄疸的诊断和鉴别诊断及胆道疾病定性。常见并发症有胆汁漏、出血及胆道感染。

27. 胆道镜检查的目的是什么？

胆道镜可以协助诊断和治疗胆道疾病，了解胆道有无狭窄、畸形、肿瘤和蛔虫等，亦可经胆道镜直视取活检行病理检查。

28. 胆道镜检查方式有哪 2 种?

有术中胆道镜和术后胆道镜 2 种。手术中胆道镜检查用于辅助诊断和（或）治疗，如观察胆管内有无狭窄、肿瘤、结石，经胆道镜取活组织检查，利用网篮取石等。术后可经 T 管瘘管（T 型管存留时形成的通道称为 T 管瘘管）或皮下空肠盲袢行胆道镜检查，施行碎石、取石、冲洗、球囊扩张及止血等治疗。

29. 胆石按照化学分类有哪几种? 按照所在部位分类有哪几种?

（1）胆石按化学分类：胆固醇类结石、胆色素类结石、其他结石。

（2）胆石按部位分类：胆囊结石、肝外胆管结石、胆内胆管结石。

30. 胆石的成因主要有哪些?

胆道感染、胆道异物、胆道梗阻、代谢因素、胆囊功能异常、其他（雌激素、遗传）。

31. 胆囊结石的临床表现（症状及体征）有哪些?

（1）症状：胆绞痛、上腹隐痛、胆囊积液、Mirizzi 综合征。

（2）体征：有时可触及肿大的胆囊。若合并感染，右上腹可有明显压痛、反跳痛或肌紧张。

32. 胆囊结石的处理原则有哪些?

（1）手术治疗：胆囊切除术是治疗胆囊结石的最佳选择。

（2）非手术治疗：包括溶石治疗、体外冲击波碎石治疗、经皮胆囊碎石溶石等方法。

33. 胆囊结石常见的护理诊断和问题是什么？

（1）急性疼痛：与胆囊结石突然嵌顿，胆汁排空受阻致胆囊强烈收缩有关。

（2）知识缺乏：缺乏胆囊结石和腹腔镜手术的相关知识。

（3）潜在并发症：出血、胆瘘、皮下气肿、高碳酸血症。

34. 胆囊切除术的术前准备有哪些？

（1）控制疼痛：遵医嘱予以消炎利胆、解痉镇痛药物，以缓解疼痛。

（2）合理饮食：进食低脂饮食，以防诱发急性胆囊炎影响手术治疗。

（3）皮肤准备：腹腔镜手术入路多在脐周，指导患者清洗脐部，脐部污垢可用松节油或液状石蜡清洁。

（4）呼吸道准备：腹腔镜胆囊切除术（LC）术前患者应进行呼吸功能锻炼、避免感冒、戒烟等，以减少呼吸道分泌物，有利于术后康复。

35. 腹腔镜胆囊切除术（LC）术后护理有哪些？

（1）病情观察：观察生命体征、血氧饱和度、腹部体征，切口敷料有无渗出，了解有无腹痛、腹胀及腹膜刺激征等。

（2）疼痛护理：实施疼痛评估，实现个体化疼痛管理。

（3）体位与活动：清醒且血压稳定者，改为半卧位。指导患者早期离床活动。

（4）饮食指导：腹腔镜术后禁食 6 小时，术后 24 小时内饮食以无脂流质、半流质为主，逐渐过渡至低脂饮食。

（5）并发症观察及护理：出血、胆瘘、CO_2 气腹相关并发症。

☆☆☆☆☆

36. CO₂ 气腹相关并发症护理是什么?

LC 术后常规予以低流量吸氧,鼓励患者深呼吸,有效咳嗽,促进体内二氧化碳的排出。皮下气肿者取半卧位或坐卧位,轻症者延长吸氧时间,重症者可准备穿刺排气用物。

37. 胆管结石的病因主要有哪些?

(1)肝外胆管结石:分为原发性结石和继发性结石。原发性结石多为棕色胆色素类结石,其形成诱因有胆道感染、胆道梗阻、胆管节段性扩张、胆道异物等。继发性结石主要是胆囊结石排进胆管并停留在胆管内,多为胆固醇类结石或黑色素结石。

(2)肝内肝管结石:绝大多数为含有细菌的棕色胆色素结石,主要与胆道感染、胆道寄生虫、胆汁淤滞、胆管解剖变异、营养不良等有关。

38. 肝外胆管结石的病理变化是什么?

胆管阻塞、胆管炎症、胆管损伤、胆管出血,胆管癌、结石和结石移位等。

39. 胆管结石的常见护理诊断 / 问题有哪些?

(1)急性疼痛:与结石嵌顿致胆道梗阻、感染及 Oddi 括约肌痉挛有关。

(2)体温过高:与胆管结石梗阻致急性胆管炎有关。

(3)营养失调:低于机体需要量,与疾病消耗、摄入不足及手术创伤等有关。

(4)有皮肤完整性受损的危险:与胆汁酸盐淤积于皮下,刺激感觉神经末梢导致皮肤瘙痒有关。

(5)知识缺乏:缺乏胆管结石和手术的相关知识。

(6)潜在并发症:出血、胆瘘、感染等。

40. 胆管结石的护理目标有哪些?

（1）患者自诉疼痛缓解或得到控制。

（2）患者感染得到有效控制，体温恢复正常。

（3）患者营养状况得到改善，体重得以维持或增加。

（4）患者皮肤黏膜无破损和感染。

（5）患者知晓胆管结石和手术的相关知识。

（6）并发症被及时发现和处理。

41. 急性结石性胆囊炎的病因及临床症状有哪些?

（1）病因：胆囊管梗阻、细菌感染。

（2）症状

1）腹痛：为右上腹阵发性绞痛或胀痛，常在饱餐、进食油腻食物后或夜间发作，疼痛可放射至右肩、肩胛及背部。

2）消化道症状：腹痛发作时常伴有恶心、呕吐、厌食、便秘等消化道症状。

3）发热：常为轻度或中度发热。如出现寒战、高热，提示病变严重，可能出现胆囊化脓、坏疽、穿孔或合并急性胆管炎。

42. 急性胆囊炎的手术方式有哪几种?

胆囊切除术、胆囊造口术、超声引导下经皮经肝胆囊穿刺引流术。

43. 急性胆囊炎的常见护理诊断 / 问题有哪些?

（1）急性疼痛：与结石突然嵌顿、胆汁排空受阻致胆囊强烈收缩或继发感染有关。

（2）营养失调：低于机体需要量，与不能进食和手术后禁食有关。

（3）潜在并发症：胆囊穿孔、出血、胆瘘等。

☆☆☆☆

44. 急性胆囊炎的术前护理措施有哪些?

①病情观察;②缓解疼痛;③控制感染;④改善和维持营养状况。

45. 急性梗阻性化脓性胆管炎的病因有哪些? 五联征是什么?

(1) 病因:最常见原因为肝内、外胆管结石,其次为胆道蛔虫和胆管狭窄。

(2) 五联征:①腹痛;②寒战、高热;③黄疸;④休克;⑤神经系统症状。

46. 急性梗阻性化脓性胆管炎的常见护理诊断 / 问题是什么?

(1) 体液不足:与呕吐、禁食、胃肠减压和感染性休克等有关。

(2) 体温过高:与胆管梗阻并继发感染有关。

(3) 低效性呼吸形态:与感染中毒有关。

(4) 潜在并发症:胆道出血、胆瘘、多器官功能障碍或衰竭。

47. 急性梗阻性化脓性胆管炎的护理措施有哪些?

①病情观察;②维持体液平衡;③维持有效气体交换;④维持正常体温;⑤营养支持;⑥保护患者安全;⑦完善术前检查;⑧术后护理和健康教育。

48. 胆道蛔虫病的常见护理诊断 / 问题有哪些?

(1) 急性疼痛:与蛔虫刺激致 Oddi 括约肌痉挛有关。

(2) 知识缺乏:缺乏饮食卫生保健知识。

49. 胆囊结石手术指征是什么?

结石反复引起临床症状或结石嵌顿于胆囊颈部、胆囊管者应予以手术治疗。以下情况也应考虑手术:①结石数量多及结

石直径≥ 2 ～ 3cm；②胆囊壁钙化或瓷性胆囊；③伴有胆囊息肉
≥ 1cm；④胆囊壁增厚（> 3mm）即伴有慢性胆囊炎。

50. 胆囊癌的手术方法有哪些？

①单纯胆囊切除术；②胆囊癌根治性切除术；③胆囊癌扩大
根治术；④姑息性手术。

51. 根据肿瘤生长部位胆管癌的分类是什么？

可分为上段、中段、下段胆管癌，上段胆管癌又称肝门部胆
管癌。

52. 胆管癌的临床症状及体征有哪些？

（1）症状：①黄疸；②腹痛；③其他：恶心、厌食、消瘦、乏
力、贫血等。
（2）体征：①胆囊肿大；②肝大。

53. 胆管癌的常见护理诊断 / 问题有哪些？

（1）焦虑：与担心肿瘤预后及病后家庭、社会地位改变有关。
（2）急性疼痛：与肿瘤浸润、局部压迫及手术创伤有关。
（3）营养失调：低于机体需求量，与肿瘤所致的高代谢状态、
摄入减少及吸收障碍有关。

54. 什么是胰腺癌？

胰腺癌是一种发病隐匿，进展迅速，治疗效果及预后极差的
消化道恶性肿瘤，其发病率呈明显增加的趋势。40 岁以上好发，
男性比女性多见。多发于胰头部，占 70% ～ 80%，其次为胰体尾
部，全胰癌少见。

☆ ★ ☆ ☆

55. 胰腺癌病因是什么?

目前尚不清楚。吸烟是唯一公认的危险因素。5% ～ 10% 胰腺癌患者有家族遗传病史，肥胖、酗酒、慢性胰腺炎、糖尿病、苯胺及苯类化合物接触史也是危险因素。

56. 胰腺癌按部位及病理有哪些分类?

（1）按部位分类：胰腺癌分为胰头癌和胰体尾部癌。

（2）按病理分类：90% 的胰腺癌为导管腺癌，比较少见的类型有黏液性囊腺癌、腺泡细胞癌和腺鳞癌等。

57. 胰腺癌的临床症状及体征有哪些?

（1）症状：①上腹痛；②黄疸；③消化道症状；④消瘦和乏力；⑤其他。

（2）体征：①肝大，胆囊肿大，腹部肿大；②左上腹或脐周可闻及血管杂音；③晚期可出现腹水或扪及左锁骨上淋巴结肿大。

58. 胰腺癌的辅助检查有哪些?

（1）实验室检查：血清生化检查；免疫学检查：诊断胰腺癌常用的肿瘤标志物有 CA19-9、CEA、POA（胰胚抗原）。

（2）影像学检查：CT 检查，胰腺动态薄层增强扫描及三维重建是首选的影像学检查；MRI 和 MRCP；超声内镜检查（EUS）；胰腺 B 超检查；正电子发射计算机断层成像（PET）。

59. 胰腺癌的治疗原则是什么?

（1）手术切除是最有效的治疗办法

1）胰十二指肠切除术。

2）保留幽门的胰十二指肠切除术（PPPD）：适用于幽门上下

淋巴结无转移、十二指肠切缘无癌细胞残留者。

3）胰体尾部切除术:适用于胰体尾部癌，因确诊时多属晚期，故切除率很低。

4）全胰切除术。

5）姑息性手术：对不能手术切除的胰腺癌，可行胆肠吻合术以解除胆道梗阻，胃空肠吻合术解除或预防十二指肠梗阻，内脏神经切断术或腹腔神经结节切除术以减轻疼痛。

（2）非手术治疗：对于不可切除的胰腺癌可采用化疗、放疗和免疫治疗等综合治疗手段，目前常用化疗药物有吉西他滨、氟尿嘧啶类和白蛋白紫杉醇等。对于不能耐受放化疗者，可采用营养支持、缓解疼痛等最佳支持治疗。

60. 胰腺癌常见护理诊断 / 问题有哪些?

（1）焦虑：与诊断为癌症、对手术治疗缺乏信心及担心预后有关。

（2）疼痛：与胰管梗阻、癌肿侵犯腹膜后神经丛及手术创伤有关。

（3）营养失调：低于机体需要量，与食欲缺乏、呕吐及癌肿消耗有关。

（4）潜在并发症：出血、感染、胰瘘、胆瘘、血糖调节失控。

61. 胰腺癌常见并发症的观察和护理有哪些?

（1）出血：胰十二指肠切除术后出血是危及患者生命最严重的并发症，出血可发生在术后早期（24 小时以内）和晚期（24 小时以上），晚期出血常发生在术后 1 周左右。

（2）胰瘘：是胰十二指肠切除术后最常见的并发症和导致死亡的主要原因。

（3）胆瘘：发生率低，发生在术后 5 ～ 7 天。

（4）感染：以腹腔内局部细菌感染最常见。

☆★☆☆

（5）胃排空延迟：多见于保留幽门的胰十二指肠切除术后。

62. 胰岛素瘤的临床表现是什么?

临床症状复杂多样,容易误诊,低血糖是胰岛素瘤的首发症状,主要表现为低血糖对中枢神经系统的影响和低血糖引起的儿茶酚胺过度释放,症状常出现在清晨和运动后。患者常诉头痛、焦虑、饥饿、复视、健忘等,部分患者甚至出现昏睡、昏迷或一过性惊厥、癫痫发作。儿茶酚胺的释放引起出汗、心慌、震颤、脉速和面色苍白等。这种低血糖发作的症状可自行缓解或摄取葡萄糖后迅速缓解,但对发作的情况不能记忆。发作次数常愈来愈频,症状愈来愈重。患者通常为了控制症状的发生而频繁进食,从而导致体重增加。

63. 什么是壶腹周围癌? 病理分类有哪些?

（1）定义：壶腹周围癌包括壶腹癌、胆总管下端癌和十二指肠癌。壶腹周围癌的恶性程度低于胰头癌,手术切除率和 5 年生存率都明显高于胰头癌。

（2）病理分类：以腺癌最多见,其次为乳头状癌、黏液癌等。淋巴转移比胰头癌出现晚,远处转移多至肝。

64. 壶腹周围癌首选检查方法是什么 ?

影像检查：CT,MRI 和 MRCP 具有重要诊断价值。

65. 胆总管和胰管共同开口于哪儿?

胆总管和胰管共同开口于十二指肠乳头。

66. 急性胰腺炎的病理改变、临床表现及体征是什么?

（1）病理改变：胰腺呈不同程度的水肿、充血、出血和坏死。

（2）症状：①腹痛；②腹胀；③恶心、呕吐；④发热；⑤休克和器官功能障碍。

（3）体征：①腹膜炎体征；②出血；③黄疸。

67. 胰腺癌最常见的组织学类型、好发部位、转移和扩散途径是什么？

常见组织学类型是导管细胞腺癌；好发于胰头部；局部浸润、沿神经丛和淋巴转移是其扩散的主要途径。

68. 惠普尔（Whipple）三联征是什么？

空腹或运动后出现低血糖，发作时血糖低于 2.8mmol/L，进食或静脉注射葡萄糖后症状缓解。

69. 肝的基本结构是什么？血液供应来自哪里？

（1）肝的基本结构为肝小叶。

（2）肝脏的血液供应 25% ～ 30% 来自肝动脉，70% ～ 75% 来自门静脉。门静脉汇集来自肠道的血液，供给肝营养。肝的总血流量约占心排血量的 1/4，可达到 1500ml/min。

70. 肝的生理功能有哪些？

肝脏的生理功能有分泌功能、代谢功能、凝血功能、解毒作用、吞噬或免疫功能、储备与再生功能。

71. 肝脏的分泌功能是什么？

肝脏每日分泌胆汁 800 ～ 1000ml，经胆管流入十二指肠，帮助脂肪消化及脂溶性维生素 A、维生素 D、维生素 E、维生素 K 的吸收。

72. 第一肝门是什么？

门静脉、肝动脉和肝总管在肝脏面的横沟处各自分出左、右

☆★☆☆

干进入肝实质内，国内学者称为第一肝门。

73. 肝脏合成凝血因子不可缺少的维生素是什么?

储存在肝内的维生素 K 对凝血酶原和凝血因子的合成是不可缺少的。

74. 什么是肝脓肿? 肝脓肿分类有哪些?

（1）定义：肝脓肿是肝受感染后形成的脓肿，属于继发感染性疾病。

（2）分类：根据病原的不同可分为细菌性肝脓肿和阿米巴性肝脓肿。

75. 什么是细菌性肝脓肿? 病因及常见感染途径有哪些?

（1）定义：化脓性细菌引起的肝内化脓性感染，又称化脓性肝脓肿。以男性多见，中年患者约占 70%。

（2）病因：肝脏有门静脉和肝动脉双重血液供应，通过胆道与肠道相通，全身细菌性感染特别是腹腔内感染时细菌可侵入肝引起细菌性肝脓肿。

（3）病原菌侵入肝的常见途径如下。

1）肝毗邻器官或组织存在感染病灶，如胆道、肝动脉、门静脉的感染灶。

2）开放性肝损伤时，细菌直接从伤口入侵引起感染形成肝脓肿。

3）隐源性肝脓肿：可能与肝内存在的隐匿性病变有关。

76. 细菌性肝脓肿病理改变有哪些?

细菌侵入肝后，引起局部炎症改变，形成单个或多个小脓肿。经抗感染治疗，小脓肿多能吸收消失；如感染继续扩散，多个小的脓肿则可融合成一个或数个较大的肝脓肿。肝血供丰富，在脓肿形成发展过程中，大量毒素吸收可呈现较严重的毒血症。当脓肿进入慢性期，脓腔周边肉芽组织增生、纤维化，肝脓肿亦可向膈下、腹腔或胸腔穿破，导致严重的感染并发症。

77. 细菌性肝脓肿的症状及体征有哪些？

（1）症状：①寒战和高热；②肝区疼痛；③消化道及全身症状。

（2）体征：肝区压痛和肝大最为常见。右下胸部和肝区可有叩击痛。巨大肝脓肿，可使右季肋或上腹部呈饱满状态，局部皮肤可出现红肿、皮温升高，甚至局限性隆起。若能触及肿大的肝脏或肝内波动性肿块，可出现腹肌紧张。

78. 细菌性肝脓肿的非手术治疗及手术治疗有哪些？

（1）非手术治疗

1）支持治疗：给予充分营养支持，纠正水、电解质及酸碱平衡失调，必要时多次、小量输血或血浆，纠正低蛋白血症。

2）抗生素治疗。

3）中医中药治疗。

（2）手术治疗

1）经皮肝穿刺脓肿置管引流术。

2）脓肿切开引流术。

3）肝叶切除术。

79. 细菌性肝脓肿常见护理诊断有哪些？

（1）体温过高：与肝脓肿及其产生的毒素吸收有关。

（2）营养失调：营养摄入低于机体需要量，与进食减少、感染、高热引起分解代谢增加有关。

（3）体液不足：与高热致大量出汗、进食水减少等有关。

（4）潜在并发症：腹膜炎、膈下脓肿、胸腔内感染、休克。

☆☆☆☆

80. 细菌性肝脓肿用药护理有哪些?

（1）遵医嘱尽早合理使用抗生素，把握给药间隔时间与药物配伍禁忌，注意观察药物不良反应。

（2）长期应用抗生素者，应注意观察口腔黏膜，观察有无腹泻、腹胀等，警惕假膜性肠炎及继发双重感染，必要时做咽拭子、大小便等真菌培养。

81. 细菌性肝脓肿的营养支持有哪些?

鼓励患者多食高蛋白、高热量、富含维生素和膳食纤维的食物；保证足够的液体摄入量；贫血、低蛋白血症者应输注血液制品；进食较差、营养不良者，提供肠内、外营养支持。

82. 经皮肝穿刺抽脓或脓肿置管引流术的护理要点有哪些?

（1）穿刺后的护理：①严密监测生命体征、腹痛及腹部体征；②位置较高的肝脓肿穿刺后注意呼吸、胸痛和胸部体征，以防发生气胸、脓胸等并发症；③观察发热、肝区疼痛等肝脓肿症状及改善情况；④适时复查超声，了解脓肿好转情况。

（2）引流管护理：①妥善固定引流管。②患者取半卧位。③冲洗脓腔。严格无菌操作，每日用生理盐水或甲硝唑盐水多次或持续冲洗脓腔，注意出入量，观察和记录脓腔引流液的颜色、性状和引流量。④防止感染。每日更换引流袋时严格遵循无菌操作原则。⑤拔管。当脓腔引流量少于 10ml/d，可逐步退出并拔出引流管，适时换药，直至脓腔闭合。

83. 阿米巴肝脓肿的病理生理有哪些?

阿米巴原虫从结肠溃疡处肠壁小静脉经门静脉、淋巴管或直接侵入肝内。进入肝脏的滋养体可能被消灭，也可能阻塞门静脉小分支末梢，引起缺血性肝细胞坏死，同时产生溶组织酶，溶解肝组织而形成肝脓肿，其内为液化的肝组织和血液。典型的阿米巴性肝脓肿是单发性的，容积较大，有时达 1000 ～ 2000ml；80% 见于肝右叶，以右叶顶部最多，仅 1% 同时分布在左右两叶。

84. 阿米巴性肝脓肿的临床表现有哪些？

起病可较急也可较缓，病程一般较长，病情较细菌性肝脓肿轻。成年男子如有持续或间歇性高热、食欲不佳、体质虚弱、肝大伴触痛等症状、应怀疑发生阿米巴性肝脓肿。如上述症状发生在阿米巴痢疾急性期或既往有阿米巴痢疾史者，可初步诊断为阿米巴性肝脓肿。

85. 阿米巴痢疾性肝脓肿护理措施有哪些？

（1）用药护理：遵医嘱使用抗阿米巴药物，注意观察药物不良反应；同时在"临床治愈"后如脓腔仍存在，嘱患者继续服用 1 个疗程甲硝唑。

（2）饮食护理：加强营养支持，鼓励患者多食富含营养的食物，多饮水，做好发热患者的护理。

（3）病情观察：密切观察病情变化，及时发现继发细菌感染征象。

（4）引流管护理：做好脓腔引流的护理，严格无菌操作，防止继发细菌感染。

（5）健康教育。

86. 肝癌如何分类？

分为原发性肝癌和继发性肝癌两类。

87. 什么是原发性肝癌？病理如何分类？

（1）定义：原发性肝癌包括肝细胞癌、肝内胆管癌和肝肉瘤，但肝肉瘤少见。

☆★☆☆

（2）分类：可分为肝细胞癌（HCC）、肝内胆管细胞癌（ICC）和混合性肝细胞 - 胆管细胞癌（CHC）三类，其中肝细胞癌占85%～90%。

88. 什么是继发性肝癌（继发性又称转移性）？

继发性肝癌是人体其他部位的恶性肿瘤转移至肝而发生的肿瘤，又称转移性肝癌。

89. 肝癌死亡率占恶性肿瘤第几位？好发年龄如何？

在我国，肝癌年死亡率占恶性肿瘤死亡率的第 2 位。患者的年龄大多为 40～50 岁，男性比女性多见；东南沿海地区发病率较其他地区高。

90. 原发性肝癌的病因及分型有哪些？

（1）病因：肝硬化、病毒性肝炎、黄曲霉毒素以及与某些化学致癌物质和水土等因素有关。

（2）分型：按病理形态肝癌可分为结节型、巨块型和弥漫型3 种。按肿瘤大小分为以下 4 种：微小肝癌（直径 ≤ 2cm），小肝癌（直径 > 2cm，≤ 5cm），大肝癌（直径 > 5cm，≤ 10cm）和巨大肝癌（直径 > 10cm）。

91. 原发性肝癌临床症状有哪些？

肝癌早期缺乏特异性表现，中、晚期可有局部和全身症状。

（1）肝区疼痛：多为右上腹或中上腹持续性钝痛、胀痛或刺痛，夜间或劳累后加重。

（2）消化道症状：表现为食欲缺乏、恶心、呕吐或腹泻等。

（3）全身症状：①消瘦、乏力，早期不明显，随病情发展而逐渐加重。晚期体重进行性下降，可伴贫血、出血、腹水和水肿等恶病质表现。②发热：多为不明原因的持续性低热或不规则发热，37.5～38℃，个别可达39℃。其特点是抗生素治疗无效，而吲哚美辛栓（消炎痛栓）常可退热。

（4）癌旁综合征：癌肿本身代谢异常或癌肿产生的一些物质进入血流并作用于远处组织，对机体发生各种影响而引起的一组症候群。表现多种多样，主要有低血糖、红细胞增多症、高钙血症和高胆固醇血症；也可有皮肤卟啉症、女性化、类癌综合征、肥大性骨关节病，高血压和甲状腺功能亢进。

92. 原发性肝癌有哪些体征？

①肝大或右上腹肿块；②黄疸；③腹水；④合并肝硬化者常有肝掌、蜘蛛痣、男性乳房增大、脾大、腹壁静脉扩张及食管胃底静脉曲张等表现。

93. 原发性肝癌的手术方法及非手术方法有哪些？

（1）手术方法：①肝切除；②肝移植；③肿瘤消融；④经肝动脉和（或）门静脉区域化疗或经肝动脉化疗栓塞（TACE）。

（2）非手术方法：①放射治疗；②全身治疗，包括系统化疗、中医中药治疗、免疫治疗、靶向治疗、最佳支持治疗、舒缓治疗等。

94. 肝切除术的术前护理要点有哪些？

①心理护理；②疼痛护理；③营养状况；④护肝治疗；⑤维持体液平衡；⑥预防出血；⑦术前准备：根据肝切除手术大小备充足的血和血浆，并做好术中物品准备。

95. 肝切除术后的并发症有哪些？

并发症有出血、膈下积液及脓肿、胆汁漏、肝性脑病。

96. 膈下积液及脓肿的护理措施有哪些？

（1）妥善固定引流管，保持引流通畅，避免受压、扭曲和折叠，

☆☆☆☆

观察引流颜色、性状及引流量。若引流量逐日减少，一般在术后3～5日拔除引流管。

（2）严密观察体温变化，高热者给予物理降温，必要时药物降温，鼓励患者多饮水。

（3）若已形成膈下脓肿，协助医师行超声定位引导下穿刺抽脓或置管引流，置管者应加强冲洗和吸引护理，患者取半卧位，以利于呼吸和引流。

（4）遵医嘱合理使用抗生素。

（5）加强营养支持。

97. 肝癌介入治疗术后护理有哪些?

（1）预防出血：拔管前注意患者血压的变化和纠正，拔管后压迫穿刺部位15分钟，再局部加压包扎，沙袋压迫6～8小时。患者取平卧位，穿刺肢体伸直制动6小时，绝对卧床24小时，防止穿刺处出血。严密观察穿刺侧肢端皮肤的颜色、温度及足背动脉搏动，注意穿刺点有无出血现象。

（2）导管护理：妥善固定和维护导管。严格遵守无菌原则，每次注药前消毒导管，注药后用无菌纱布包扎，防止逆行感染。注药后用肝素稀释液冲洗导管，以防导管堵塞。

（3）栓塞后综合征的护理：①体温高于38.5℃，给予物理和（或）药物降温；②疼痛：按癌症疼痛三阶梯阵痛疗法予以镇痛；③恶心、呕吐：为化疗药物的反应，可给予甲氧氯普胺等；④当白细胞计数低于$4 \times 10^9/L$时，应暂停化疗并应用升白细胞药物；⑤嘱患者大量饮水，减轻化学治疗药物对肾的毒副作用，观察排尿情况。

（4）并发症的护理：密切观察生命体征和腹部体征，因胃、胆、胰、脾动脉栓塞而出现上消化道出血及胆囊坏死等并发症时，及时通知医师并协助处理。肝动脉栓塞化学治疗可造成肝细胞坏死，加重肝功能损害，应注意观察患者的意识状态、黄疸程度，注意补充高糖、高能量营养素，积极给予保肝治疗，防止肝衰竭。

98. 原发性肝癌健康教育有哪些？

（1）疾病指导：注意防治肝炎，不吃霉变的食物。有肝炎、肝硬化病史者和肝癌高发地区人群应定期做甲胎蛋白（AFP）检测或超声检查，利于早期发现。

（2）心理护理：①本病病情发展快，预后差，患者精神压力大，情绪低落，应予以关心、体贴、帮助、支持和鼓励，使患者对疾病有正确的认识，积极主动配合治疗。②保持心情愉快，学会自我心理调节，避免不良因素的刺激。控制情绪波动，防止病情恶化。③培养患者的多种兴趣。

（3）饮食指导：多吃高热量、优质蛋白质、富含维生素和纤维素的食物。食物以清淡、易消化为宜。若有腹水、水肿，应控制水和钠盐的摄入量。

（4）复诊指导：定期复查。

99. 继发性肝癌处理原则有哪些？

肝切除是治疗转移性肝癌最有效的办法，同时根据患者情况及原发癌病理性质，行综合治疗。如为单发转移癌或癌肿局限在半肝内，而原发癌可切除，应在切除原发癌的同时切除肝转移癌。手术原则为完全切除肿瘤（切缘距肿瘤＞1cm）最大限度保留健康肝组织。对不能切除的转移性肝癌，根据患者全身及原发癌情况，可采用区域灌注化疗、微波固化、射频消融、冷冻等局部治疗。

100. 肝癌术后有哪些并发症？

并发症有：①出血；②膈下积液及脓肿；③胆汁漏；④肝性脑病。

101. 肝癌术后出现肝性脑病的护理要点有哪些？

（1）病情观察：注意观察患者有无肝性脑病的早期症状，一

☆★☆☆

且出现及时通知医师。

（2）半肝以上切除者，需间歇吸氧 3～4 天，以提高氧的供给，保护肝功能。

（3）避免肝性脑病的诱因，如上消化道出血、高蛋白饮食、感染、便秘、应用麻醉剂、镇静催眠药等。

（4）禁用肥皂水灌肠，可用生理盐水或弱酸性溶液（如食醋 1～2ml 加入生理盐水 100ml），使肠道 pH 保持酸性。

（5）口服新霉素，抑制肠道细菌繁殖，有效减少氨的产生。

（6）使用降血氨药物，如谷氨酸钾或谷氨酸钠静脉滴注。

（7）给予富含支链氨基酸的制剂或溶液，纠正支链 / 芳香氨基酸的比例失调。

（8）限制蛋白质摄入，以减少血氨的来源。

（9）便秘者可口服乳果糖，促使肠道内氨的排出。

102. 胆石症术后出现胆瘘的护理要点有哪些？

（1）观察腹部体征及引流液情况，如果大量胆汁流入到腹腔内及腹膜后会有突发的腹部疼痛，以腹部绞痛为主，腹肌紧张呈现板状腹。如果少量胆汁流入腹腔内或者腹膜后以右侧上腹部疼痛为主，以钝痛为主，可有发热等症状。

（2）一旦发现异常，及时报告医师并协助处理：①充分引流胆汁：患者取半卧位，安置腹腔引流管，保持引流通畅，将漏出的胆汁充分引流至体外是治疗胆瘘最重要的措施。②维持水、电解质平衡。长期大量胆瘘者应补液并维持水、电解质平衡。③防止胆汁刺激和损伤皮肤。及时更换引流管周围被胆汁浸湿的敷料，予以氧化锌软膏或皮肤保护膜涂敷局部皮肤。

103. 胰瘘的护理要点有哪些？

（1）患者取半卧位，保持引流通畅。

（2）根据胰瘘程度，采取禁食、持续胃肠减压、静脉泵入生长抑素等措施。

（3）严密观察引流液量、色和性状，准确记录。

（4）必要时做腹腔灌洗引流，防止胰液积聚侵蚀内脏、腐蚀大血管或继发感染。

（5）保护腹壁瘘口周围皮肤，可用凡士林纱布覆盖、皮肤保护膜或氧化锌软膏涂抹。

104. 肝内胆管癌指什么？肝内胆管癌有哪些临床表现？

（1）肝内胆管癌：源于肝内胆管上皮细胞，多为腺癌。在原发性肝恶性肿瘤中约占 10%。同时起源于肝内胆管和干细胞的恶性肿瘤，称为混合型癌，该型较为少见。

（2）临床表现：最常见的症状是右上腹疼痛和体重减轻，约 25% 的患者出现黄疸，在 CT 和 MRI 上表现为局灶性肝肿块，肿块周围的胆管可能扩张，增强扫描的典型表现是肿块有周边或中心强化。本病往往沿胆道浸润生长，确诊时可能已发生肝内转移、淋巴结转移。

参 考 文 献

[1]　李乐之，路潜 . 外科护理学 [M]. 第 5 版 . 北京：人民卫生出版社 , 2012.
[2]　李乐之，路潜 . 外科护理学 [M]. 第 6 版 . 北京：人民卫生出版社 , 2017.
[3]　陈孝平，汪建平，赵继宗 . 外科学 [M]. 第 9 版 . 北京：人民卫生出版社，2018.
[4]　李乐之，路潜 . 外科护理学 [M]. 第 7 版 . 北京：人民卫生出版社 , 2021.

第 3 章

肛肠外科 43 问

1. 直肠肛管良性疾病包括哪几种?

直肠肛管良性疾病包括：①痔；②直肠肛管周围脓肿；③肛瘘；④肛裂。

2. 肛管的解剖结构是什么?

（1）肛管是消化道的末端，上起齿状线，下终止于肛缘，长 3～3.5cm。

（2）肛管有肛管内、外括约肌环绕。

3. 直肠肛管周围间隙包括什么?

直肠肛管周围间隙包括：①骨盆直肠间隙；②直肠后间隙；③坐骨肛管间隙；④肛门周围间隙。

4. 直肠肛管的生理功能有哪些?

（1）排泄粪便。

（2）具有吸收少量水、盐、葡萄糖及部分药物的作用。

（3）直肠黏膜分泌的黏液，对粪便有润滑作用。

5. 手术过程中不慎完全切断直肠可导致什么后果，为什么？

　　不慎完全切断直肠可导致大便失禁，因直肠下段是排便反射的始发部位，若全部切除直肠，即便保留括约肌，仍可因排便反射而出现大便失禁。

6. 痔的分类及临床表现是什么？

　　（1）内痔：①便血，其便血的特点是无痛性、间歇性便后出鲜血；②痔块脱出。

　　（2）外痔：①肛门不适感；②常有黏液分泌物流出，有时伴局部瘙痒。

　　（3）混合痔：①便血；②痔块脱出；③肛门不适感；④常有黏液分泌物流出，有时伴局部瘙痒；⑤严重时痔可呈环状脱出肛门，在肛周呈梅花状，称环状痔。脱出痔块若发生嵌顿，可引起充血、水肿甚至坏死。

7. 痔的治疗原则是什么？

　　（1）无症状痔无须治疗。

　　（2）有症状的痔，旨在减轻及消除症状，而非根治。

　　（3）首选非手术治疗，失败或不宜非手术治疗时才考虑手术治疗。

8. 痔非手术治疗的护理措施包括哪些？

　　（1）生活指导：嘱患者多饮水，多吃新鲜蔬菜、粗粮，少饮酒，少吃辛辣刺激性食物。养成良好的生活习惯，定时排便。适当增加运动量，切忌久站、久坐、久蹲。

　　（2）热水坐浴：便后及时清洗，保持局部清洁、干燥、舒适，必要时，使用 1 ∶ 5000 高锰酸钾溶液 3000ml 坐浴，控制温度在43 ～ 46℃，每日 2 ～ 3 次，每次 20 ～ 30 分钟。

（3）病情观察：痔块脱出时应及时还纳，嵌顿性痔应尽早手法复位，注意动作轻柔，避免损伤；血栓性外痔者应用抗生素软膏。

9. 痔术后并发症包括哪些？

痔术后并发症包括：①尿潴留；②创面出血；③切口感染；④肛门狭窄。

10. 痔术后创面出血的原因是什么？

由于肛管直肠的静脉丛丰富，术后因为止血不彻底、用力排便等导致创面出血。

11. 直肠肛管周围脓肿的病因有哪些？

（1）绝大多数直肠肛管周围脓肿源于肛腺感染。
（2）少数可继发于外伤、肛裂或痔疮药物注射治疗等。

12. 直肠肛管周围脓肿有哪些病理改变？

由于肛窦呈袋状开口向上，肛腺开口于肛窦底部，位于内外括约肌之间，当粪便存留于肛窦引发感染时，会累及肛腺。肛腺形成脓肿后可蔓延至直肠肛管周围间隙，其间所含的疏松脂肪结缔组织使感染极易扩散，从而形成不同部位的脓肿。

13. 直肠肛管周围脓肿的分类有哪些？

（1）肛门周围脓肿。
（2）坐骨肛管间隙脓肿。
（3）骨盆直肠间隙脓肿。
（4）其他：肛管括约肌间隙脓肿、直肠后间隙脓肿、高位肌间脓肿、直肠壁内脓肿。

14. 直肠肛管周围脓肿处理原则是什么？

①初期应用抗生素控制感染；②局部理疗，热水坐浴；

③口服缓泻剂以减轻患者排便时的疼痛；④脓肿形成后应及时切开引流。

15. 肛瘘指什么？

肛瘘是肛门周围的肉芽肿性肛管，由内口、瘘管、外口三部分组成，是常见的直肠肛管疾病之一。多见于青壮年男性，易反复发作。

16. 肛瘘的分类有哪些？

（1）根据瘘口与瘘管的数目：单纯性肛瘘、复杂性肛瘘。

（2）根据瘘管所在的位置：低位肛瘘、高位肛瘘。

（3）根据瘘管与括约肌的关系：肛管括约肌间型、经肛管括约肌型、肛管括约肌上型、肛管括约肌外型。

17. 肛瘘的症状包括哪些？

（1）肛门部潮湿、瘙痒，甚至出现湿疹。

（2）肛门部较大的高位肛瘘外口可排出粪便及气体。

（3）当肛门外口因假性愈合而暂时出现封闭时，脓液积存，再次形成脓肿，脓肿破溃或切开引流后，脓液排出，症状缓解。

（4）以上（1）、（2）、（3）症状反复发作是肛瘘的主要特点。

18. 肛瘘的手术方法包括哪些？

（1）瘘管切开术：切开瘘管，靠肉芽组织生长使伤口愈合。适用于低位肛瘘。

（2）肛瘘切开术：切开瘘管并将瘘管壁全部切除至健康组织，敞开创面，使其逐渐愈合。适用于低位单纯性肛瘘。

（3）挂线治疗：适用于高位单纯性肛瘘。

☆ ☆ ☆ ☆

19. 肛裂三联征是什么?

前哨痔、肛裂与肛乳头肥大常同时存在,合称肛裂"三联症"。

20. 肛裂的症状包括哪些?

肛裂的症状包括:①疼痛;②便秘;③出血。

21. 肛裂术后常见并发症有哪些?

肛裂术后常见并发症:①切口出血;②排便失禁。

22. 肛裂术后切口出血的原因是什么? 预防出血的措施包括哪些?

(1)出血原因:患者常因术后便秘、剧烈咳嗽等导致创面裂开、出血。

(2)预防措施

1)保持大便通畅,防止便秘。

2)预防感冒。

3)避免腹内压增高的因素如剧烈咳嗽、用力排便等。

4)密切观察创面的变化,一旦出现切口大量渗血,紧急压迫止血,并报告医师处理。

23. 肛周疾病术后护理措施包括哪些?

(1)饮食指导:术后 1 ～ 2 日应以无渣或少渣流质、半流质饮食为主。

(2)活动指导:术后 24 小时内可在床上适当活动四肢、翻身等,24 小时后可适当下床活动,逐渐延长活动时间,并指导患者进行轻体力活动。伤口愈合后可以恢复正常工作、学习和劳动,但要避免久站或久坐。

(3)控制排便:术后早期患者会存在肛门下坠感或便意,告

☆ ☆ ☆ ☆

知其是敷料刺激所致；术后 3 日尽量避免解大便，促进切口愈合，可于术后 48 小时内口服阿片酊以减少肠蠕动，控制排便。之后应保持大便通畅，防止用力排便，崩裂伤口。如有便秘，可口服液状石蜡或其他缓泻剂，但切忌灌肠。

（4）疼痛护理：判断疼痛原因，给予相应处理，如使用镇痛药、去除多余敷料等。

（5）坐浴治疗：进行中药或温盐水熏洗坐浴 20 分钟，温度 43 ～ 46℃，早、晚各一次，每次便后清洗肛门，保持肛门处清洁干燥。

（5）预防并发症：做好并发症的观察与护理。

24. 结肠息肉按病理可分为哪几类？

结肠息肉按病理可分为：①腺瘤样息肉；②锯齿状息肉；③炎性息肉。

25. 直肠息肉和结肠息肉的病因各有哪些？

（1）直肠息肉的病因：①家族性；②遗传性；③炎性增生性；④其他环境及饮食等相关因素。

（2）结肠息肉的病因：①感染；②年龄；③胚胎异常；④生活习惯；⑤遗传。

26. 直、结肠息肉的临床表现各有哪些？

（1）直肠息肉：会出现消化道症状，如腹胀、腹泻、便秘等，一般多以大便带血、黏液血便就诊。

（2）结肠息肉：会出现间断性便血或大便表面带血，多为鲜红色，继发性感染可伴多量黏液或黏液血便，可有里急后重，便秘或便次增多，长蒂或位置近肛门者可有息肉脱出肛门，少数患者可有腹部闷胀不适、隐痛或腹痛症状。

27. 直、结肠息肉的术后护理要点包括哪些?

(1)饮食指导:流质饮食3天后,宜进食易消化的少渣普食,以减轻肠道负担,利于吻合口的愈合。

(2)活动指导:较大息肉、无蒂息肉或凝固范围较大者,卧床休息2~3天,2周内避免剧烈活动、屏气动作及热水浴。

(3)病情观察:严密观察腹部体征变化,如有异常立即通知医师。

(4)生活指导:嘱患者起居要有规律,定时排便,保持大便通畅。

(5)心理护理:耐心向患者讲解病情的转归,消除其紧张和顾虑,鼓励患者增强信心。

28. 结肠的解剖位置及3个解剖标志是什么?

结肠介于小肠与直肠之间,包括盲肠、升结肠、横结肠、降结肠和乙状结肠;正常成人的结肠全长150cm,有结肠袋、结肠带及肠脂垂3个解剖标志。

29. 结肠的生理功能有哪些?

(1)吸收:结肠可以吸收体内的水分、少量的电解质、葡萄糖和氨基酸。

(2)分泌:结肠能够分泌大量的碱性液体,保护结肠黏膜,有助于体内毒素的排出。

(3)合成维生素:结肠可以合成大量的维生素,如维生素K、维生素B。

(4)排泄机体废物:食物进入结肠后,在细菌的帮助下对食物残渣进行分解,形成、储存,再通过自身蠕动将残渣排出体外。

30. 直肠的解剖位置在哪里？

直肠位于盆腔的后下部，上接乙状结肠，沿骶、尾骨腹面下行至尾骨平面与肛管相连，形成 90°的弯曲，全长为约 15cm。

31. 直肠的生理功能有哪些？

（1）排泄粪便。

（2）具有吸收少量水、盐、葡萄糖及部分药物的作用。

（3）直肠黏膜分泌的黏液，对粪便有润滑作用。

32. 大肠癌的病因有哪些？

大肠癌的病因：①遗传因素；②癌前病变；③生活方式。

33. 大肠癌的病理分型及组织学分类有哪些？

（1）病理分型：①隆起型；②溃疡型（最常见）；③浸润型。

（2）组织学分类

1）腺癌，非特殊型。

2）腺癌，特殊型：包括黏液腺癌、印戒细胞癌、锯齿状腺癌、微乳头状癌、髓样癌、筛状粉刺型腺癌。

3）腺鳞癌。

4）鳞状细胞癌。

5）梭形细胞癌或肉瘤样癌。

6）未分化癌。

7）其他特殊类型。

8）不能确定类型癌。

34. 大肠癌的扩散和转移方式是什么？

①直接浸润；②淋巴转移（主要转移途径）；③血行转移；④种植转移。

☆ ★ ☆ ☆

35. 改良的杜克（Dukes）分期分几期?

（1）A 期：癌肿局限于肠壁。

（2）B 期：癌肿侵入浆膜或浆膜外组织、器官，未发生淋巴结转移。

（3）C 期：癌肿侵及肠壁任何一层，但有淋巴结转移，可分为两期。

（4）D 期：已发生远处转移或腹腔转移或广泛侵及邻近脏器。

36. 结肠癌的临床表现有哪些?

（1）排便习惯和粪便性状改变。

（2）腹痛或腹部不适。

（3）腹部肿块。

（4）肠梗阻。

（5）全身症状。

37. 大肠癌术前肠道准备包括哪几方面?

（1）饮食准备：传统饮食准备、新型饮食准备。

（2）肠道清洁：导泻法、灌肠法、口服肠道抗生素。

38. 肠造口腹部定位要求有哪些?

（1）宜位于腹直肌上，避开瘢痕、皱褶、骨隆突或腰带等部位。

（2）回肠造口宜在右下腹脐与髂前上棘连线中上 1/3 处，或脐、髂前上棘、耻骨联合三点形成三角形的三条中线相交点；乙状结肠造口用前述方法定位在左下腹。

（3）横结肠造口宜在上腹部以脐和肋缘分别做一水平线，两线之间，且旁开腹中线 5 ～ 7cm。

（4）体质指数 $\geq 30kg/m^2$ 者，宜定在腹部隆起的最高处。

☆　☆　☆　☆

（5）计划行两个以上造口者，定位不宜在同一条水平线上，造口之间相距 5 ～ 7cm。

（6）以患者取半坐卧位、坐位、弯腰、站立等不同体位时能看到造口为宜。

39. 肠造口观察要点有哪些？

（1）活力：正常肠造口颜色呈鲜红色，有光泽且湿润。术后早期肠黏膜轻度水肿属正常现象，1 周左右水肿会消退。

（2）高度：肠造口一般高出皮肤表面 1 ～ 2cm，利于排泄物进入造口袋内。

（3）形状与大小：肠造口多呈圆形或椭圆形，结肠造口一般比回肠造口直径大。

40. 造口常见并发症有哪些？

造口常见并发症：①造口出血；②造口缺血坏死；③造口狭窄；④造口回缩；⑤造口脱垂；⑥皮肤黏膜分离；⑦粪水性皮炎；⑧造口旁疝。

41. 大肠癌术后导致并发吻合口瘘的原因有哪些？如何预防吻合口瘘？

（1）原因：①术中误伤；②吻合口缝合过紧影响血供；③术前肠道准备不充分；④患者营养状况不良；⑤术后护理不当。

（2）预防

1）术后 7 ～ 10 日切忌灌肠。

2）严密观察患者有无吻合口瘘的表现，如突然腹痛或腹痛加重、部分患者可有明显腹膜炎体征，甚至能触及腹部包块。

3）若引流管内可见浑浊液体，应立即禁食，遵医嘱行胃肠减压、盆腔持续滴注、负压吸引，同时予以肠外营养支持，必要时做好急诊手术准备。

☆ ☆ ☆ ☆

42. 肠造口灌洗的目的是什么?

（1）减少排便次数，消除或减轻造口排出的气味，减少肠道积气，降低造口周围皮肤刺激反应的发生率。

（2）养成定时排便习惯。

43. 肠造口患者饮食指导包括哪些?

（1）避免腹泻：进食易消化的熟食，防止因饮食不洁导致细菌性肠炎等引起腹泻。

（2）减少产气：少食粗纤维食物以及洋葱、大蒜、豆类、山芋等可产生刺激性气味或胀气的食物。

（3）清淡饮食：多饮水，多进食新鲜蔬菜、水果，以高热量、高蛋白、丰富维生素的少渣饮食为主，避免高脂肪及辛辣、刺激性食物，以使大便干燥成形。

参 考 文 献

[1] 李乐之,路潜.外科护理学 [M].第 7 版.北京:人民卫生出版社,2021.

[2] 陈孝平,汪建平,赵继宗.外科学 [M].第 9 版.北京:人民卫生出版社,2018.

[3] 魏凌等.临床护理实践 [M].北京:化学工业出版社,2021.

第4章
甲状腺和乳腺外科 79 问

1. 单纯性甲状腺肿物病因是什么？

（1）甲状腺素原料（碘）缺乏。

（2）甲状腺素需要高。

（3）甲状腺合成和分泌障碍。

2. 单纯性甲状腺肿物的临床表现有哪些？

（1）甲状腺肿大或颈部肿块：女性多见，一般无全身症状。

（2）压迫症状：甲状腺不同程度肿大和肿大结节对周围器官引起压迫症状是主要临床表现，常见为压迫气管、食管和喉返神经。

3. 甲状腺腺瘤的临床表现有哪些？

多为单发，呈圆形或椭圆形，表面光滑，无压痛，边界清楚，随吞咽上下移动。腺瘤生长缓慢，多数患者无不适症状。

4. 甲状腺功能亢进可以分为哪几类？

甲状腺功能亢进（甲亢）分为：①原发性甲亢；②继发性甲亢；③高功能腺瘤。

5. 基础代谢率的测定方法和测定结果的临床意义是什么？

（1）测定方法：患者须在清晨、空腹和静卧时测定，基础代

☆☆☆☆

谢率 =（脉压 + 脉率）- 111。

（2）临床意义：正常值为 ±10%，+20% ～ +30% 为轻度甲亢，+30% ～ +60% 为中度甲亢，+60% 以上为重度甲亢。

6. 发生甲状腺危象的原因是什么?

甲状腺危象多与术前准备不足、甲亢症状未能很好控制及手术应激有关。

7. 患者甲状腺手术后出现甲状腺危象的临床表现是什么?

术后 12 ～ 36 小时出现高热（大于 39℃）、心率增快（大于 120 ～ 140 次 / 分），可出现烦躁不安、谵妄，甚至昏迷，也可表现为神志淡漠、嗜睡、呕吐、腹泻，以及全身红斑及低血压。

8. 甲状腺影像学检查有哪些?

影像检查：①超声检查；② X 线检查；③ CT/MRI。

9. 甲状腺癌病理分型有哪些?

（1）分化型甲状腺癌：①乳头状癌；②滤泡状癌。

（2）未分化癌。

（3）髓样癌。

10. 甲状腺手术治疗包括哪些?

包括甲状腺切除及颈部淋巴结清扫。甲状腺切除主要有甲状腺全 / 次全切除术和甲状腺腺叶加峡部切除术等。

11. 甲状腺癌非手术治疗有哪些方法?

（1）放射性核素治疗。

（2）内分泌治疗。

（3）放射外照射治疗。

☆ ☆ ☆ ☆

12. 甲状腺癌手术患者术前护理内容是什么?

(1) 心理护理: 加强沟通, 告知患者甲状腺癌有关知识, 说明手术必要性和方法, 消除其顾虑和恐惧。

(2) 术前适应性训练: 术前教患者练习头颈过伸位, 每日数次, 适应术中体位变化, 指导患者学会深呼吸、有效咳嗽方法, 保持呼吸通畅。

(3) 术前准备: 必要时, 为患者剃除耳后毛发, 以便行颈部淋巴结清扫术。

13. 甲状腺癌术后常见护理问题有哪些?

(1) 清理呼吸道无效: 与喉部及气管受刺激、分泌物增多及切口疼痛有关。

(2) 恐惧: 与颈部肿块性质不明、担心手术及预后有关。

(3) 潜在并发症。

14. 甲状腺癌术后患者出现呼吸困难和窒息的原因是什么?

(1) 出血及血肿压迫气管: 多因手术时止血不完善引起。

(2) 喉头水肿: 主要是手术创伤所致, 也可因气管插管引起。

(3) 气管塌陷: 是气管长期受到肿大甲状腺压迫, 发生软化。

(4) 声带麻痹: 由于双侧喉返神经损伤导致。

15. 甲状腺癌术后并发症和临床表现有哪些?

(1) 呼吸困难和窒息: 患者出现呼吸频率增快, 呼吸费力, 出现三凹征, 甚至窒息死亡。

(2) 喉返神经损伤

1) 一侧喉返神经损伤可由健侧向患侧过度内收而代偿, 但不能恢复原音色。

2) 双侧喉返神经损伤可导致失声或严重呼吸困难, 甚至窒息。

☆☆☆☆

（3）喉上神经损伤

1）损伤外支，可使环甲肌瘫痪，引起声带松弛、声调降低、无力。

2）损伤内支，导致喉黏膜感觉丧失，患者进食特别是进水时，丧失喉部反射性咳嗽，易引起误咽或呛咳。

（4）甲状旁腺功能减退：多数患者临床表现不典型，起初只有面部、唇部或手足部针刺感、麻木感或强直感，症状轻且短暂，经 2～3 周，未损伤的甲状旁腺增生、代偿后症状可消失。严重者可出现面部和手足伴有疼痛、持续性痉挛，每日多次发作，每次持续 10～20 分钟或更长，甚至可发生喉和膈肌痉挛，引起窒息和死亡。

16.乳腺癌化疗目的及方法有哪些?

（1）目的：化疗是乳腺癌全身治疗，这种治疗是利用化学药物抑制，杀灭残存或转移的癌细胞。化疗能降低复发风险，抑制肿瘤进展，延长生存期。

（2）方法：①术后辅助化疗；②术前新辅助化疗；③复发转移后解救化疗。

17. 静脉炎的定义及预防是什么?

（1）定义：给药期间细胞毒性药物刺激静脉内壁常可引起静脉炎，其发生率为 2%～5%。

（2）预防

1）化疗前识别是发疱剂还是非发疱剂，给药速度不宜过快，给药之前、两种药物之间、给完药后应用生理盐水或葡萄糖液冲洗干净。

2）药物浓度：按药物说明书将药物稀释到一定浓度。

3）静脉血管选择：最佳部位为前臂静脉，避开关节如肘窝、手腕、肌腱、韧带，避免使用钢针。

4）根据药物选择静脉途径及导管：经外周穿刺的中心静脉导管（PICC）、中心静脉导管（CVC）、完全置入式输液港等。

5）输入化疗药物前、中、后必须检查回血，确保针头在血管内。

18. 静脉炎的临床表现有哪些？

（1）化疗药物发生外漏、外渗时，患者局部表现为肿胀和急性烧灼样疼痛。

（2）外漏或外渗液体在注射部位聚集形成硬结，逐步发展至水疱、溃疡斑块等。

（3）可能会出现关节僵硬，活动受限，神经病变及受累部位灼痛。

（4）沿静脉走行局部出现红肿热痛，静脉变硬，触之有条索感。

19. 化疗药物渗漏导致患者局部皮肤组织的损伤及静脉炎的处理有哪些？

（1）地塞米松 2.5mg、2% 利多卡因 2ml、生理盐水 7ml 环形封闭：地塞米松具有解痉、消炎、抗过敏的作用，因而对化疗药物渗漏致局部皮肤损害不仅有消肿镇痛作用，还有消炎、促进正常细胞代谢和促进溃疡愈合的作用。

（2）33% ～ 50% 硫酸镁液湿敷：硫酸镁是临床上常用的外用型消炎镇痛药物，它可以经皮肤吸收，至皮下后直接松弛血管平滑肌，解除血管痉挛，扩张毛细血管，改善微循环，从而缓解局部炎症反应，恢复血管正常功能。

（3）地塞米松、利多卡因和山莨菪碱（654-2）注射液湿敷：地塞米松、利多卡因和 654-2 经皮肤快速吸收进入局部组织，减少局部组织的水肿及炎性反应，解除痉挛，促进血液循环。

（4）湿润烫伤膏：湿润烫伤膏主要成分为黄芩、黄柏、黄连等，具有清热解毒、活血化瘀、去腐生肌、镇痛、抗炎、抗感染、

☆☆☆☆

生理性再生修复皮肤、促进愈合、减轻损伤等作用。

(5)喜辽妥膏外用：喜辽妥具有消肿、祛瘀、消炎、镇痛的功效，可以更好地抵抗药物外渗所致的炎症反应，改善输液渗漏的临床表现。

20. 化疗引起胃肠道反应的观察要点是什么？

(1)观察呕吐的次数、量、性状。

(2)观察患者有无脱水症状：如生命体征、体重、皮肤弹性及有无凹陷、尿量的变化等。

(3)观察实验室检查结果，电解质，白蛋白等。

21. 化疗引起胃肠道反应的护理措施有哪些？

(1)保持病房干净、整洁、无异味。

(2)合理饮食，饮食宜清淡、易消化、少食多餐。

(3)忌烟、酒、辛辣刺激性的食物。

(4)不宜在饱餐后或空腹时行化疗，在饭后2～3小时应用化疗药物最佳。

(5)腹泻者，可静脉补液，必要时给予肠内、肠外营养支持。

22. 化疗引起口腔黏膜炎的观察要点是什么？

(1)观察口腔黏膜是否有充血、红斑、疼痛、糜烂、溃疡。

(2)进食有无疼痛、吞咽困难、味觉异常等。

(3)观察患者进行口腔护理的能力。

23. 化疗引起口腔黏膜炎的护理措施有哪些？

(1)讲解化疗期间保持口腔卫生的重要性。

(2)饭前、饭后用生理盐水漱口，睡前及晨起用软毛牙刷刷牙，加强口腔卫生。

(3)忌食辛辣刺激及坚硬的食物，以免刺激并损伤口腔黏膜。

（4）口腔黏膜炎宜温流食或无刺激的软食，注意蛋白质的摄入。

（5）若已发生口腔溃疡可用康复新液漱口，伴疼痛可用 2% 利多卡因液喷雾镇痛。

24. 化疗引起骨髓抑制的护理措施有哪些？

（1）保证充足的营养及睡眠。

（2）对患者进行保护性隔离，如条件允许可以住单间。

（3）加强卫生：口腔、会阴、皮肤的清洁。经常更换衣服，修剪指甲。

（4）严格洗手，执行无菌技术操作。

（5）严格监测体温，必要时给予抗生素。遵医嘱给予升血药物治疗。

25. 化疗引起出血的护理措施有哪些？

（1）注意观察有无皮肤瘀斑、牙龈出血、血尿、血便等全身出血倾向。

（2）血小板计数低于 $50 \times 10^9/L$ 时避免外出，低于 $20 \times 10^9/L$ 绝对卧床休息，限制活动。

（3）协助患者做好生活护理，注意安全，避免受伤，尽量避免肌内注射及使用硬毛牙刷刷牙。

26. 乳腺癌术后辅助化疗的禁忌证是什么？

（1）妊娠期：妊娠早、中期患者，应慎重选择化疗。

（2）年老体弱且伴有严重内脏器质性病变患者。

27. 晚期乳腺癌的化疗适应证是什么？

（1）局部晚期的乳腺癌，可先行观察及护理。化疗以后争取手术。

（2）乳腺癌已有广泛或远处转移，不适用于手术切除或放疗者。

（3）手术或放疗后复发或播散者。

（4）癌性体腔积液，包括胸腔、腹腔或心包腔积液。采用腔内注射化疗药物，可使腔内积液控制或消失。

（5）肿瘤所致上腔静脉压迫，呼吸道压迫，脊髓压迫或脑转移所致颅内压增高，先化疗以缩小肿瘤体积，缓解症状，然后进行放疗。

28.乳腺癌术后辅助内分泌治疗的目的及适应证是什么?

（1）目的：降低肿瘤复发率，提高总生存率。

（2）适应证：激素受体 ER 和（或）PR 阳性的乳腺癌患者。

29.血常规的常用检验正常值是多少?

临床护士应了解和熟记血常规的正常值：白细胞（WBC）$(3.5 \sim 9.5) \times 10^9/L$、红细胞（RBC）$(4.3 \sim 5.8) \times 10^{12}/L$、血红蛋白（HGB）$130 \sim 175g/L$、血小板（PLT）$(125 \sim 350) \times 10^9/L$、中性粒细胞绝对值（Neu）$(1.8 \sim 6.3) \times 10^9/L$。当化疗患者血常规值出现异常应及时报告医师。

30.乳腺癌绝经前和绝经后辅助内分泌治疗方案是什么?

（1）绝经前：辅助内分泌治疗有 3 种选择，即他莫昔芬，卵巢功能抑制加他莫昔芬，卵巢功能抑制加第三代芳香化酶抑制剂。选择需要考虑两方面：肿瘤复发风险高或需要使用辅助化疗；患者相对年轻（如小于 35 岁）、在完成辅助化疗后仍未绝经。

（2）绝经后：第三代芳香化酶抑制剂可以向所有绝经后的 ER 和（或）PR 阳性患者推荐，尤其是具备以下因素的患者。

1）高复发风险患者。

2）对他莫昔芬有禁忌的患者或使用他莫昔芬出现中、重度不良反应的患者。

3）使用他莫昔芬 20mg/d × 5 年后的高风险患者。

31. 化疗前如何进行健康教育？

向患者说明化疗药物的毒副作用及外周输注化疗药物的风险，建议患者尽量选择中心静脉化疗。讲解保护血管的重要性和发生药物外渗漏、外渗及静脉炎的原因及可能造成的严重后果和处理原则，提高患者化疗期间的自护能力，并积极配合治疗。教会患者观察化疗过程中及时发现渗漏的临床表现，以便及时给予治疗。

32. 外周中心静脉导管（PICC）的相对禁忌证有哪些？

（1）上腔静脉压迫综合征。

（2）穿刺部位有感染或损伤。

（3）置管途径有外伤史，血管外科手术史，放射治疗史，静脉血栓形成史。

（4）对导管材料有过敏史。

（5）接受乳腺癌根治术和腋下淋巴结清扫术患者的患侧上肢。

（6）不配合治疗。

（7）严重上肢水肿（若用超声引导下置管，此项不成立）。

33.PICC 适应证有哪些？

（1）需长期静脉输液且静脉条件较差的患者。

（2）有锁骨下或颈内静脉置管禁忌证的患者。

（3）输注刺激性化疗药物的患者。

（4）输注高渗性或黏稠性液体，如胃肠外营养液、脂肪乳等患者。

（5）需反复输血或血制品，或反复采血的患者。

（6）需长期家庭输液的患者。

☆★☆☆

34. 外周中心静脉导管（PICC）常选用哪些静脉穿刺？为什么首选贵要静脉？

（1）通常首选贵要静脉，其次为肘正中静脉或头静脉。

（2）贵要静脉的特点：静脉比较直，静脉瓣少，导管容易通过腋静脉，锁骨下静脉，无名静脉顺利到达上腔静脉。

35. 贵要静脉的解剖路径是什么？

贵要静脉起自手背静脉网的尺侧，沿前臂尺侧上行，至肘部转臂中点平面，穿深筋膜注入肱静脉，或伴肱静脉上行，注入腋静脉。血管相对较粗直，超声下易于穿刺。

36. 贵要静脉、肘正中静脉及头静脉进入上腔静脉的路径是什么？

贵要静脉，肘正中静脉，头静脉—肱静脉—腋静脉—锁骨下静脉—无名静脉—上腔静脉。

37. PICC 置管前如何评估患者？

操作者应该对置管患者的既往史，现病史，PICC 穿刺史，一般情况，全身情况，静脉血管情况，危险因素等实施评估。

38. 如何测量 PICC 的置入长度？

目前临床常用 PICC 长度的测量方法：患者取仰卧位，上肢外展并与躯干成 90°，预穿刺点至右胸锁关节，再下行至第 3 肋间（导管尖端到达位置为上腔静脉的中下 1/3 处）。

39. 呼吸困难患者置 PICC 时体位如何摆放？

为防止患者呼吸困难加重，患者应取半卧位，手臂外展与躯干成 60°～90°，当置入 15～20cm 时，可采用超声探头或手压迫颈静脉入口的方法，避免误入颈静脉，以减少导管移位发生。

40. PICC 更换敷料时需重点观察什么？

（1）皮肤有无皮疹、皮炎等发生。

（2）导管的实际长度与记录长度是否一致。

（3）导管内有无回血、气泡，导管有无漏液等。

（4）穿刺点有无红肿、渗出等。

（5）测量臂围是否与上次一致。

（6）肢体有无肿胀、静脉炎等并发症发生。

41. PICC 脱出如何处理？

首先停止输液，评估发生脱出的原因，解除继续发生的因素。

（1）防止导管继续脱出，保持穿刺部位无菌状态，妥善固定导管。

（2）安慰患者及其家属，报告护士长。

（3）判定导管尖端位置。

1）评估导管如在上腔静脉内则按无菌原则进行换药，充分固定。

2）导管尖端不在上腔静脉内应根据导管位置酌情使用或拔出导管，局部按压 10～15 分钟，按无菌原则换药。

（4）向患者及家属做好保护 PICC 导管的相关知识宣教。

（5）做好记录及交接班。

42. PICC 维护工作的内容是什么？

PICC 维护内容包括做好患者维护前的评估，更换敷料，更换接头，冲洗导管，封管，相关健康宣教及做好维护记录等。

43. 何为 PICC 冲管、脉冲式冲管及封管？

（1）PICC 冲管：保持畅通的静脉输液通路，封管前用生理盐水将导管内残留的药液冲入血管或应用于两种药物之间，预防有配伍禁忌的药物之间出现不良反应的一种方法。

（2）脉冲式冲管：在冲洗导管的过程中，注射器始终保持冲——停——冲——停，且压力持续推注液体的方法。

（3）PICC封管：保持畅通的静脉输液通路，通常应用生理盐水或肝素稀释液，用脉冲式冲洗导管后正压推注生理盐水或肝素稀释液冲洗导管的一种方法。

44. 什么情况下应该更换输液接头？

（1）正常情况每周更换一次。

（2）发生损坏时及时更换。

（3）经接头采血后应及时更换。

（4）任何原因取下接头后均应及时更换。

45. PICC拔出瞬间，患者需如何配合？

操作者拔出PICC的瞬间，嘱患者屏住呼吸，按压穿刺点，以防空气进入血管内形成空气栓塞。

46. PICC穿刺点感染的主要临床症状有哪些？

发生穿刺点感染时，患者主要表现为穿刺点红肿、疼痛、硬结，常伴有脓性分泌物，一般无全身症状。

47. PICC拔管过程中存在的护理风险有哪些？

拔管过程存在导管断裂、血栓脱落、空气栓塞等风险。

48. PICC不宜拔出的原因有哪些？

（1）患者体位不当。

（2）神经反应性血管痉挛。

（3）静脉炎。

（4）血栓形成或置入时间过长。

（5）导管和静脉壁黏附。

（6）导管在血管内打结等。

49. PICC 置管期间的并发症有哪些？

PICC 置管期间的并发症有静脉炎、感染、导管堵塞、导管异位、导管破损、拔管困难等。

50. PICC 穿刺点渗液的危害有哪些？

（1）渗液造成敷贴松动，导管易脱出。

（2）需要频繁更换敷贴，增加费用和工作量。

（3）对皮肤产生刺激，出现发红、湿疹。

（4）渗液是细菌的培养基，易造成导管感染。

51. PICC 穿刺点渗液发生的原因有哪些？

（1）纤维蛋白鞘形成。

（2）低蛋白血症。

（3）体内导管破裂。

（4）淋巴管损伤。

（5）导管过敏及原因不明等。

52. PICC 渗液的局部处理方法有哪些？

（1）穿刺点局部放加压垫，减少渗液。

（2）少量渗液时，用爱立敷黏性敷料，可以减少频繁更换贴膜的次数，保持局部皮肤干燥。

（3）大量渗液用爱立敷黏性敷料 +IV3000 透明敷料。

（4）PICC 穿刺点渗液的防渗装置的应用。

53. 输液港的适应证有哪些？

输液港适用于长期、反复间断需要输液的患者，适用于抽血、输血及血制品、胃肠外营养（TPN）输入和抗生素输注。

☆★☆☆

54. 输液港的禁忌证有哪些?

输液港的禁忌证：①任何确诊或疑似感染；②菌血症或败血症的患者；③对输液港材质过敏的患者。

55. 应用输液港的注意事项有哪些?

（1）为留置输液港的患者操作时，护理人员应严格遵守操作流程，必须使用无损伤针穿刺输液港，否则容易损伤注射座隔膜导致漏液。无损伤针每 7 天需更换一个。

（2）冲洗导管，静脉注射给药时必须使用 10ml 以上的注射器，防止小规格注射器的压强过大，损伤导管，瓣膜或导管与注射座连接处。

（3）若抽不到回血，可先注入 5ml 生理盐水后再回抽，使导管在血管中漂浮起来，防止三向瓣膜贴于血管壁。

（4）做 CT、MRI、造影检查时，严禁使用此静脉输液港作高压注射造影剂，防止导管破裂。

56. 输液港在什么情况下需要冲管?

（1）保持导管通畅，每次使用输液港后，及时冲洗导管，可将导管内残留的药液冲入血流，防止出现药物结晶引发堵管。

（2）抽血或输注高黏滞性液体（输血、成分血、TPN、白蛋白、脂肪乳）后应及时冲管。

（3）两种有配伍禁忌的液体之间，应给予冲管。

（4）治疗间歇每 4 周冲管一次。

57. 如何预防输液港导管堵塞?

应用输液港出现输液不畅或回抽困难时，应分析原因及时处理。按规定正确进行冲封管是避免血液或药物反应沉积造成导管堵塞的重要预防手段。疑发生导管血栓或蛋白鞘形成者可进行造

☆ ☆ ☆ ☆

影检查确诊并进行溶栓治疗。出现导管夹闭综合征患者，根据夹闭的严重程度，决定保留导管或拔出导管。

58. 经输液港采集血标本的操作步骤是什么?

（1）准备好相关物品。

（2）穿刺成功后，抽出至少 5ml 血液弃置不用，儿童减半。

（3）更换新的注射器，取 10ml 以上注射器抽足量血标本。

（4）采血后立即用 20ml 生理盐水以脉冲方式冲洗导管。

59. 乳腺纤维腺瘤的临床表现是什么?

乳腺纤维瘤好发于乳房外上象限，约 75% 为单发，少数多发。肿块增大缓慢，质硬，表面光滑，易推动。

60. 乳管内乳头状瘤的临床表现和治疗原则是什么?

（1）临床表现：乳头溢液，多为血性溢液，也可为暗棕色或黄色液体。因肿瘤小，不可触及。

（2）治疗原则：诊断明确者以手术为主，单发的患者应切除病变的乳管系统。

61. 乳管内乳头状瘤护理措施是什么?

（1）心理护理：告知患者手术的必要性。

（2）伤口护理：保持切口的清洁干燥、按时换药。

62. 乳腺纤维腺瘤的处理原则是什么?

手术切除是唯一有效的治疗方法。

63. 乳腺纤维腺瘤的护理措施是什么?

（1）伤口护理：行肿瘤切除术后，保持切口敷料清洁、干燥。

（2）疾病指导：告知患者乳腺纤维腺瘤的病因及治疗方法。

（3）复诊指导：暂不手术的患者密切观察肿块的变化，明显增大者及时就诊。

64. 乳腺癌病理分型有哪些？

①非浸润性癌；②浸润性特殊癌；③浸润性非特殊癌；④其他罕见癌。

65. 乳腺癌转移途径有哪些？

①局部浸润；②淋巴转移；③血行转移。

66. 常见乳腺癌临床表现是什么？

（1）乳房肿块：早期表现患侧乳房单发小肿块，质硬、表面不光滑，尚可推动。晚期出现：①肿块固定；②卫星结节、铠甲胸；③皮肤溃破。

（2）乳房外形改变：酒窝征、乳头内陷、橘皮征。

（3）转移征象：①淋巴转移。最初多见于患侧腋窝。②血供转移。乳腺癌转移至肺、骨、肝时，可出现相应受累器官症状。

67. 特殊类型乳腺癌临床表现是什么？

（1）炎性乳腺癌：表现患侧乳房皮肤发红、水肿、增厚、粗糙，表面温度升高，类似急性炎症。

（2）乳头湿疹样乳腺癌：乳头有瘙痒、烧灼感，之后出现乳头和乳晕区皮肤发红、糜烂、如湿疹样。

68. 乳腺癌辅助检查有哪些？

辅助检查有钼靶 X 线、超声检查、MRI、活体组织病理检查。

69. 乳腺癌处理原则是什么？

乳腺癌治疗以手术治疗为主，辅以化学药物、内分泌、放射、

☆ ☆ ☆ ☆

生物等综合治疗措施。

70. 乳腺癌手术治疗和非手术治疗有哪些？

（1）手术治疗

1）保留乳房乳腺癌切除术。

2）乳腺癌改良根治术。

3）乳腺癌根治术。

4）全乳房切除术。

5）前哨淋巴结活检术。

（2）非手术治疗

1）化学治疗：常用化学治疗药物为蒽环类及紫杉类药物。

2）内分泌治疗：雌激素受体含量高者，应优先行内分泌治疗。

3）放射治疗：保留乳房者应给予放射治疗。

4）生物治疗：曲妥珠单抗注射液治疗。

71. 乳腺癌在临床如何分期？

乳腺癌分 5 期。

（1）0 期。

（2）Ⅰ期。

（3）Ⅱ期：分ⅡA 期及ⅡB 期。

（4）Ⅲ期：分ⅢA 期、ⅢB 期及ⅢC 期。

（5）Ⅳ期。

72. 乳腺癌术前、术后的评估内容是什么？

（1）术前评估

1）健康史、既往史、家族史。

2）身体状况：症状与体征、辅助检查。

3）心理与社会状况。

（2）术后评估：术中情况、身体状况、心理—社会状况。

☆ ☆ ☆ ☆

73. 乳腺癌术前及术后的护理措施是什么?

（1）术前护理：心理护理、终止哺乳或妊娠、术前准备。

（2）术后护理

1）体位：取半卧位。

2）病情观察：严密观察生命体征变化，观察切口敷料渗血、渗液情况。患者若感胸闷、呼吸困难，应及时报告医师。

（3）伤口护理：有效包扎，观察皮瓣血液循环，观察患侧上肢远端血液循环。

（4）引流管护理：有效吸引，妥善固定，保持通畅，注意观察，拔管。

（5）上肢肿胀护理：避免损伤，抬高患肢，促进肿胀消退。

74. 乳腺癌的健康教育内容是什么?

（1）饮食与活动：多食高蛋白、高维生素、高热量、低脂肪食物。术后近期避免患侧上肢搬动、提取重物，继续功能锻炼。

（2）避免妊娠。

（3）坚持治疗：遵医嘱坚持化学治疗、放射治疗或内分泌治疗。

（4）乳房定期检查。

75. 乳腺癌患者如何进行功能锻炼?

（1）术后24小时内：活动手指及腕部，可做伸指、握拳、屈肘等锻炼。

（2）术后1～3日：进行上肢肌肉等长收缩训练，可用健侧上肢或他人协助患侧上肢进行屈肘、伸臂等锻炼，逐渐过渡到肩关节小范围前屈、后伸运动。

（3）术后4～7日：鼓励患者用患侧手洗脸、刷牙、进食等，并以患侧手触摸对侧肩部及同侧耳朵的锻炼。

☆ ☆ ☆ ☆

（4）术后 1～2 周：术后 1 周开始做肩关节活动，以肩部为中心，前后摆臂。术后 10 日左右循序渐进做抬高患侧上肢（将患侧肘关节伸屈，手掌置于对侧肩部，直至患侧肘关节与肩平），手指爬墙（每天标记高度，逐渐递增幅度，直至患侧手指能高举过头），梳头（以患侧手越过头顶梳对侧头发，扪对侧耳朵）等锻炼，指导患者做患肢功能锻炼时应注意锻炼内容和活动量应根据患者实际情况而定，一般以每日 3～4 次，每次 20～30 分钟为宜；应循序渐进，功能锻炼内容应逐渐增加；术后 7～10 日不外展肩关节，不要以患侧肢体支撑身体，以防皮瓣移动而影响创面愈合。

76. 乳腺炎病因及临床表现是什么？

（1）病因：①乳汁淤积；②细菌入侵。

（2）临床表现：乳房胀痛，局部红肿、发热，有压痛性肿块。数日后形成脓肿。患者可有畏寒、高热和脉搏加快等脓毒血症表现。

77. 乳腺炎的手术及非手术治疗是什么？

（1）手术治疗：脓肿形成后，在超声引导下穿刺抽吸脓液，必要时切开引流。

（2）非手术治疗

1）局部处理：外敷促进炎症消退。

2）应用抗生素：首选青霉素。

3）终止乳汁分泌。

4）中药治疗。

78. 乳腺炎的护理要点是什么？

一般护理；①排空乳汁；②配合治疗；③缓解疼痛。

☆ ☆ ☆ ☆

79. 乳腺炎健康教育内容是什么？

（1）保持婴儿口腔卫生。

（2）养成良好哺乳习惯。

（3）纠正乳头内陷。

（4）预防和处理乳头破损。

参 考 文 献

[1] 李树玲 . 乳腺肿瘤学 [M]. 北京：科学技术文献出版社，2000.

[2] 江泽飞，金峰，曹旭晨，等 . 抗癌协会乳腺癌诊治指南与规范 (2017 年版).

[3] 马双莲，薛岚 . 实用肿瘤科护理及技术 [M]. 北京：科学出版社，2008.

[4] 李乐之，路潜 . 外科护理学 [M]. 第 6 版 . 北京：人民卫生出版社，2017.

[5] 姜桂春，刘永煜 . PICC 临床护理 360 问 [M]. 沈阳：辽宁科学技术出版社，2012.

[6] 乔爱珍，苏讯 . 外周中心静脉导管技术与管理 [M]. 第 2 版 . 北京：人民军医出版社，2015.

第 5 章
血管外科及心脏外科 169 问

1. 血管按功能分为几类?

血管按功能可分为动脉、静脉和毛细血管。

2. 静脉分为几类?

分为中心静脉、外周静脉和微静脉。

3. 下肢静脉疾病的分类是什么?

（1）下肢静脉逆流性疾病，如下肢静脉功能不全、静脉曲张。

（2）下肢静脉回流性疾病，如下肢深静脉血栓。

4. 原发性下肢静脉曲张的临床表现和并发症是什么?

（1）临床表现：患者表现为下肢浅静脉扩张、纡曲，下肢沉重、乏力感，可出现皮肤色素沉着、皮炎、湿疹和皮下组织硬结、溃疡。

（2）并发症：①血栓性浅静脉炎；②溃疡形成；③静脉曲张破裂出血。

5. 原发性下肢静脉曲张患者术后采取什么体位? 应用弹力绷带注意事项是什么?

（1）术后体位：患者取平卧位，抬高患肢 30°～ 40°，以

☆ ☆ ☆ ☆

促进下肢静脉回流。

（2）应用弹力绷带注意事项：弹力绷带自下而上包扎。包扎不应妨碍关节活动，能扪及足背动脉和保持足部正常皮肤温度为宜。

6. 原发性下肢功能不全的病因是什么?

下肢静脉壁薄弱、静脉瓣膜发育不良是潜在的原因。长期静脉近侧段逆向压力增加，并作用于深静脉瓣膜，是致病的主要因素。

7. 原发性下肢静脉曲张的辅助检查有哪些?

①大隐静脉瓣膜功能试验；②深静脉通畅试验；③交通静脉瓣膜功能试验；④多普勒超声检查；⑤下肢静脉造影。

8.原发性下肢静脉曲张术后指导患者做什么运动?

卧床期间指导患者进行足部屈伸和旋转运动，从而预防下肢深静脉血栓形成。

9. 下肢深静脉血流路径是什么?

下肢浅静脉→胫前、胫后静脉→腘静脉→股静脉→髂外静脉→髂总静脉→下腔静脉→右心房→右心室。

10. 导致血栓形成的因素有哪些?

①血管壁损伤；②血流缓慢；③血液高凝状态。

11. 下肢深静脉血栓可以通过哪些检查辅助诊断?

①血液检查：D-二聚体；②超声检查；③静脉造影。

12. 下肢深静脉血栓为什么多发于左下肢?

可能与左髂总静脉行经较长，左髂总动脉跨越其上使左髂总静脉受到不同程度的压迫有关。

13.深静脉血栓分哪几型？各型血栓的好发部位在哪儿？

（1）中央型：髂 - 股静脉血栓形成，左侧多见。

（2）周围型：血栓好发在小腿肌肉丛。

（3）混合型：血栓可累及整个下肢深静脉系统。

14. 下肢深静脉血栓术后为什么抬高患肢？

促进静脉回流并可降低下肢静脉压，减轻患肢水肿与疼痛。

15. 深静脉血栓的术后并发症有哪些？

深静脉血栓的术后并发症有：①出血；②肺栓塞。

16. 深静脉血栓患者血液高凝状态见于什么情况？

妊娠产后或术后、创伤、长期服用避孕药、肿瘤组织裂解产物等。

17. 静脉血栓栓塞症分为哪两种？

静脉血栓栓塞症分为：①深静脉血栓形成；②肺栓塞。

18. 深静脉血栓如何测量肢体周径？

一般选择膝关节上下各 10cm 处测量并记录。

19. 血栓性浅静脉炎严重时可并发什么疾病危及生命？

可并发脓毒性静脉炎。

20. 溶栓过程中监测 D- 二聚体的临床意义是什么？

D- 二聚体含量升高是血管内血栓形成、肺栓塞、深静脉血栓形成弥散性血管内凝血（DIC）等疾病的诊断标准，也作为溶栓治疗后疗效判断的指标，具有临床诊断价值。

☆★☆☆

21. 治疗下肢深静脉血栓的常用抗凝药物有哪些？

（1）肝素、低分子肝素（速碧林、克赛等）。

（2）香豆素类：华法林。

22. 溶栓术最常见的并发症是什么？

最易引起的并发症是出血。出血的主要原因是纤维蛋白原下降或血小板过低。也可见皮肤、黏膜出血，消化道、泌尿道出血，颅内出血是最为严重的并发症。

23. 腔静脉滤器的种类有哪些？

①永久性滤器；②临时性滤器；③可回收滤器；④可装换滤器。

24. 溶栓患者为什么需要置入下腔静脉滤器？

预防在置管溶栓过程中血栓脱落引起急性肺栓塞。

25. 急性期深静脉血栓患者如何减少血栓脱落的风险？

患者绝对卧床休息 10 ～ 14 天，禁止按摩患肢。

26. 下肢深静脉血栓急性期的治疗有哪两方面？

（1）非手术治疗：卧床休息、抬高患肢、抗凝、溶栓祛聚。

（2）手术治疗：一般不做手术取栓，采用置管溶栓。

27. 急性肺栓塞的常见临床表现和急救措施有哪些？

（1）临床表现：①突发胸闷、憋气、呼吸困难；②胸痛；③咳血；④晕厥；⑤发热；⑥情绪改变。

（2）急救措施：①制动，平卧位；②吸氧；③建立静脉通路；④镇痛；⑤解痉；⑥对症治疗，心肺复苏。

28. 下肢深静脉造影前需要做皮试吗?

造影前行泛影葡胺皮试,如使用碘海醇造影无须做皮试。

29. 下肢深静脉造影的药品准备有哪些?

①造影剂;②抢救药(肾上腺素,地塞米松);③ 0.9% 氯化钠 100ml。

30. 下肢深静脉造影行静脉注射造影剂时,如何选静脉,穿刺方向是什么?

选择患肢足背静脉,穿刺点以选择足背前半部为宜,如选择足背中上部的浅静脉穿刺,则穿刺方向应向趾端。

31. 下肢深静脉造影后如何促进造影剂排泄?

嘱患者饮水或静脉滴入生理盐水,以促进造影剂排泄。

32. 静脉曲张引起湿疹或溃疡最易发生在哪个部位? 为什么?

最易发生在足靴区内踝。由于足靴区静脉网丰富、静脉管壁较薄弱且皮肤及皮下组织浅薄,小腿肌肉泵收缩时所承受反向压力最高,造成表皮及真皮长期持续性炎症反应,继发湿疹、色素沉着等皮肤营养性病变及静脉性溃疡。

33.深静脉血栓术后如何预防出血?

①观察抗凝状况;②观察出血倾向;③紧急止血。

34.深静脉血栓术后如何缓解疼痛?

(1) 观察和记录:密切观察患者的患肢疼痛部位、程度,动脉搏动,皮肤温度、色泽和感觉。

(2) 抬高患肢:患肢宜高于心脏平面 20 ～ 30cm。

（3）有效镇痛：遵医嘱给予有效镇痛措施或采用心理疗法。

35.深静脉血栓术后的健康教育有哪些?

①戒烟；②进食低脂、高纤维素的饮食；③适当运动；④保护静脉；⑤及时就诊。

36.原发性深静脉瓣膜功能不全的诊断金标准是什么?

下肢深静脉顺行造影是诊断下肢静脉病变的"金标准"。

37. 原发性深静脉瓣膜功能不全的患者应避免什么?

①避免久站久坐；②重体力劳动；③习惯性便秘和慢性咳嗽等增加腹压的因素。

38. 动脉分为几类? 上肢动脉有哪些?

（1）分类：大动脉、小动脉和微动脉。
（2）上肢动脉：①腋动脉；②肱动脉；③桡动脉；④尺动脉。

39. 如何判断患肢动脉血流减少?

双侧肢体对应部位皮肤温度相差 2℃ 以上，提示皮温降低侧动脉血流减少。

40. 如何观察缺血患肢的皮肤颜色改变?

尽量在适宜温度（25℃左右）、自然光线下检查，注意与肢体对称部位的颜色相对照，以便发现颜色的差异。

41. 如何观察缺血患肢的动脉搏动?

避免用拇指触诊，将患侧动脉搏动与健侧相比可提示近端是否存在狭窄或闭塞，下肢动脉触诊通常包括股总动脉、腘动脉、足背动脉和胫后动脉。检查足背动脉时应注意，约 8% 的正常人先天性缺如。可记录为无搏动、搏动减弱、搏动正常。

42. 何为静息痛?

静息痛指血管严重的持续性疼痛，静息状态下仍有疼痛。

43. 何为动脉栓塞?

动脉栓塞指动脉腔被进入血管的栓子（血栓、空气、脂肪、癌栓及其他异物）堵塞，造成血流阻碍，引起急性缺血的临床表现。

44. 动脉栓塞的病因及好发部位有哪些?

（1）病因：①心源性；②血管源性；③医源性。

（2）好发部位：动脉分叉和分支开口处。

45. 急性动脉栓塞的首选治疗方法是什么? 最佳手术时间是什么?

（1）首选治疗方法：Fogarty 导管取栓术。

（2）最佳手术时间：发病后 12 小时内。

46. 急性动脉栓塞的 5P 征有哪些?

①疼痛；②苍白；③无脉；④麻痹；⑤感觉异常。

47. 数字减影血管造影（DSA）的造影器械包括哪些?

①穿刺针；②导管；③导丝；④导管鞘。

48. 数字减影血管造影（DSA）的造影剂有几种?

①离子型造影剂：泛影葡胺；②非离子型造影剂：碘海醇。

49. 血管腔内治疗下肢缺血性疾病患者的手术备皮范围是什么?

会阴部、腹股沟及大腿上 1/3 皮肤。

☆ ★ ☆ ☆

50. 溶栓治疗的适应证是什么？

3 天之内（特别是 24 小时之内）的新鲜及非闭塞性血栓是溶栓的最好适应证。

51. 溶栓药物的不良反应有哪些？

溶栓药物的不良反应：①过敏反应；②出血。

52. 置管溶栓期间为什么保持术侧肢体的制动？

保持本侧肢体制动目的是防止导管移位，导管移位会使给药部位不准确，不仅延误治疗，而且容易导致导管周围血栓形成。

53. 溶栓导管鞘管拔除后如何观察穿刺点？

观察穿刺点有无出血，防止血肿和假性动脉瘤发生。

54. 下肢主要动脉有哪些？

下肢动脉包括股动脉、腘动脉、胫前动脉、胫后动脉、足背动脉。

55. 何为动脉硬化闭塞症？

动脉硬化闭塞症是一种全身性疾病，发生在大、中动脉，涉及腹主动脉及其远侧的主干动脉时，引起下肢慢性缺血的临床表现。

56. 造成动脉硬化常见危险因素有哪些？

①高胆固醇血症；②高血压；③吸烟；④糖尿病。

57. 动脉旁路转流术常用的移植物有哪两种？

①自体血管；②人工血管。

58. 下肢动脉硬化闭塞症的临床表现分为哪几期?

按 Fontaine 分期: ①轻微主诉期; ②间歇性跛行期; ③静息痛期; ④溃疡和坏死期。

59. 动脉硬化闭塞症的治疗要点是什么?

下肢血运重建, 抗凝、祛聚治疗。

60. 治疗动脉硬化闭塞症常用的抗血小板药物有什么?

抗血小板药物有阿司匹林、西洛他唑片 (培达)、盐酸沙格雷酯片 (安步乐克)、硫酸氢氯吡格雷片 (波立维)、双嘧达莫、噻氯匹定。

61. 治疗动脉硬化闭塞症常用的扩血管药物有哪些?

①盐酸罂粟碱是最有效的扩张血管药物; ②前列腺素类药物。

62. 动脉硬化闭塞症的抗凝药物有哪些?

(1) 间接凝血酶抑制剂: 肝素、低分子肝素 (速碧林、法安明、克赛等)。

(2) 直接凝血酶抑制剂: 阿加曲班。

(3) 香豆素类: 华法林。

63. 动脉硬化闭塞症药物治疗主要包括哪几类?

抗凝、祛聚、扩张血管、溶栓、降纤及具有活血作用的中药等, 此外还应包括降血糖、降血脂等治疗基础疾病的药物。

64. 动脉硬化闭塞症患者的动脉粥样硬化的内膜可发生哪些病变?

①溃疡; ②出血; ③继发性血栓形成。

☆☆☆☆

65. 护士对下肢动脉硬化闭塞症的患者宣教为什么禁止吸烟?

因为烟中的尼古丁可增加血小板聚集,促进血管收缩。

66. 动脉硬化闭塞症患者休息时应取什么体位?

采取头高足低位,以增加下肢的血供。

67. 下肢间歇性跛行的原因是什么?

当动脉发生病变,因血液供应不足,而引起缺氧反应,代谢产物会在这些病变的肢体的肌肉里蓄积,最常见的为小腿腓肠肌和足掌部,会产生痉挛性疼痛或剧痛,以至于不能行走,迫使患者需要站立或休息 1～5 分钟后疼痛才能消失。如再行走一段时间疼痛又复出现。

68. 股－腘人工血管转流术后患肢应取什么体位?

患肢取外展外旋位,避免人工血管受压及吻合口的扭曲撕裂。术后 5 日绝对卧床,7～10 天床上活动,床上做足背伸屈活动。

69. 为什么下肢动脉疾病患者的患肢不能抬高?

抬高患肢会加重肢体缺血程度。

70. 术后如何预防假性动脉瘤发生?

给予穿刺点或切口加压包扎,观察局部敷料有无渗血,穿刺点周围有无血肿。

71. 主动脉病包括什么?

①主动脉夹层;②主动脉瘤。

72. 什么是经皮血管内支架置入术?

血管内支架是采用高性能医用金属等材料，经高科技手段加工制成的专门用于治疗血管腔狭窄、闭塞，内膜断裂，或血管扩张性病变的一种假体。采用介入放射学方法将这种假体置入靶血管腔的过程。

73. 什么是动脉瘤?

动脉瘤是指动脉壁因局部病变（可因薄弱或结构破坏）而向外膨出，形成永久性的局限性扩张。可分为真性、假性和夹层动脉瘤。

74. 腹主动脉直径大于多少可诊断为腹主动脉瘤?

腹主动脉直径大于 3cm 即可诊断为腹主动脉瘤。

75. 腹主动脉瘤的分类是什么?

①真性动脉瘤；②假性动脉瘤；③夹层动脉瘤。

76. 腹主动脉瘤破裂的先兆或已破裂的症状是什么?

患者腹痛突然加剧，呈撕裂样疼痛。

77. 腹主动脉瘤患者术前警惕瘤体破裂应避免什么?

避免各种腹内压增高的因素，如剧烈咳嗽、用力排便等。

78.腹主动脉瘤临床表现和并发症有哪些?

（1）临床表现：①肿块；②疼痛；③局部组织缺血；④出血；⑤组织器官受压。

（2）并发症：①出血；②脑梗死；③心肌梗死和急性左心衰竭；④截瘫；⑤腹部体征：有无腹胀、腹痛，观察尿量及时发现肾功能不全；⑥下肢缺血症状。

79. 引起腹主动脉瘤的因素有哪些?

①动脉硬化；②结构缺陷；③遗传学因素；④危险因素：吸烟、炎症、创伤、高血压、高龄。

80. 腹主动脉瘤患者应严密监测血压,使血压维持在什么范围?

血压维持在 90 ～ 120mmHg/60 ～ 80mmHg。

81. 腹主动脉瘤护理诊断有哪些?

①急性疼痛；②焦虑与恐惧；③活动无耐力；④潜在并发症。

82. 破裂性腹主动脉瘤的三联征有哪些?

①突发的剧烈腹痛和腰痛；②血压降低或休克；③腹部波动性肿块。

83. 腹主动脉瘤腔内隔绝术适应证有哪些?

肾动脉开口以下 1.5cm、有较好的瘤颈、瘤体无明显成角。

84. 腹主动脉瘤腔内隔绝术术后并发症有哪些?

①支架置入术后综合征；②内漏；③血栓形成与狭窄；④支撑架移位；⑤截瘫；⑥血栓脱落；⑦股动脉切开处血肿；⑧血液成分改变。

85. 腹主动脉瘤破裂分为哪 3 种类型?

①开放型；②限制型；③封闭型。

86. 腹主动脉瘤破裂的主要护理诊断有哪些?

①焦虑与恐惧；②组织灌注量不足。

87.主动脉弓上有哪 3 大分支?

从右向左依次为头臂干、左颈总动脉和左锁骨下动脉。

88. 什么是主动脉夹层?

主动脉夹层指主动脉腔内血液从主动脉内膜撕裂处进入主动脉中膜，使中膜分离，沿主动脉长轴方向扩展形成主动脉壁的真假两腔分离状态。

89.主动脉夹层按照 Stanford 分型分为哪几型?

（1）A 型：破口位于升主动脉，适合急诊外科手术。

（2）B 型：夹层病变局限于腹主动脉或髂动脉，可先内科治疗，再开放手术或者腔内手术。

90. 主动脉夹层的病因有哪些?

①高血压；②主动脉粥样硬化；③遗传因素和结缔组织疾病；④先天性心血管疾病；⑤妊娠；⑥损伤；⑦梅毒、心内膜炎、系统性红斑狼疮等。

91. 主动脉夹层的临床表现及术后并发症有哪些?

（1）临床表现：①疼痛；②高血压；③心脏表现；④脏器或肢体缺血表现；⑤破裂症状。

（2）术后并发症：①出血和动脉瘤破裂；②感染；③神经系统功能症状；④急性呼吸功能不全；⑤肾功能不全；⑥下肢缺血症状。

92. 主动脉夹层疼痛的部位及性质有哪些?

突发性胸或胸背部呈持续性、撕裂样或刀割样剧痛，放射到背部特别是肩胛间区，沿主动脉夹层引起胸腹部和下肢疼痛。

☆★☆☆

93. 主动脉夹层脏器或肢体缺血表现有哪些？

①偏瘫或截瘫；②一过性意识模糊或昏迷；③左侧喉返神经压迫出现声音嘶哑；④脉搏减弱甚至消失，肢体发凉、发绀；⑤少尿、血尿、肾功能损害。

94. 主动脉夹层根据发病时间急性期与慢性期的区分是什么？

发病 2 周以内为急性期，超过 2 周为慢性期。

95. 主动脉夹层腔内隔绝术后患者尿量多少以上表明循环状况、肾灌注和肾功能良好？

患者尿量在 30ml/h 以上时表明循环、肾灌注及肾功能良好。

96. 主动脉夹层首选的检查方法是什么？

首选计算机体层血管成像（CTA）检查。

97. 主动脉夹层 De Bakey 分型有哪几种？

（1）Ⅰ型：内膜破口位于升主动脉，而扩展累及腹主动脉。

（2）Ⅱ型：内膜破口位于升主动脉，扩展仅限于升主动脉。

（3）Ⅲ型：内膜破口位于升主动脉峡部，扩展可仅累及降主动脉或达腹主动脉。

98. 主动脉夹层的辅助检查有哪些？

（1）胸部 X 线片：估计夹层的类型与范围。

（2）超声心动图：可定位内膜撕裂处、区分真假腔。

（3）CT、MRI：可检查主动脉全程成像，鉴别内膜撕裂部位，夹层范围，识别真假腔和腔内有无血栓形成。

99. 主动脉夹层患者为什么需要检测肾功能？

患者主动脉夹层累及肾动脉可出现肾血流下降，导致尿量减少，严重时致肾小球坏死而出现肾衰竭。长期卧床也可因尿盐沉积引起尿路结石。

100. 主动脉夹层出院的复查指导有哪些？

服用抗凝药物者应定期复查凝血酶原时间，调整药物剂量，出院后的第 1 年内每 3 个月、第 2 年内的每 6 个月、第 3 年后的每年都要行 CT 检查。

101. 颈部动脉包括哪些？

①颈总动脉；②颈内动脉、颈外动脉；③锁骨下动脉。

102. 颈动脉狭窄的手术治疗方式有哪些？

①颈动脉内膜剥脱术；②颈动脉支架置入术。

103. 颈动脉狭窄患者的脑部缺血症状有哪些？

（1）耳鸣，视物模糊，头痛，记忆力减退，嗜睡或失眠，多梦等。

（2）短暂性脑缺血发作：如眩晕，黑矇，重者可有发作性晕厥甚至偏瘫，失语，昏迷。

（3）斑块或血栓脱落可导致短暂性脑缺血发作（TIA）和脑梗死。

104. 颈动脉狭窄听诊有什么特点？

颈动脉搏动减弱或消失，听诊时在颈根部和颈动脉行经处可听到杂音。

☆ ★ ☆ ☆

105. 颈动脉狭窄患者的病情观察分哪几方面?

①脑部缺血症状;② TIA 局部的神经功能一过性丧失;③缺血性脑卒中。

106. 颈动脉狭窄术后颈部血肿有哪些体征变化?

颈部血肿往往伴随呼吸频率的改变,血氧饱和度进行性下降及气管向健侧偏移,倾听患者有无呼吸困难,警惕颈部血肿压迫血管导致呼吸窘迫,甚至窒息。

107. 颈动脉内膜剥脱术后采取什么卧位?

患者术后全麻未清醒时应去枕平卧,头偏向健侧,保持呼吸道通畅。清醒后给予半卧位,有利于伤口引流及减轻颅内高压灌注。术后防止头颈过度活动引起血管扭曲、牵拉及吻合口出血。

108. 颈动脉内膜剥脱术的绝对指征有哪些?

(1) 6 个月内一次或多次短暂性脑缺血发作、表现为 24 小时内明显的局灶性神经功能障碍或一过性黑蒙,颈动脉狭窄≥ 70%。

(2) 6 个月内一次或多次轻度非残性脑卒中,症状和体征持续超过 24 小时颈动脉狭窄≥ 70%。

109. 颈动脉狭窄多发于什么部位?

多发于颈总动脉分叉和颈内动脉起始段。

110. 颈动脉狭窄的危害是什么?

动脉供血区、脑组织缺血、缺氧,严重时造成神经功能障碍。

111. 做颈部的手术,为什么在腹股沟处穿刺?

从右侧股动脉穿刺,经髂动脉、髂总动脉、腹主动脉、降主动脉、主动脉弓、头臂干，最后达到颈内动脉。

112. 颈动脉狭窄术后为什么要控制血压?

由于颈动脉重度狭窄手术后，脑部血流增加，可出现高灌注综合征，导致脑水肿而致头痛、脑出血。因此术后需严格控制血压，严密观察患者头痛、意识情况，必要时脱水治疗减轻脑水肿。

113. 颈动脉内膜剥脱术血压应控制在什么范围? 血压过高或过低会引起什么?

（1）控制在收缩压≤ 140mmHg，且舒张压≤ 90mmHg。

（2）血压过高易引起脑出血，血压过低可造成脑灌注不足导致脑缺血。

114. 颈动脉内膜剥脱术后出现声音嘶哑可能是什么原因?

①喉返神经损伤；②术中全身麻醉气管插管局部刺激致咽喉部水肿和损伤。

115. 颈动脉完全闭塞多长时间不宜手术?

闭塞超过 24 ～ 48 小时，已发生脑软化不宜手术。

116. 吸烟患者术前应做哪些准备?

术前应禁烟 2 周，并进行呼吸功能锻炼，以防止吸烟患者肺部分泌物增多，手术麻醉时刺激肺部分泌物进一步增加。禁烟及呼吸功能锻炼则尽可能减少术后肺部感染的发生。

117. 肢体发生肿胀是由什么原因引起?

①下肢静脉血液回流障碍；②下肢静脉血液反流；③淋巴回流障碍。

118. 腔内隔绝术可能发生截瘫的原因是什么?

与脊髓根大动脉有关,移植血管覆盖了该血管则有发生截瘫的可能,另一个引起截瘫的原因是该血管发生栓塞或急性血栓形成。

119. DSA 造影剂的不良反应有哪些?

①皮肤黏膜反应;②胃肠道反应;③呼吸循环系统反应;④神经系统反应;⑤局部血管反应。

120. 动脉造影的术后并发症有哪些?

①穿刺部位出血、血肿;②栓塞和血栓形成;③假性动脉瘤和动静脉瘘;④动脉夹层形成或动脉破裂;⑤导管或导丝打折、折断。

121. 动脉造影异常表现分哪几个方面?

①血流方向异常;②血流速度异常;③血管形态异常。

122. 栓塞动脉的病理变化有哪些?

①动脉痉挛;②继发性血栓形成。

123. 溶栓药物可分为哪两大类?

(1)作用于纤维蛋白的蛋白水解酶,如巴曲酶、纤溶酶。
(2)作用于纤溶酶原的激酶,如尿激酶、链激酶。

124. 血管疾病常见症状及体征有哪些?

①疼痛:间歇性跛行、静息痛;②皮肤温度改变;③皮肤颜色改变;④患肢形态改变;⑤血管结构异常;⑥溃疡和坏死;⑦肿块。

125. 引起血管疾病的常见原因有哪几种？

①血管缺血；②静脉或动脉高压；③淤血；④肿瘤压迫或牵拉神经；⑤炎症；⑥神经病理性疼痛。

126. 急性肢体动脉栓塞为什么会引起骨筋膜室综合征？

栓子停留在动脉分叉部位，阻断动脉血流并完全阻断侧支循环引起侧支严重缺血。局部代谢产物聚集组织水肿引起骨筋膜室综合征。

127. Buerger 运动的适应证是什么？

适用于血管闭塞性脉管炎或下肢循环障碍的康复期（Fontaine 分类 I 、II 期患者）。

128. 急性动脉栓塞患者术后出院多长时间复查凝血功能？

每 1 ～ 2 周定期复查凝血功能。

129. 急性动脉栓塞的术后并发症有哪些？

①出血或血肿；②血管损伤；③再灌注损伤；④肌病肾病代谢综合征。

130. 血管损伤患者的临床表现是什么？

①出血；②休克；③血肿；④缺血症状；⑤合并脏器或神经组织损伤的症状。

131. 口服抗凝剂，凝血酶原为对照值的多少倍起到完全抗血栓作用？

凝血酶原为对照值的 1.5 ～ 2.5 倍可以起到完全抗血栓作用。

☆★☆☆

132. 急性肺栓塞的常见临床表现有哪些?

①呼吸困难;②胸痛;③咯血;④晕厥;⑤咳嗽;⑥情绪改变。

133. 血管损伤患者使用血管活性药物应多长时间应测量血压、心率?

每 15 ～ 30 分钟测量 1 次血压、心率。

134. 动脉重建术有哪些方法?

①旁路转流术;②血栓内膜剥脱术。

135. 血管病引起的肿块有哪几种? 分别提示什么?

(1) 搏动性肿块提示动脉瘤或假性动脉瘤。

(2) 无搏动性肿块常见于颈外静脉、肢体浅静脉及浅表的海绵状血管瘤。

136. 血栓性浅静脉炎的病因有哪些?

①血管损伤;②感染。

137. 置管溶栓的手术路径分哪 3 种?

(1) 经大隐静脉入路置管,适用于中央型血栓。

(2) 经腘静脉入路置管,适用于混合型血栓。

(3) 经外踝后侧穿刺小隐静脉入路置管,适用于中央型和混合型血栓。

138. 什么情况采用截肢术?

对于急性缺血同时合并不可逆性缺血、重度缺血、缺少血运重建条件,或者血运重建失败的患者,采用截肢术。

139. 血管腔内治疗下肢缺血性疾病，术后穿刺点以压力止血带加压包扎和穿刺侧肢体制动多少小时？

穿刺点以压力止血带加压包扎 24 小时，穿刺侧肢体制动 24 小时。

140. 动脉造影的禁忌证是什么？

①对造影剂过敏或有显著过敏性疾病者；②严重的心、肝、肾功能衰竭者；③严重的凝血功能障碍者；④重度的全身性感染者或穿刺部位有感染者；⑤恶性甲状腺功能亢进和多发性骨髓瘤者；⑥妊娠 3 个月以内者。

141. 血管腔内支架的种类有哪些？

①自膨式支架；②球囊扩张式支架；③热形状记忆式支架；④覆膜血管内支架。

142. 腔静脉滤器放置的位置有哪几种？

（1）预防下肢和髂静脉血栓引起的肺栓塞，应将滤器放置在下腔静脉的肾静脉开口以下。

（2）如在肾静脉水平或者其开口下 3 ～ 4cm 有血栓，滤器可放置在肾静脉水平以上。

（3）上腔静脉滤器一般放置在双侧头臂颈静脉汇合至上腔静脉汇入右心房之间。

143. 动脉疾病分为哪几大类？

①急性肢体动脉缺血；②慢性肢体动脉缺血；③血栓闭塞性脉管炎；④多发性大动脉炎；⑤颈动脉硬化闭塞症；⑥胸、腹主动脉瘤；⑦主动脉夹层；⑧周围动脉瘤；⑨肾动脉狭窄；⑩动静脉瘘。

☆ ☆ ☆ ☆

144. 截肢患者安装假肢后并发症有哪些?

①残端窦道或溃疡;②滑囊炎;③皮炎。

145. 急性动脉栓塞对全身代谢的影响有哪些?

栓塞后机体 10 ~ 12 小时就会出现一定程度的氮质血症、高钾血症及蛋白尿和代谢性酸中毒,最终可导致肾衰竭。

146. 引起血栓闭塞性脉管炎的因素有哪些?

①吸烟;②寒冷和感染;③性激素;④血管神经调节障碍;⑤外伤;⑥免疫学说。

147. 血栓闭塞性脉管炎按肢体缺血程度和表现分为哪 3 期?

①局部缺血期;②营养障碍期;③组织坏死期。

148. 血栓闭塞性脉管炎术后并发症有哪些?

①重建部位发生痉挛或激发血栓形成;②静脉回流障碍。

149. 何为体外循环?

体外循环指将回心的上、下腔静脉血和右心房静脉血引出体外,经人工心肺机进行氧合并排除二氧化碳,经过调节温度和过滤后,再由人工心泵输回体内动脉继续血液循环的生命支持技术。

150. 体外循环后人体有哪些病理生理变化?

①凝血机制紊乱;②酸碱平衡失调;③重要器官功能减退;④电解质紊乱

151. 根据左右两侧大血管之间有无分类可将先天性心脏病分为哪几类?

①左向右分流型(潜伏青紫型);②右向左分流型(青紫型);

③无分流型（无青紫型）。

152. 房间隔缺损的听诊指征有哪些？

肺动脉瓣区可闻及Ⅱ～Ⅲ级吹风样收缩期杂音，伴第二音亢进和固定分裂。

153. 房、室间隔缺损的手术禁忌证是什么？

房、室间隔缺损的手术禁忌证是艾森门格综合征。

154. 法洛四联症包括哪几种解剖畸形？

①肺动脉狭窄；②室间隔缺损；③主动脉骑跨；④右心室肥厚。

155. 法洛四联症的主要症状是什么？

①发绀；②喜爱蹲踞；③缺氧发作。

156. 法洛四联症的体征有哪些？

生长发育迟缓，口唇、指（趾）甲床发绀、杵状指（趾）。缺氧越严重，杵状指（趾）越明显。胸骨左缘第 2～4 肋间可闻及Ⅱ～Ⅲ级喷射性收缩期杂音，肺动脉瓣区第二心音减弱或消失，严重肺动脉狭窄可听不到杂音。

157. 法洛四联症的 X 线表现有哪些？

心影正常或稍扩大，肺动脉段凹陷，心尖钝圆，呈"靴状心"。升主动脉增宽，肺血管纹理纤细。

158. 二尖瓣狭窄分为哪几种类型？

①隔膜型；②隔膜漏斗型；③漏斗型。

☆ ☆ ☆ ☆

159. 二尖瓣狭窄的听诊指征有哪些?

心尖部第一心音亢进,舒张中期隆隆样杂音;在胸骨左缘第3、4肋间可闻及二尖瓣开放拍击音。

160. 二尖瓣狭窄的症状有哪些?

因肺淤血和肺水肿而出现劳力性呼吸困难、咳嗽、咯血、端坐呼吸和夜间阵发性呼吸困难;还可出现心悸、头晕、乏力等心排血量不足的表现。

161. 二尖瓣关闭不全的体征有哪些?

心尖搏动增强,并向左下移位。心尖部可闻及全收缩期杂音,向腋部传导,第一心音减弱或者消失,肺动脉瓣区第二心音亢进。晚期患者出现右心衰竭体征,如颈静脉怒张、肝大及下肢水肿等。

162. 二尖瓣狭窄的手术适应证有哪些?

心功能Ⅱ级以上且瓣膜病变明显者需要择期手术。心功能Ⅳ级、急性肺水肿、大咯血、风湿热活动和感染性心内膜炎等情况,原则上应积极内科治疗,病情改善后尽早手术;如内科治疗无效,则应急诊手术挽救生命。已出现心房颤动的患者,心功能进行性减退,易发生血栓栓塞,应尽早手术。

163. 主动脉瓣狭窄的体征有哪些?

胸骨右缘第二肋间能扪及收缩期震颤。主动脉瓣区可闻及收缩期喷射样杂音,向颈部传导。主动脉瓣区第二心音延迟并减弱。重度狭窄者血压偏低,脉压小和脉搏细弱。

164. 主动脉瓣关闭不全的体征有哪些?

心界向左下方增大,心尖部可见抬举性搏动。胸骨左缘第3、

4肋间和主动脉瓣区可闻及叹息样舒张早、中期或全舒张期杂音，向心尖传导。

165. 瓣膜置换术后使用抗凝剂，如何进行用药指导？

（1）生物瓣需抗凝3～6个月，机械瓣需终身抗凝，指导患者按时服药，不可随意加药、减药。

（2）术后6个月内每个月定期复查凝血功能，根据结果遵医嘱调整用量。6个月后置换机械瓣膜患者每6个月定期复查。

（3）苯巴比妥类药物，阿司匹林、吲哚美辛、双嘧达莫等药物能增强抗凝作用，维生素K等止血药物则会降低抗凝作用。

（4）学会自我监测，如果出现黏膜出血、皮肤青紫、出血、血尿等抗凝过量或者出现下肢厥冷、疼痛、皮肤苍白等抗凝不足表现时应及时就医。

（5）如需要做其他手术，应咨询医师，术后36～72小时重新开始抗凝治疗。

166. 什么是冠状动脉粥样硬化性心脏病？

冠状动脉粥样硬化性心脏病简称冠心病，是由于冠状动脉粥样硬化使管腔狭窄或堵塞，引起冠状动脉供血不足，导致心肌缺血、缺氧或者坏死的一种心脏病。

167. 冠心病的临床表现有哪些？

①心绞痛；②心肌梗死。

168. 冠心病的心电图表现有哪些？

心肌缺血发生心绞痛时心电图以R波为主的导联中可见ST段压低、T波低平或倒置的心内膜下心肌缺血性改变，以及室性心律失常或传导阻滞。心肌梗死时，表现为坏死性Q波、损伤性ST段和缺血性T波改变。

☆☆☆☆

169. 冠心病旁路移植手术治疗的适应证有哪些?

（1）药物治疗不能缓解的心绞痛，且冠状动脉造影显示冠状动脉 2 支或者 2 支以上的狭窄病变大于 70%。

（2）左冠状动脉主干狭窄和前降支狭窄者。

（3）出现心肌梗死并发症，如室壁瘤形成，室间隔穿孔、二尖瓣乳头肌断裂或者功能失调。

（4）经皮冠状动脉腔内成形术术后狭窄复发者。

参 考 文 献

[1] 吴在德，吴肇汉. 外科学. 第七版 [M]. 北京：人民卫生出版社，1984. 592-624.

[2] 景在平，李海燕，莫伟. 血管疾病临床护理案例分析 [M]. 上海：复旦大学出版社，2018.

[3] 胡德英，田莳. 血管外科护理学 [M]. 北京：中国协和医科大学出版社，2018.

[4] 罗艳丽，马玉奎. 血管外科护理手册 [M]. 北京：科学出版社，2016.

[5] 吴庆华，刘鹏. 血管外科主治医生 912 问 [M]. 北京：中国协和医科大学出版社，2010.

[6] 尤黎明，吴瑛. 内科护理学 [M]. 第 5 版. 北京：人民卫生出版社，2012:149-263.

第 6 章
胸外科 101 问

1. 什么是血气胸?

气胸,指胸腔内仅含气体,血胸指胸腔内血液积存,血气胸为二者并存。一般分为自发性血气胸和急性血气胸。

2. 血气胸的发病原因是什么?

(1) 自发性血气胸:当肺内压力突然升高,致肺泡破裂,气体通过裂孔进入胸腔内,可造成自发性气胸;自发性气胸引起肺压缩时,可牵拉粘连带,致粘连带撕裂,粘连带中的小动脉破裂出血,便造成自发性血气胸。

(2) 急性血气胸:一般为胸部外伤后所造成的胸膜腔积血积气。

3. 自发性血气胸的治疗原则是什么?

自发性血气胸的治疗,应根据出血量的多少,以及是否为进行性出血而定。一般来讲,小量自发性血胸,可让其自然吸收,不需做穿刺抽液处理。如积血量较多,应尽早行胸膜腔穿刺,尽可能将积血抽净,促进肺膨胀,以改善呼吸功能。如临床观察判断患者有病情继续恶化,休克症状逐渐加重,胸腔内有进行性出血时,应在积极抗休克及输全血的同时,果断进行紧急开胸止血术。

☆ ★ ☆ ☆

4. 急性胸部外伤伤员，要早期判断的问题有哪些?

（1）有无血容量不足。

（2）有无呼吸功能不全。

（3）有无张力性气胸。

（4）有无心脏压塞。

（5）有无多发肋骨骨折（反常呼吸）。

（6）有无严重血胸、气胸或血气胸。

（7）有无纵隔损伤。

（8）有无膈肌破裂。

（9）有无主动脉或其主要分支的破裂。

（10）有无心脏损伤。

伤员若有上述事项之一，可随时发生生命危险。为抢救生命有时必须做影像检查，以便作出诊断和治疗。

5. 急性血气胸的治疗原则是什么?

急性血气胸的早期处理原则包括3方面。

（1）急救处理：纠正休克、补血及呼吸功能障碍的纠正等。

（2）手术治疗：胸部伤需要开胸手术者不多，危重患者需行急诊手术。

（3）预防感染：清创、引流和抗生素的应用等。

急性血气胸的选择性治疗是胸腔闭式引流术。及早进行胸腔闭式引流是治疗血气胸简单有效的重要措施。绝大多数患者可用胸腔闭式引流等非开胸手术治愈。

6. 开胸手术治疗的指征是什么?

（1）胸腔有活动性出血，血压下降。

（2）张力性气胸与支气管断裂；引流瓶中持续大量逸气，肺仍不复张者。

（3）大咳血不止。

（4）有心脏大血管损伤者。

（5）膈肌破裂、食管破裂等。

（6）大的开放性胸壁伤的闭合修补。

（7）血胸的早期清除，有大量血胸，但引流不畅，疑有胸内血凝块者。

（8）抗休克效果不佳者应开胸处理。

7. 什么是胸腔闭式引流?

胸腔闭式引流是将引流管一端放入胸腔内，而另一端接入比其位置更低的水封瓶，以便排出气体或胸腔内的液体，使得肺组织重新张开而恢复功能。作为一种治疗手段广泛地应用于血胸、气胸、脓胸的引流及开胸术后，对于疾病的治疗起着十分重要的作用。

8. 胸腔闭式引流的适应证有哪些?

（1）气胸：中等量气胸或张力性气胸。

（2）外伤性中等量血胸。

（3）持续渗出的胸腔积液。

（4）脓胸、支气管胸膜瘘或食管瘘。

（5）开胸术后。

9. 如何保持胸腔闭式引流的密闭性?

由于胸腔内是负压，为了防止引流液倒流而发生逆行感染，要确保患者的胸闭引流瓶平面低于胸腔引流口平面至少60cm，嘱患者活动时不要将引流瓶提得太高，更不能跨床。引流管不要过长，以防折叠。为防止胸腔管与外界相通，更换引流瓶时，必须用双钳双向夹管，若为有齿钳，其齿端需包裹纱布或胶套，防止夹管时导致引流管破裂、漏气。置管期间应防止管路连接不紧密或引流瓶倾斜至水封管露出水面等情况发生。

☆★☆☆

10. 如何观察胸腔闭式引流?

（1）观察并准确记录引流液的量、颜色和性状，定时挤压引流管，防止受压、扭曲和阻塞。

（2）观察引流管的水柱波动情况：水柱波动不仅可以观察胸腔闭式引流的通畅性，还可反映肺膨胀的程度。正常平静呼吸时水柱波动为4～6cm，若水柱波动幅度过大，提示可能存在肺不张，若水柱无波动，提示引流管不通畅或者肺已经完全扩张，若患者出现气促、胸闷、气管向健侧偏移等肺受压症状，提示血块阻塞引流管，应积极采取措施，通过挤捏或使用负压间断抽吸引流瓶中的短玻璃管使其通畅，并通知医师处理。

（3）患者可取半坐卧位，鼓励患者深呼吸和有效咳嗽，以利胸腔内液体和气体的排出，促进肺复张；经常改变体位，有助于引流。

（4）定时挤压引流管，保证引流管通畅：当引流液为血性液时，需每1～2小时挤压管路1次。操作时双手握住引流管10～15cm处，双手前后相接，一手手心向上，贴近胸壁，将引流管置于指腹与大鱼际之间，另一手在距前面一只手的下端4～5cm处阻断引流管，前面的手高频快速用力地挤压引流管，随后两只手同时松开，利用引流管内液体或空气冲击将堵塞引流管的血凝块或组织块冲出，如此反复。

11. 如何通过观察胸腔闭式引流管了解漏气情况?

根据引流管气体排出情况将漏气分为3度：患者用力咳嗽、屏气时，引流管内有气泡排出者为Ⅰ度；深呼吸、咳嗽时有气泡排出为Ⅱ度；平静呼吸时有气泡排出为Ⅲ度。Ⅰ～Ⅱ度漏气在2～5天后即可自愈；Ⅲ度可逐渐转为Ⅱ度、Ⅰ度，于5～7天后自愈，若有大的支气管瘘或残端瘘会出现持续Ⅲ度漏气及出血或感染征象，需另行处理。

12. 胸腔闭式引流管的拔管指征是什么? 如何配合医师拔管?

一般置管48～72小时后，临床观察引流瓶中无气体溢出且

☆　☆　☆　☆

引流液颜色变浅、24 小时引流量＜100ml、胸部 X 线片显示肺复张良好无漏气、患者无呼吸困难或气促，即可考虑拔管。协助医师拔管，嘱患者先深吸一口气，在吸气末迅速拔管，并立即用凡士林纱布和厚敷料封闭胸壁伤口，包扎固定。拔管后 24 小时内，应注意观察患者是否有胸闷、呼吸困难、发绀、切口漏气、渗液、出血和皮下气肿等，如发现异常及时通知医师处理。

13. 什么是肋骨骨折？

　　肋骨骨折指暴力直接或间接作用于肋骨，使肋骨的完整性和连续性中断，是最常见的胸部损伤。第 1～3 肋骨短粗，且有锁骨、肩胛骨保护，不易发生骨折。一旦骨折说明致伤暴力巨大，常合并锁骨、肩胛骨骨折和颈部、腋部血管神经损伤。第 4～7 肋骨长而薄，最易折断，第 8～10 肋骨前端肋软骨形成肋弓与胸骨相连，而第 11～12 肋前端游离，弹性较大，均不易发生骨折（图 6-1）。若发生骨折，应警惕腹内脏和膈肌损伤。

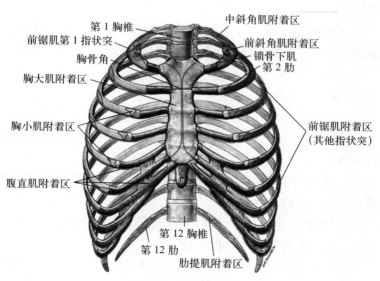

图 6-1　胸廓骨解剖图

☆★☆☆

14. 肋骨骨折的临床表现有哪些?

肋骨骨折断端可刺激肋间神经产生局部疼痛,在深呼吸咳嗽或转动体位时加剧胸痛,使呼吸变浅、咳嗽无力,呼吸道分泌物增多、潴留,易致肺不张、肺部感染。胸壁可见畸形,局部明显压痛;间接挤压胸痛加重甚至产生骨摩擦音,即可与软组织挫伤鉴别。骨折断端向内移位可刺破胸膜、肋间血管和肺组织产生血胸、气胸、皮下气肿或咯血。多根、多处肋骨骨折将使局部胸壁失去完整肋骨支撑而软化,可出现反常呼吸运动,即吸气时软化区胸壁内陷,呼气时胸壁外突,称连枷胸。

15. 怎样护理肋骨骨折患者?

(1) 维持有效气体交换

1) 现场急救:对于严重肋骨骨折,尤其是胸壁软化范围大、出现反常呼吸且危及生命的连枷胸患者,应协助医师采取紧急护理措施给予急救。

2) 保持呼吸道通畅:及时清理呼吸道分泌物,鼓励患者咳出分泌物和血性痰;加强呼吸道护理,主要包括湿化气道、吸痰等。

(2) 减轻疼痛

1) 妥善固定胸部。

2) 遵医嘱给予镇痛。

3) 患者咳嗽、咳痰时协助或指导其用双手按压患侧胸壁,以减轻疼痛。

(3) 观察胸部活动情况,及时发现有呼吸困难或反常呼吸,发现异常应及时通知医师。

1) 密切观察生命体征、神志、胸腹部活动及呼吸等情况,若有异常,及时报告医师并协助处理。

2) 观察患者有无皮下血肿,记录气肿范围,若气肿迅速蔓延,应立即报告医师。

☆ ☆ ☆ ☆

16. 胸骨骨折有什么症状?

可有胸骨区疼痛、肿胀,咳嗽及深吸气时疼痛加剧等临床症状。胸骨骨折患者有明显胸痛、咳嗽,呼吸和变动体位时疼痛加重,呼吸浅快、咳嗽无力和呼吸道分泌物增多。

体检时可见胸骨部位畸形,胸骨区肿胀、明显压痛,可扪及到骨摩擦音;合并肋骨骨折时可有反常呼吸运动。易合并钝性心脏损伤,气管、支气管和胸内大血管及其分支损伤。骨折重叠移位时,可触及骨摩擦音或骨折端随呼吸移动。

17. 胸骨骨折的患者怎么护理?

(1)严密观察患者神志、呼吸、血压、脉搏、尿量等生命体征的变化。有烦躁不安、面色苍白、四肢冰冷、呼吸浅快、脉压小等休克征象者,应积极配合医师做好抢救工作,迅速建立静脉通道,输液、输血、给氧,同时给患者以舒适的卧位,尽量减少搬动。

(2)观察胸部有无外伤、畸形、压痛、皮下气肿及呼吸运动情况。如有呼吸表浅、急促、发绀现象要及时协助患者头向后仰,通畅气道,并给予氧气吸入。必要时给予呼吸器辅助呼吸,特别是间歇正压通气可以恢复功能性残气,减少肺内分流,提高肺泡通气-血流比值,纠正长时间低氧血症。有外伤应及时消毒包扎。

18. 常见的纵隔肿瘤有哪些?

①神经源性肿瘤;②畸胎瘤与皮样囊肿;③胸腺瘤;④纵隔囊肿;⑤胸内异位组织肿瘤和淋巴源性肿瘤。

19. 胸腺瘤分为哪几类?

①皮质型;②髓质型;③混合型。

20. 胸腺瘤可能合并肌无力的概率有多少?

约15%胸腺瘤合并重症肌无力。

☆★☆☆

21. 纵隔肿瘤常见症状有哪些?

①胸痛;②胸闷;③压迫神经系统;④刺激或压迫呼吸神经;⑤压迫大血管;⑥压迫食管。

22. 纵隔肿瘤压迫交感神经干时,会出现什么症状?

纵隔肿瘤压迫交感神经干时会出现霍纳(Horner)综合征,表现为瞳孔缩小,眼裂变小,眼球内陷,眼睑下垂。

23. 电视胸腔镜外科手术(VATS)已被广泛应用于诊治各种胸腔疾病,有哪些优势?

①手术创伤小;②术中出血少;③术后疼痛轻;④恢复快;⑤胸壁肌肉活动不受明显影响。

24. 常规单操作孔 VATS 手术切口的选择是什么?

一般在腋前线第 5 肋间,这一切口的选择离肺门最为接近,并且与肺门成微小的角度,有利于肺门、动脉、静脉、支气管及其分支的解剖和游离,切口的选择可根据病灶部位和手术方式做适当调整。

25. VATS 术前健康指导内容有哪些?

(1)详细介绍手术方法、原理、步骤和特点,说明该手术优点。

(2)保持口腔清洁,戒烟戒酒,以减少呼吸道分泌物。

(3)对呼吸功能低下及有吸烟史的患者,指导其进行深呼吸练习或爬楼梯进行肺功能锻炼。

26. 如何做好 VATS 术前心理护理?

进行健康指导,鼓励患者与已手术后恢复者进行直接交流,增强患者及其家属战胜疾病的信心，消除紧张、恐惧、担忧心理，使其以良好的心态接受手术。

27. 如何做好 VATS 术前准备？

（1）术前行手术部位备皮，备血，术前遵医嘱起禁食、禁水。

（2）入睡困难者可遵医嘱服用镇静药，保证术前晚充足的睡眠。

（3）术前如有感染合并体温升高，遵医嘱给予抗生素抗感染治疗，待体温恢复正常后方可手术。

（4）若局部肿瘤或肿大淋巴结压迫气管出现呼吸困难，可指导其取半坐卧位，并给予氧气吸入。

（5）遵医嘱术前晚上给予灌肠。

28. 胸外科患者为什么要进行肺功能锻炼？

（1）预防和减少术后肺部并发症。

（2）缩短患者住院时间。

（3）减轻患者痛苦和经济负担。

29. 肺功能锻炼的方法有什么？

①缩唇呼吸；②体能锻炼；③腹式呼吸法；④使用肺功能训练器（图 6-2）。

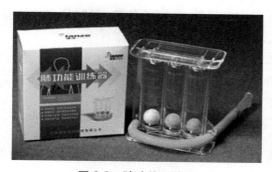

图 6-2　肺功能训练器

☆☆☆☆

30. 胸腺瘤的常见并发症是什么?

胸腺瘤的常见并发症是重症肌无力。

31. 重症肌无力的概念是什么? 临床表现有哪些?

（1）重症肌无力（MG）是一种表现为神经肌肉传递障碍的获得性自身免疫性疾病。

（2）临床上主要表现为受累骨骼肌极易疲劳，经休息或服用抗胆碱酯酶药物后部分症状可恢复。

32. 目前公认治疗重症肌无力的有效和首选方法是什么?

目前公认治疗重症肌无力的有效和首选方法是胸腺切除。围术期正确处理肌无力危象至关重要，首先应选择在症状最轻时进行手术，术后进行"五查"决定药物的增减。

33. 胸腺瘤围术期的术前及术后护理包括哪些?

（1）术前护理

1）用药观察。

2）呼吸功能训练。

（2）术后护理

1）严密的呼吸道管理。

2）术后肌无力危象，胆碱能危象，反拗性危象的监护和护理。

3）肌无力危象与肺栓塞的鉴别。

4）营养支持。

5）心理护理。

6）掌握用药禁忌证。

7）出院指导。

34. 重症肌无力危象的概念是什么? 3种危象的共同表现是什么?

（1）重症肌无力危象指肌无力症状突然加重，出现呼吸肌、吞咽肌进行性无力或麻痹而危及生命。

（2）3 种危象共同表现：肌无力，吞咽困难，呼吸困难。

35. 胸腺切除术后进行"五查"决定药物的增减，"五查"的内容有哪些?

五查：肌力，肠鸣音，分泌物，瞳孔，心率。

36. 重症肌无力患者用药禁忌证有哪些?

（1）重症肌无力（MG）患者不能应用影响神经肌肉接头传递，降低肌细胞膜兴奋，抑制或兴奋呼吸的制剂。

（2）术后伤口疼痛不能入睡时应耐心解释，禁用吗啡等具有呼吸抑制作用的镇痛药，地西泮相对安全。

（3）禁用肌松剂如箭毒，膜稳定剂如普鲁卡因胺、利多卡因、奎宁。

（4）氨基糖苷类抗生素如庆大霉素、链霉素等抑制乙酰胆碱的产生和释放，应慎用。

37. 肌无力危象的表现有哪些?

表现为全身无力、呼吸困难、咳嗽无力、缺氧、烦躁甚至呼吸衰竭。

38. 如何鉴别肌无力危象与肺栓塞?

肌无力危象易与肺栓塞引发的呼吸困难发生混淆而误诊。术后突然出现呼吸困难、胸痛、胸闷、咳嗽、大汗、心搏及呼吸增快，甚至休克时，应即刻使患者平卧，给予氧气吸入，做心电图，动脉血气分析，抽血查 D- 二聚体、凝血指标，做超声心动图，CT 以明确诊断。

☆ ☆ ☆ ☆

39. 重症肌无力患者 3 种危象的鉴别是什么?

（1）肌无力危象抗胆碱物质不足，瞳孔大，出汗少，无流涎，无腹痛、腹泻，无肌肉抽动或跳动，对抗胆碱酯酶药物良好。

（2）胆碱能危象抗胆碱物质过量，瞳孔小，出汗多，流涎多，腹痛、腹泻明显，肌肉抽动或跳动常见，对抗胆碱酯酶药物加重。

（3）反拗性危象抗胆碱物质不敏感，瞳孔正常或偏大，出汗多少不定，流涎少，无腹痛、腹泻，无肌肉抽动或跳动，对抗胆碱酯酶药物不定。

40. 食管癌的定义是什么?

食管癌指由食管鳞状上皮或腺上皮的异常增生所形成的恶性病变。

41. 食管癌的病因有哪些?

尚未明确，可能与下列因素有关。

（1）长期进食含亚硝胺较高的食物。

（2）饮食习惯：长期饮烈性酒，嗜好吸烟、食物过热、过硬、进食过快等。

（3）缺乏某些微量元素或缺乏维生素 A、维生素 B、维生素 C 及动物蛋白、新鲜蔬菜等。

（4）慢性疾病史：如慢性食管炎，食管良性狭窄、食管白斑病等。

（5）遗传易感因素。

42. 食管癌的病理分型有几种?

食管癌的病理分型：①髓质型；②蕈伞型；③溃疡型；④缩窄型；⑤腔内型。

43. 食管癌的临床表现有哪些？

（1）早期：常无明显症状，在吞咽粗硬食物时有不同程度的不适感觉。

（2）中晚期：进行性吞咽困难为典型症状。先是干硬食物，继而只能进半流食、流食，最后是滴水难进。癌肿侵及邻近器官时，可出现相应的临床表现。

44. 食管癌做食管吞钡造影检查有哪些表现？

（1）食管黏膜皱襞紊乱、粗糙或中断。

（2）充盈缺损。

（3）小龛影。

45. 食管癌的治疗原则是什么？

食管癌的治疗原则是以手术治疗为主，放射治疗、化学药物治疗为辅的综合治疗。

46. 食管癌的术后呼吸道如何护理？

密切观察呼吸道状况，协助患者咳嗽、咳痰，保持呼吸道通畅。痰多、咳痰无力的患者若出现呼吸浅快、发绀、呼吸音减弱等痰阻现象，立即行深部吸痰，必要时行纤维支气管镜吸痰或气管切开。

47. 食管癌术后胃肠减压如何护理？

患者术后 3～4 日持续胃肠减压，严密观察引流量、性状、气味，保持胃管通畅并妥善固定。胃管不通畅者，用少量生理盐水冲洗并及时回抽。胃管脱出后，不应盲目插入。

48. 食管癌术后的常见并发症及临床表现有哪些？

（1）吻合口瘘：多发生在术后 5～10 日，临床表现为呼吸

☆★☆　☆

困难、胸腔积液和全身中毒症状。

（2）乳糜胸：多发生在术后 2 ～ 10 日。临床表现为胸闷、气急、心悸，甚至血压下降。乳糜液的多少和性状与进食的量和性质密切相关。术后早期胸腔引流为淡血性或淡黄色液体，量较多。恢复进食后，乳糜液漏出的量增多，呈白色乳状液体或小米饭汤样。

（3）出血：引流量持续在 2 小时超过 4ml，伴血压下降、脉搏增快、躁动、出冷汗。

49. 食管癌术后吻合口瘘如何护理？

（1）立即禁食。

（2）行胸腔闭式引流。

（3）严密观察生命体征及有无呼吸困难、高热、寒战等症状。

（4）肠外营养支持。

50. 食管癌术后乳糜胸如何护理？

（1）进低脂甚至无脂饮食，必要时禁食。

（2）保持胸腔引流通畅，可用负压持续吸引。

（3）输血、血浆及白蛋白。

（4）观察有无胸闷、心悸、血压下降等。

51. 食管癌的术后健康指导哪些内容？

（1）术后进食原则为少食多餐，由稀到干，细嚼慢咽，逐渐增加食量，避免进食过多、速度过快，避免进食生、冷、硬食物。

（2）术后嘱患者饭后 2 小时内不宜平卧位，睡觉时上身适当抬高。

（3）保证充足的休息，劳逸结合，逐渐增加活动量。

（4）若术后 3 ～ 4 周再次出现吞咽困难，可能为吻合口狭窄，应及时就诊。

（5）定期复查，坚持后续治疗。

52. 什么叫肠内营养?

经胃肠道提供代谢需要的营养物质及其他各种营养素的营养支持方式。食管癌患者术后通过留置的鼻十二指肠营养管（简称营养管）给予肠内营养。

53. 肠内营养液的温度多少合适? 温度过低、过高的危害是什么?

（1）营养液温度以 38 ～ 40℃ 为宜。

（2）温度过低，可造成肠黏膜微血管收缩，肠蠕动加强引起腹痛、腹泻。

（3）温度过高，可烫伤肠黏膜，甚至可引起肠黏膜溃疡，如溃疡面侵及血管时，可造成便血。

54. 食管癌术后如何给予肠内营养?

一般在术后第 1 天，遵医嘱开始以 30 ～ 50ml/h 经营养管给予 5% 葡萄糖 500ml。术后第 2 天起每天可给予营养液 1000ml 鼻饲，逐渐增加滴数为 50 ～ 100ml/h，术后第 7 天拔出胃管或鼻胃管，经口进流质饮食，逐渐增加口服量，3 ～ 4 天后进半流质饮食，静脉输液量逐日减少。

55. 肠内营养管如何护理?

（1）稳妥固定。

（2）在营养管上做好标记，巡视时观察营养管外露部分的长度，检查营养管有无移位、脱出，每班做好交接。

56. 输注肠内营养液应如何护理?

（1）输注营养液应由少到多，速度由慢到快的原则。

（2）营养液温度适宜。

（3）输注管每 24 小时更换 1 次，操作时防止细菌污染。

（4）鼻胃管在输注营养液前后需用等渗生理盐水 20～30ml 或温开水脉冲式冲洗导管，避免堵塞，保持鼻胃管内的清洁。

（5）如由鼻胃管注入药物时，需将药物碾碎充分溶解后注射器注入，注入前后用 20ml 温开水冲管，避免堵塞，保持鼻胃管内的清洁。

57. 肠内营养时胃肠道常见的并发症有哪些？

恶心、呕吐、腹痛、腹泻，腹泻是最常见的并发症。

58. 肠内营养引起腹泻的原因是什么？

（1）肠内营养剂的类型。

（2）营养液输注的温度过低或输注的速度过快。

（3）营养液的污染，未注意无菌操作。

59. 未使用完的肠内营养液如何保存？

未使用完的肠内营养液应置于 0～4℃的冰箱内保存，存放时间不超过 24 小时。

60. 肠内营养较为严重的并发症是什么？

误吸导致的吸入性肺炎。

61. 肠内营养引起误吸的原因是什么？

①胃排空障碍；②营养管移位；③体位不当，营养液反流；④呕吐。

62. 防止肠内营养引起误吸的措施有哪些？

（1）输注过程中若患者主诉腹胀不适，应适当调整输注速度，以保证胃排空。

（2）保持营养管通畅，妥善固定管道。告知患者避免折叠、压迫或拉拽营养管。

（3）患者根据病情取合适体位，取半卧位或床头抬高 30° ～ 45°，进行肠内营养输注。输注后保持原体位 30 ～ 60 分钟，避免营养液反流。

（4）加强观察，若患者出现呕吐现象，通知医师处理。若患者咳嗽、呕吐出类似营养液的痰液，疑有误吸可能，须及时停止输入营养液，使患者头偏向一侧，鼓励患者咳嗽，排除吸入物，必要时予以吸痰。

63. 什么是营养泵？营养泵对输注营养液有哪些优势？

（1）营养泵是一种肠道营养补给设施，具有智能性、安全性的特点。

（2）营养泵能够对输注的速度、输注量进行合理的调整，且安有报警安全设施，可以预防因输注速度过快导致的胃肠道并发症。稳定患者血糖水平。

64. 营养泵常见的报警有哪些？

①管路堵塞；②管路中有气泡；③暂停鼻饲未关机；④管路安装错误；⑤低电量报警；⑥鼻饲完成。

65. 肺分为几叶？肺是什么形状？

（1）左肺由斜裂分为上、下 2 叶，右肺除斜裂外，还有一水平裂将其分为上、中、下 3 叶（图 6-3）。

（2）肺呈圆锥形，有一尖（肺尖）、一底（肺底）、三面（肋面、膈面、纵隔面）和三缘（前缘、后缘、下缘）（图 6-3）。

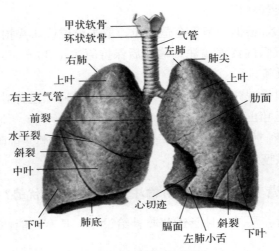

图 6-3　气管、支气管和肺（前面观）

66. 肺有什么功能？

　　肺有通气功能、换气功能，还可以通过呼吸调节血浆中的碳酸含量从而维持人体内的酸碱平衡。

67. 什么是肺癌？

　　肺癌多起源于支气管黏膜上皮，因此也称支气管肺癌。全世界肺癌的发病率和死亡率正在迅速上升，发病年龄大多在 40 岁以上，以男性多见，居发达国家和我国大城市男性恶性肿瘤发病率和死亡率的第 1 位，但近年来，女性肺癌发病率上升较男性更为明显。

68. 肺癌的病因是什么？

　　肺癌的病因至今尚未完全明确，认为与以下因素有关：吸烟、化学物质、空气污染、人体内在因素、长期大剂量电离辐射。

☆ ☆ ☆ ☆

69. 肺癌分几类?

肺癌的分类:临床常见鳞状细胞癌、腺癌、大细胞癌、小细胞癌。

70. 肺癌的转移途径有哪些?

肺癌的转移途径:直接扩散、淋巴转移、血行转移。

71. 肺癌的临床表现有哪些?

(1)肺癌早期的临床表现:多无明显表现,癌肿增大后常出现以下表现:咳嗽、血痰(以中心型肺癌多见)、胸痛、胸闷、发热。

(2)肺癌晚期的临床表现:除发热、体重减轻、食欲缺乏、倦怠及乏力等全身症状外,还可以出现癌肿压迫、侵犯邻近器官、组织或发生远端转移的征象。

72. 肺癌的辅助检查有哪些?

①痰细胞学检查;②影像学检查;③纤维支气管镜检查;④其他,如胸腔镜、纵隔镜、经胸壁穿刺活组织检查等。

73. 肺癌的处理原则有哪些?

①手术治疗;②放射治疗;③化学治疗;④中医中药治疗;⑤免疫治疗。

74. 肺癌术前的护理措施有哪些?

①戒烟;②维持呼吸道通畅;③机械通气治疗;④控制感染;⑤指导患者腹式呼吸,有效咳嗽、咳痰;⑥纠正营养和水分的不足;⑦减轻焦虑。

75. 肺癌术后患者一般应予以什么体位？

肺癌术后患者的体位：全身麻醉未清醒采取平卧位，头偏向一侧，清醒且血压稳定者可改为半卧位。

76. 全肺切除术后患者予以什么体位？

全肺切除者避免过度侧卧，可取 20° ～ 25° 侧卧位。

77. 肺癌术后患者怎样维持呼吸道通畅？

①吸氧；②观察呼吸频率幅度及节律；③深呼吸及咳嗽；④稀释痰液；⑤吸痰。

78. 全肺切除后胸腔闭式引流怎样护理？

全肺切除患者胸腔闭式引流管一般呈钳闭状态，以保证术后患侧胸壁有一定的渗液，减轻或纠正纵隔移位，随时观察患者气管是否居中，有无呼吸或循环功能障碍。每次放液量不宜超过100ml，速度宜慢，避免快速多量放液引起纵隔突然移位，导致心搏骤停。

79. 全肺切除术后怎样维持体液平衡？

24 小时补液量控制在 2000ml 内，速度宜慢，以 20 ～ 30 滴 / 分为宜，记录出入液体量，维持体液平衡。

80. 肺癌术后患者怎样补充营养？

麻醉苏醒后可遵医嘱进食清淡流质、半流质饮食，若患者进食后无任何不适可改为普食，饮食宜为高蛋白、高热量、丰富维生素、易消化以保证营养。

81. 左肺切除术后的患者饮食应注意哪些?

左肺切除术后患者因胃体提高而影响其消化和胃排空功能,甚至出现胃扩张,术后禁食 1 ~ 2 日,待胃肠功能恢复后进食清淡流质饮食。

82. 肺癌术后需要做哪些活动?

(1) 早期下床活动。

(2) 手臂和肩关节的运动;股四头肌练习、直腿抬高练习、踝泵运动等。

83. 肺癌术后有哪些并发症及临床表现?

(1) 出血:患者引流的血液量多(每小时 100 ~ 200ml)、呈鲜红色、有血凝块。患者出现烦躁不安、血压下降、脉搏增快、尿少等容量不足的表现。

(2) 肺炎和肺不张:患者表现为烦躁不安、不能平卧、心动过速、体温升高、哮鸣、发绀、呼吸困难等症状。

(3) 心律失常:全肺切除的患者 20% 可出现心动过速、心房纤颤、室性或室上性期前收缩等心律失常表现。

(4) 支气管胸膜瘘:支气管胸膜瘘是肺切除术后严重的并发症之一,表现为术后 3 ~ 14 日仍从胸腔闭式引流管持续引出大量气体,患者有发热、刺激性咳嗽、痰中带血或咳血痰、呼吸困难、呼吸音减低等症状。

(5) 肺水肿:患者表现为呼吸困难、发绀、心动过速、咳粉红色泡沫样痰等。

84. 肺癌怎样早期诊断?

40 岁以上人群应定期进行胸部 X 线普查,尤其是反复呼吸道感染、久咳不愈或咳血痰者,应提高警惕。

☆ ☆ ☆ ☆

85. 肺癌术后患者出院后需要注意哪些?

（1）坚持进行腹式呼吸和有效咳嗽，6个月内不得从事重体力劳动。

（2）注意环境空气新鲜，避免出入公共场所与上呼吸道感染者接近。避免居住或工作于布满灰尘、烟雾及化学刺激物品环境。

（3）定期复查。

（4）若有伤口疼痛、剧烈咳嗽及咳血等症状应返院复诊。

86. 有效咳嗽的方法是什么?

患者尽可能采用坐位，先进行深而慢的腹式呼吸 5～6 次，然后深吸气至膈肌完全下降，屏气 3～5 秒，继而缩唇，缓慢地经口将肺内气体呼出，再深吸一口气屏气 3～5 秒，身体前倾从胸腔进行 2～3 次短促有力的咳嗽，咳嗽时，同时收缩腹肌或用手按压上腹部帮助痰液咳出，也可让患者采取俯卧屈膝位，借助膈肌腹肌收缩，增加腹压咳出痰液。

87. 什么是缩唇呼吸?

缩唇呼吸是一种深而慢的呼吸方式，以鼻吸气，缩唇呼气，吸气与呼气时间比为 1：2 或 1：3，要尽量做到深吸，慢呼，缩唇程度以不感费力为适度，每分钟 7～8 次，每天锻炼 2 次，每次 10～20 分钟（图 6-4）。

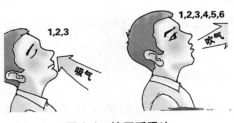

图 6-4　缩唇呼吸法

88. 如何进行体能锻炼?

（1）上下楼运动，时间以患者能耐受为准，2 次 / 日。

（2）每天早晚到室外交替散步或慢跑，方法：散步 50 分钟，慢跑 50 分钟。

（3）原地做蹲起运动，每次从 5 个开始，逐渐增加，3 次 / 日。

89. 什么是腹式呼吸法?

腹式呼吸法是一种吸气时让腹部凸起，吐气时腹部凹入的呼吸方法（图 6-5）。患者可每天进行练习，每次做 5 ～ 15 分钟，每次训练以 5 ～ 7 个呼吸频率为宜，逐渐养成平稳而缓慢的腹式呼吸习惯。需注意的是，呼吸要深长缓慢，尽量用鼻而不用口。根据患者所患疾病选择体位：立位、坐位或平卧位。初学者以半卧位为适合，两膝半屈或在膝下垫一个小枕头，使腹肌放松，两手分别放在前胸和上腹部，用鼻子缓慢吸气时，膈肌放松，腹部的手有向上抬起的感觉，而胸部原位不动，呼气时，腹肌收缩，腹部的手有下降的感觉。训练腹式呼吸有助于增加通气量，降低呼吸频率。

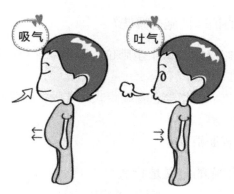

图 6-5　腹式呼吸法

☆ ☆ ☆ ☆

90. 急性脓胸的临床表现有哪些？

（1）高热、脉速、胸痛、食欲缺乏、呼吸急促、全身乏力。

（2）积脓较多者有胸闷、咳嗽、咳痰症状。

（3）严重者出现发绀和休克。

91. 慢性脓胸的临床症状有哪些？

（1）长期低热、食欲缺乏、消瘦、营养不良等慢性全身中毒症状。

（2）有时有气促、咳嗽、咳脓痰症状。

92. 急性脓胸的处理原则是什么？

（1）消除病因。

（2）尽早排净脓液，使肺早日复张。

（3）控制感染：选用有效的抗生素，控制全身和胸膜腔内的感染。

（4）全身支持治疗，如补充营养和维生素、注意水和电解质的平衡、纠正贫血。

93. 脓胸患者的护理措施有哪些？

（1）改善呼吸功能：半坐卧位，吸氧，保持呼吸道通畅，保证有效的引流。

（2）减轻疼痛：指导患者做腹式深呼吸，减少胸廓活动。

（3）加强营养。

（4）保持皮肤清洁。

94. 贲门失弛缓症的定义是什么？

贲门失弛缓症是由食管神经肌肉功能障碍所致的疾病，其主要特征是食管缺乏蠕动，食管下端括约肌高压和对吞咽动作的松

☆ ☆ ☆ ☆

弛反应减弱。

95. 贲门失弛缓症的病因是什么？

贲门失弛缓症的病因迄今不明，一般认为是神经肌肉功能障碍所致。其发病与食管肌层神经节变性，减少或缺乏及副交感神经分布缺陷有关。

96. 贲门失弛缓症的临床表现是什么？

①咽下困难；②疼痛；③食物反流；④体重减轻；⑤出血和贫血。

97. 贲门失弛缓症的疼痛部位在哪儿？

疼痛部位多在胸骨后及中上腹，有时酷似心绞痛。

98. 贲门失弛缓症的辅助检查有哪些？

（1）食管钡剂 X 线造影：吞钡检查见食管扩张，食管蠕动减弱，食管末端狭窄呈鸟嘴状，狭窄部光滑是贲门失弛缓症患者的典型表现。

（2）食管动力学检测。

（3）胃镜检查可排除器质性狭窄或肿瘤。

99. 贲门失弛缓症的术前饮食如何护理？

（1）入院后患者饮食应以牛奶、稀饭等高能量流质食物为主，避免食物残渣留于食管内，防止食物反流。

（2）休息时将床头抬高至少 30°或取侧卧位，以免熟睡后食物反流引起肺部感染。

100. 贲门失弛缓症的术后饮食如何护理？

术后 6 小时若无胸痛、恶心、呕吐等症状，可进温凉流质饮食，

☆ ☆ ☆ ☆

避免过冷、过烫食物，每次进食后口服温开水冲洗食管及贲门部位。回病房后取半卧位，适当抬高床头，防止发生胃食管反流现象，用餐后不能立即平卧，尽量避免弯腰、过度用力等活动。

101. 贲门失弛缓症的术后并发症观察及护理有哪些？

（1）疼痛：可根据患者耐受程度给予镇痛药物。

（2）出血：术后有可能并发大出血，医护人员要严密观察患者生命体征，患者如果有呕血、黑粪、口渴、出冷汗等情况应及时告知医护人员。

（3）感染：如感觉有发热、咳嗽、胸骨后疼痛等现象，应及时告知医师，常规给予抗生素静脉滴注。

（4）穿孔：是最严重的并发症，主要表现为胸痛、气短、液气胸及皮下气肿等症状。

参 考 文 献

[1] 苏阳楚. 中心静脉导管闭式引流结核性胸腔积液这 [J]. 临床和实验医学杂志, 2010, 09(19).

[2] 强玲芳. 改良式胸腔闭式引流术联合负压吸引治疗自发性气胸的护理体会 [J]. 中国社区医师（医学专业), 2012, 14(28).

[3] 李乐之，路潜. 外科护理学 [M]. 第 6 版. 北京：人民卫生出版社, 2017: 303-363.

[4] 张朝友佑. 人体解剖学 [M]. 第 2 版. 北京：人民卫生出版社, 1998:47-49, 460-468.

[5] Belli S, Prince I, Savio G, et al. Airway clearance techniques: The right choice for the right patient[J]. Front Med (Lausanne), 2021 Feb 4, 8:544826. doi: 10.3389/fmed.2021.544826. PMID: 33634144；PMCID: PMC7902008.

第 7 章
泌尿外科 126 问

1. 什么是尿频、尿急、尿痛?

（1）尿频：排尿次数增多但每次尿量减少。正常成人白天排尿 5 ～ 6 次，夜间 0 ～ 1 次，不超过 2 次。

（2）尿急：有尿意就迫不及待地要排尿而不能自控，但尿量却很少，常与尿频同时存在。

（3）尿痛：排尿时尿道或伴耻骨上区、会阴部位疼痛。

2. 什么叫排尿困难?

排尿困难指尿液不能通畅排出，表现为排尿延后，射程短，费力，尿线无力、变细，滴沥等。

3. 什么叫尿流中断?

尿流中断指排尿过程中突然中断并伴有疼痛，多见于膀胱结石。

4. 什么是尿潴留?

膀胱内充满尿液而不能排出，称为尿潴留。分为急性和慢性尿潴留两类。

（1）急性尿潴留：常由于膀胱出口以下突然梗阻或腹部、会阴手术后膀胱过度充盈致逼尿肌弹性疲劳，而暂时失去逼尿功能。

（2）慢性尿潴留：即膀胱颈部以下尿路不完全梗阻或神经源性膀胱所致；起病缓慢，表现为膀胱充盈、排尿困难，疼痛不明显或仅轻微不适。由于膀胱有效容量减少，可出现充溢性尿失禁。

5. 什么是尿失禁？尿失禁的分类有哪些？

（1）定义：尿液不能控制而自行由尿道口流出。

（2）尿失禁分类

1）真性尿失禁：膀胱失去控尿能力，膀胱空虚。常见于尿道括约肌受损，先天性或获得性神经源性疾病。

2）压力性尿失禁：当腹压突然增高尿液不自主溢出。如咳嗽、喷嚏、大笑或突然起立时，见于多产的经产妇。

3）充溢性尿失禁：膀胱过度充盈，压力增高，当膀胱内压超过尿道阻力时，引起尿液不断溢出。见于前列腺增生等原因所致慢性尿潴留。

4）急迫性尿失禁：严重尿频、尿急时不能控制尿液而致尿失禁，可能由于膀胱不随意收缩引起。见于膀胱严重感染。

6. 什么是多尿、少尿、无尿或尿闭？

（1）多尿：24 小时尿量超过 2500ml。

（2）少尿：24 小时尿量少于 400ml 或者每小时尿量少于 17ml。

（3）无尿或尿闭：24 小时尿量少于 100ml 或者 12 小时内无尿液产生。

7. 什么是血尿、镜下血尿、肉眼血尿？

（1）血尿：尿液中含有血液。根据血液含量分为镜下血尿和肉眼血尿。

（2）镜下血尿：借助显微镜可见尿中含有红细胞。离心沉淀后，镜检时每高倍视野红细胞平均大于 3 个，称镜下血尿。

（3）肉眼血尿：肉眼看到尿中有血色或血块。1000ml 尿中含

1ml 血液即为肉眼血尿。

8. 什么是全程血尿、初始血尿、终末血尿?

（1）全程血尿：由排尿的开始至终末均为血性尿液，提示出血部位源于膀胱或其以上部位。

（2）初始血尿：血尿出现在排尿的最初阶段。提示出血部位在膀胱颈部或尿道。

（3）终末血尿：血尿出现在排尿的终末阶段，提示出血部位在后尿道、膀胱颈部、膀胱三角区。

9. 什么是脓尿?

离心尿沉淀每高倍视野白细胞超过 5 个为脓尿。见于泌尿系感染。

10. 什么是乳糜尿?

尿内含有乳糜或淋巴液，呈乳白色。其中含有脂肪、蛋白质、凝血因子Ⅰ等。同时含有血液，尿呈现红褐色，称之为乳糜血尿，常见于丝虫病。

11. 什么是晶体尿?

尿液中盐类过度饱和状态，其中有机或无机物质沉淀、结晶形成晶体尿。排尿时尿液澄清，静置后有白色沉淀物。

12. 什么是膀胱刺激征?

尿频、尿急、尿痛三者合称膀胱刺激征。

13. 尿常规检查有哪些? 检查注意事项有哪些?

（1）尿液常规检查：包括颜色、透明度、pH、比重、蛋白、糖定性及显微镜检查。

（2）检查注意事项：清晨患者首次尿液较浓，不受运动与饮食的影响，是收集尿液送检的理想时间。可取任意一次尿液做常规检查。留尿前需清洗外阴，包皮过长者应翻开包皮清洗，留中段尿，要注意收集容器的清洁，收集的标本应尽快送检。

14. 正常尿 pH 是多少？

正常人尿液呈弱酸性，pH4.5 ～ 7.5，平均为 6。

15. 尿比重正常值是多少？

尿比重的高低主要取决于肾脏的浓缩功能。成人在正常情况下波动于 1.015 ～ 1.025，一般尿比重与尿量成反比。如若尿比重经常固定于 1.010 左右，提示肾功能严重障碍。

16. 尿三杯试验有什么意义？

若第一杯尿液异常，且程度最重，病变可能在前尿道；若第三杯异常，且程度最重，病变在膀胱颈或后尿道；若三杯均异常，病变在膀胱颈以上。

17. 如何正确留取尿三杯试验？

清洗外阴及尿道口，以排尿最初的 5 ～ 10ml 尿为第一杯，以排尿最后 2 ～ 3ml 为第三杯，中间部分为第二杯，收集时尿流应连续不断。

18. 如何正确留取尿进行脱落细胞学检查？

收集尿液标本的原则是要新鲜，要收集近似生活状态的细胞，早晨第一次尿比较浓缩，细胞受浓缩作用可发生变化，故不采用。收集的尿液应及时离心，沉淀物涂片必须在尿液排出后 1 ～ 2 小时内完成。如不能及时涂片，可在尿液中加入 1/10 尿量的浓甲醛或 95% 乙醇溶液固定。

19. 尿儿茶酚胺测定有何临床意义？

儿茶酚胺是由肾上腺髓质、肾上腺神经元及肾上腺外嗜铬体分泌的激素，包括肾上腺素、去甲肾上腺素、多巴胺。但肾上腺髓质只释放肾上腺素与去甲肾上腺素，且以肾上腺素为主。作为激素释放的肾上腺素和去甲肾上腺素具有兴奋心血管及促进能量代谢、升高血糖等作用。测定尿儿茶酚胺对诊断嗜铬细胞瘤很有价值。

20. 如何正确留取尿测定儿茶酚胺？

晨起 7：00 至次日晨 7：00，24 小时内每次的排尿，全部保留在干净容器里。留取标本期间，患者应停止以下行为，如饮茶、食用咖啡、巧克力、香蕉及服用安乐神、安乃近、氯丙嗪（冬眠灵）、降压灵、普鲁卡因酰胺、类固醇激素、中草药及一些带色素的药物，以减少阳性干扰。不要刻意多饮水或不饮水。保持情绪稳定，环境安静，避免阳光直射。收集的尿液应放置于阴凉的地方，防止细菌侵入繁殖，以免影响化验结果。留取 24 小时尿液，以浓盐酸 5 ～ 10ml 做防腐剂，记录 24 小时尿量，取 10 ～ 20ml 及时送检。

21. 尿培养标本采集有哪些注意事项？

最好在用药前或停药 2 天后，用肥皂水、1 ： 1000 苯扎溴铵溶液（新洁尔灭）、无菌水清洗外阴及尿道口，留取中段尿于无菌容器，防止无菌容器被污染，及时送检。

22. 肾功能检查包括哪些内容？

肾功能检查常用方法有：①酚红试验；②尿浓缩稀释试验；③肌酐清除率试验；④尿素清除率试验；⑤分肾功能试验；⑥静脉尿路造影（利尿法、静脉输液法）；⑦核素肾图；⑧肾扫描等，上述方法对肾功能严重受损患者不宜多采用。

☆ ★ ☆ ☆

23. 什么是前列腺特异性抗原?

前列腺特异性抗原是由前列腺腺泡和导管上皮细胞产生的单链糖蛋白,具有前列腺组织特异性。用于鉴别良性前列腺增生和前列腺癌。正常值 0 ～ 4ng/ml,如大于 10ng/ml 应高度怀疑前列腺癌可能性。

24. 导尿检查的适应证有哪些?

(1)收集尿培养标本。

(2)诊断:测定膀胱容量、压力、残余尿量,注入造影剂、确定有无膀胱损伤,探测尿道有无狭窄或梗阻。

(3)治疗:解除尿潴留,持续引流尿液,膀胱内药物灌注等。

25. 男性尿道 3 个狭窄分别是什么?

尿道内口、膜部、尿道外口。

26. 女性及男性患者插导尿管深度分别是多少?

(1)女性:插入 4 ～ 6cm,见尿后再进 1cm。

(2)男性:插入 20 ～ 22cm,见尿后再进 1 ～ 2cm。

27. 膀胱冲洗时,冲洗液面距床面多少厘米? 冲洗滴数多少合适?

(1)冲洗液面距床面 60cm。

(2)冲洗滴数为 60 ～ 80 滴 / 分。

28. 前列腺肥大摘除术后患者膀胱冲洗温度多少适宜?

膀胱冲洗温度与体温接近,避免过冷或过热。

29. 膀胱镜检查有哪些适应证及禁忌证?

(1)适应证

　　1）观察后尿道及膀胱病变。

　　2）取活体组织做病理检查。

　　3）输尿管插管：收集双侧肾盂尿标本或行逆行肾盂造影，亦可放置输尿管支架管做内引流或进行输尿管套石术。

　　4）治疗：早期肿瘤电灼、电切，膀胱碎石、取石、钳取异物。

　　（2）禁忌证：①尿道狭窄；②膀胱容量小于 50ml；③一周之内不能重复膀胱镜检查；④急性炎症期；⑤全身出血性疾病患者；⑥女性生理期。

30. 膀胱镜检查后会出现哪些并发症？

　　①发热；②腰痛；③血尿；④尿道损伤；⑤膀胱损伤。

31. 膀胱镜检查后的护理观察有哪些内容？

　　（1）观察尿液的颜色，如有轻微血尿告知患者多饮水可减轻症状，如严重则应用止血药物，卧床休息。

　　（2）遵医嘱服用抗生素，忌辛辣刺激食物，进食易消化、营养丰富的食物，避免重体力劳动。

　　（3）疼痛严重者适当镇痛。

　　（4）观察排尿情况，如有膀胱内血块堵塞尿道等引起排尿困难者，应及时行导尿术。

32. 什么是尿道探查？

　　患者取平卧位或膀胱截石位，消毒外生殖器，由尿道口灌入表面麻醉剂后，将探杆轻轻插入尿道内，再进入膀胱。从而达到诊断或治疗疾病的目的。

33. 尿道探查的适应证及禁忌证有哪些？

　　（1）适应证：①尿道狭窄；②膀胱结石；③慢性后尿道炎；④反复发作的女性尿道综合征；⑤膀胱颈梗阻。

（2）禁忌证：①泌尿生殖器官有急性炎症；②尿道扩张后曾发生严重出血者；③凝血功能障碍者。

34.经皮肾镜的适应证及禁忌证有哪些?

（1）适应证：①肾及输尿管上端结石；②肾内异物；③肾盂或肾盏内占位性病变的鉴别诊断；④肾上皮肿瘤的活检电灼及切除；⑤肾盂输尿管连接部狭窄切开。

（2）禁忌证：①全身出血性疾病；②肾及肾周急性感染期。

35. 经皮肾镜常见的并发症有哪些?

①血尿；②出血；③感染；④腹膜后血肿；⑤穿破周围脏器；⑥水和电解质失衡；⑦肾周围积尿。

36. 什么是尿流动力学检测?

尿流动力学检测是借助流体力学和电生物学方法，测定尿路各部压力、流率及生物电活动，从而了解尿路输送、储存、排尿功能。

37. 上尿路尿流动力学检查包括什么?

包括经皮肾盂穿刺灌注测压和尿路造影时动态影像学观察。

38. 下尿路尿流动力学检查包括什么?

可分别或同步检测：①尿流率；②膀胱压力容积；③压力/流率；④漏尿点压力；⑤尿道压力；⑥肌电图，亦可与影像学同步检查，全面了解尿路功能。

39. 尿流率测定的适应证有哪些?

①前列腺增生；②尿道狭窄；③尿失禁；④神经源性膀胱尿道功能障碍；⑤夜尿增多；⑥尿流中断；⑦急性尿潴留；⑧膀胱残余尿量增多。

40. 静脉肾盂造影有哪些禁忌证？

（1）严重肝、肾、心血管疾病及甲状腺功能亢进者。

（2）对碘过敏的患者。

（3）妊娠期妇女。对生育期妇女的造影检查，应在月经后 10 天内进行。

41. 静脉肾盂造影（IVP）检查前需要做什么准备？

（1）肠道准备，在造影前日口服泻剂排空肠道，以免粪块或肠内积气影响效果；

（2）禁食、水 6 ~ 12 小时，使尿液浓缩，增加尿路造影剂浓度显影更清晰；

（3）碘过敏试验。

42. 什么是逆行肾盂造影？

逆行肾盂造影是指在膀胱镜的观察下，将输尿管导管插入输尿管并注入造影剂，使肾盏、肾盂、输尿管充盈，用以观察全尿路情况。本造影法的优点是显影清楚，不受肾脏自然分泌功能影响。但由于该检查痛苦大，且易发生逆行性感染，故多做选择性应用。

43. 前列腺活检穿刺术有哪些适应证及禁忌证？

（1）适应证

1）有可疑症候的前列腺癌诊断。

2）年龄大于 50 岁且预期寿命大于 10 年的无症状前列腺癌筛查的患者。

3）不管 PSA 水平，前列腺结节或前列腺显著不对称。

4）不管年龄，PSA > 4.0ng/ml。

5）年龄 60 ~ 65 岁，PSA > 2.5ng/ml，则考虑活检。

6）年龄 40 岁，PSA > 0.6ng/ml。

☆★☆☆

7）PSA 增长速率每年增高（＞0.75～1.0ng/ml）。

8）有症状的良性前列腺增生干预治疗前。

9）膀胱前列腺切除术或常规尿道改流之前。

10）在二线治疗前判断放射疗法失败。

11）在诊断高级别前列腺上皮内瘤样增生（PIN）或前列腺小腺碘型增生后随访活检（3～6个月）。

（2）禁忌证：①严重凝血障碍；②肛门直肠疼痛；③严重的免疫抑制；④急性前列腺炎。

44. 肾脏有哪些功能?

肾脏的基本生理功能有：①生成尿液；②维持水的平衡；③排除人体的代谢产物和有毒物质；④维持人体的酸碱平衡；⑤分泌或合成一些物质，调节人体的生理功能。

45. 肾损伤分为哪几种?

闭合性和开放性损伤及医源性损伤，以闭合性损伤最为常见。

46. 肾损伤有哪些临床表现?

（1）血尿：重度损伤可出现肉眼血尿，轻度损伤则表现为镜下血尿，若输尿管、肾盂断裂或肾蒂血管断裂时可无血尿。

（2）休克：严重肾损伤尤其合并有其他脏器损伤时，因严重失血发生休克而危及生命。严重的肾蒂撕裂伤致大出血时常无抢救时间更为严重。

（3）疼痛：肾被膜下血肿致被膜张力增加、肾周围软组织损伤、出血及尿外渗等可引起患侧腰腹部疼痛。有时还可因输尿管血块阻塞引起肾绞痛。当肾周围血肿和尿外渗形成时，局部发生肿胀而形成肿块。

（4）发热：由于血、尿外渗后引起肾周感染所致，多为低热。

（5）腰腹部包块：出血及尿外渗可使肾周组织肿胀、形成血

☆ ☆ ☆ ☆

肿或假尿囊肿，从而形成局部包块。腰腹部可有明显触痛及肌紧张。

47. 肾损伤非手术治疗时需做哪些护理?

（1）绝对卧床休息的时间：因肾脏损伤的程度而异，血尿消失后才可以允许患者离床活动。肾脏裂伤应卧床休息 4～6 周，2～3 个月不宜参加体力劳动和竞技运动。

（2）密切观察：定时测量血压、脉搏、呼吸、体温，注意腰、腹部肿块范围有无增大。观察每次排出尿液颜色深浅的变化。定期检测血红蛋白和血细胞比容。

（3）止血、镇静：应立即给予有效的止血药物，以减少继续出血的可能，由于肾损伤出血引起肾周血肿。肾纤维膜及肾周筋膜受牵拉而出现腰部胀痛或出血进入集合系统，血凝块引起输尿管梗阻，出现肾绞痛。故肾损伤患者多有明显的疼痛表现，而疼痛又会引起患者烦躁不安，进而加重肾脏出血。因此，应给予必要的镇静处理。

（4）感染的防治及补液：应给予广谱抗生素，预防感染，防止血肿感染形成脓肿，并注意补充足够的能量、血容量，维持水、电解质平衡，及时补充机体在非常态下的代谢需要。

（5）保持大小便通畅：严重肾损伤患者应立即给予保留导尿管，一方面有利于观察尿液颜色变化，另一方面能防止患者排尿时加重肾脏损伤。必要时给予缓泻剂帮助患者通便。防止用力排便，增加腹压，引起继发性出血。

48. 泌尿系结石有哪几类?

①肾结石；②输尿管结石；③尿道结石；④膀胱结石。

49. 肾结石在移行过程中易引起疼痛的部位有哪几个?

（1）肾盂输尿管移行处。

（2）输尿管越过髂血管处。

☆ ☆ ☆ ☆

（3）输尿管膀胱壁段。

50.尿路结石有哪些成分？哪种成分的结石最常见？

（1）结石成分：①草酸钙结石；②磷酸钙结石；③尿酸结石；④胱氨酸结石；⑤黄嘌呤。

（2）尿路结石中以草酸钙结石最常见。

51. 泌尿系结石的病理是什么？

（1）梗阻：尿路结石在各个部位均可引起梗阻，并在梗阻以上引起积水（肾盂梗阻、输尿管梗阻、下尿路梗阻）。

（2）感染：最常见的细菌是大肠埃希菌。

（3）损伤：结石可损伤邻近尿路上皮，甚至形成溃疡。

（4）恶变：黏膜长期受到刺激，可形成鳞状细胞癌。

52. 膀胱结石有哪些临床表现？

典型症状为排尿突然中断，并感到疼痛，放射至阴茎头部和远端尿道，伴排尿困难和膀胱刺激症状。结石位于膀胱憩室内时，常无上述症状，表现为尿路感染。

53.肾绞痛的特点是什么？

（1）性质：突发、阵发性刀割样绞痛。

（2）部位：腰部或上腹部。

（3）放射：沿输尿管向下腹，外阴，大腿内放射。

（4）伴随症状：恶心，呕吐，面色苍白，出冷汗。

54. 上尿路结石什么情况下可行非手术治疗？

结石小于 0.6cm 并且光滑，无尿路梗阻，无尿路感染。

55. 体外冲击波碎石的适应证有哪些？

（1）肾和输尿管结石的首选方法（适用肾结石小于 2cm，输尿管上段结石直径小于1.5cm)。

（2）结石表面光滑。

（3）结石以下尿路无梗阻。

（4）结石未引起尿路完全梗阻，滞留于局部少于2周。

（5）特殊成分的结石，对尿酸结石和胱氨酸结石推荐采用排石疗法。

（6）经皮肾镜、输尿管镜碎石及体外冲击波碎石术（ESWL）术后辅助治疗。

56. 体外冲击波碎石有哪些注意事项?

①限制次数；②碎石后血尿；③排石疼痛；④石街现象；⑤碎石过多积聚。

57. 输尿管镜取石或碎石术适用于哪种结石患者?

适用于中下段输尿管结石（<0.7cm），也可用于ESWL后的石街形成。输尿管结石长径<1.5cm为最佳适应证。

58. 经皮肾镜取石或碎石术（PCNL）适用于哪种结石患者?

适用于>2.5cm的肾盂、肾盏结石，多发肾结石，肾鹿角型肾结石，肾盏憩室的结石，开放手术残留或术后复发的肾结石，ESWL无法粉碎或治疗失败的结石，输尿管上段第4腰椎以上梗阻较重或较大结石（>1.5cm），输尿管上段息肉包裹嵌顿性结石等。

59. 双侧上尿路结石手术治疗原则是什么?

双侧输尿管结石先处理梗阻严重侧，条件许可，可同时取出双侧结石；一侧输尿管结石，对侧肾结石先处理输尿管结石；双侧肾结石根据结石情况及肾功能决定。原则上应尽可能保留肾。

☆☆☆☆

60. 泌尿系结石的患者饮食上应注意什么?

（1）患有泌尿系结石的患者饮食中应禁食含胆固醇高的动物肝脏、肾脏、脑、海虾、蛤蟹等。

（2）草酸钙结石患者少食含草酸、钙高的食品，如菠菜、油菜、海带、核桃、甜菜、巧克力、代乳粉、芝麻酱、腌带鱼等。

（3）草酸盐结石宜低草酸饮食，最好不要喝酒、浓茶、浓咖啡。

（4）磷酸盐结石宜低磷、低钙食物，少食蛋黄、牛奶、骨头汤等，口服氯化铵使尿液酸化，有利于磷酸盐的溶解。

61.体外冲击波碎石术（ESWL）术后需要给予哪些护理?

（1）饮食：多饮水。

（2）镇痛。

（3）体位：若患者无全身反应及明显疼痛者，可适当活动，经常变换体位，肾下肾盏可采用头低位，并叩击背部加速排石。巨大肾结石碎石后可发生石街现象，因此，碎石后采用患侧在下的侧卧位有利于结石的排出。

（4）观察：排尿、排石情况。用纱布过滤尿液，收集结石碎渣做成分分析。

（5）健康教育：定时 X 线检查，若需再次治疗，两次间隔时间大于 7 天。

62. 输尿管结石的典型临床症状有哪些?

肾绞痛是输尿管结石的典型症状。

63. 输尿管 3 个狭窄分别是什么?

①肾盂与输尿管移行处（输尿管起始处）；②跨越髂动脉入小骨盆处；③穿入膀胱壁处。

64. 输尿管支架管（双 J 管）置管的适应证有哪些？

（1）内镜手术中发生输尿管穿孔。

（2）使用超过 10Fr 的输尿管扩张器（包括同轴及气囊扩张器）。

（3）结石造成明显的输尿管损伤（如结石嵌顿）。

（4）由于输尿管或输尿管口狭窄，内镜不能推进，需再次进行输尿管手术者。

（5）泌尿系感染合并输尿管梗阻。

（6）结石较大，有许多结石碎片需要排出。

（7）孤立肾。

65. 留置双 J 管的目的是什么？

（1）预防结石碎片梗阻或气囊扩张后输尿管水肿等引起肾绞痛。

（2）防止术后输尿管狭窄粘连，有助于输尿管的修复。

66. 留置双 J 管后的注意事项有哪些？

（1）避免剧烈活动，避免上举及下蹲的动作，不可提重物，避免双 J 管移位。

（2）多饮水，以多形成尿液冲刷双 J 管防止异物沉积。

（3）勿憋尿，多吃膳食纤维食物，保持大便通畅，避免用力大便及咳嗽等引起腹压增加，防止头低足高位，以防止尿液反流。

（4）如有血尿及膀胱刺激征，多饮水，多休息，症状可慢慢缓解，严重者及时就医。

（5）按时拔管。

67. 尿道结石分为哪几类？

①舟状窝内结石；②前尿道结石；③后尿道结石；④尿道憩室合并结石。

☆ ☆ ☆ ☆

68. 肾结核的主要病因是什么?

肾结核的病原菌主要是来自肺结核,也可来自骨关节结核、肠结核等器官结核。结核杆菌传播至肾脏的途径有 4 种。

(1) 血行播散:是最主要的感染途径。结核杆菌从肺部结核病灶中侵入血流而播散到肾脏。

(2) 尿路感染:实际上是结核杆菌在泌尿系统内的蔓延扩散。为一侧尿路发生结核病变后,结核杆菌由下尿路回流上升传至另一侧肾脏。

(3) 淋巴感染:为全身的结核病灶或淋巴结核病灶的结核杆菌通过淋巴道播散到肾脏。

(4) 直接蔓延:在肾脏附近的器官如脊柱、肠的结核病灶直接扩散蔓延累及肾脏。

69. 肾结核的主要临床表现有哪些?

①膀胱刺激征;②血尿;③脓尿;④腰痛;⑤全身症状:食欲减缺乏、消瘦、乏力、贫血、盗汗、低热等;⑥其他症状:骨结核的寒性脓肿,淋巴结核的窦道,肠结核的腹泻、腹痛,尤其是伴发男生殖道结核时附睾有结节存在。

70. 什么是肾积水?

尿液从肾盂排出受阻,使肾内压力升高、肾盏肾盂扩张、肾实质萎缩,造成尿液积聚在肾内称为肾积水。成人肾积水超过 1000ml、小儿超过 24 小时的正常尿量,称为巨大肾积水。

71. 肾造瘘管患者的护理措施有哪些?

(1) 保持引流管的固定,翻身及活动时避免管道脱出,如脱出应及时报告医护人员。

(2) 保持引流通畅,防止管道弯曲打折,如发现不通畅,可

☆ ☆ ☆ ☆

轻轻挤压造瘘管几次，必要时在医师指导下用少量生理盐水低压冲洗造瘘管，定期更换引流袋，引流袋位置不可高于造瘘口。

（3）观察引流液的引流量、性状及颜色，若颜色鲜红应及时报告医师，指导患者尽量卧床休息，每天多饮水，以减少血尿。

（4）保持切口敷料干净，如有渗出应及时更换，观察造瘘口周围皮肤有无红、肿、热、痛。

72. 前列腺增生症的患者应做哪些检查?

①B超；②直肠指检；③前列腺特异抗原（PSA）检查；④尿流动力学检查。

73. 前列腺增生症的临床表现有哪些?

①尿频；②夜尿增多；③排尿困难；④尿线变细；⑤血尿；⑥尿潴留。

74. 前列腺增生患者为何会发生急性尿潴留?

饮酒、受凉、劳累、房事、憋尿等使前列腺及膀胱颈部突然充血、水肿造成急性梗阻而不能自行排尿。

75. 前列腺增生症的并发症有哪些?

①尿路感染；②膀胱结石；③膀胱憩室；④尿失禁；⑤肾积水；⑥肾功能损害；⑦疝气；⑧脱肛；⑨血尿。

76. 前列腺增生症术后的护理宣教有哪些?

（1）切勿用力活动，以免造成创面静脉压增高而发生再次出血。

（2）多饮水，减少尿液对创面的刺激。

（3）多进食易消化的食物，防止便秘。

（4）不饮酒、不吸烟。

（5）不宜久坐及骑车。

☆ ☆ ☆ ☆

77. 前列腺增生症的治疗方法有哪些？

（1）药物治疗：α-受体阻滞剂、5α-还原酶抑制剂、植物类制剂、中成药等。

（2）手术治疗：经尿道前列腺切除术（TURP），经尿道前列腺剜除术，经尿道前列腺激光手术、开放手术（耻骨上经膀胱或耻骨后前列腺切除术），经尿道球囊扩张术、前列腺尿道支架及经直肠高强度聚焦超声（HIFU）。

78. 前列腺癌主要分类有哪些？好发部位是什么？

（1）分类：98%为腺癌，少见移行细胞癌，鳞癌。

（2）前列腺的外周带。

79. 前列腺癌的临床表现有哪些？

由于癌变时前列腺组织将发生肿大并压迫邻近的尿道，所以前列腺癌的许多症状与良性前列腺增生和前列腺炎非常相似，如尿流力量减小、排尿困难、膀胱失去控制（尿失禁）及射精痛等。随着癌变程度的不断加重，患者的尿液、精液可能会出现血色。患者的盆腔、后腰部、大腿以及髋部可能会出现疼痛和僵直表现。

80. 诊断前列腺癌的方法有哪些？

（1）直肠指检。

（2）血清前列腺特异性抗原（PSA）测定。

（3）前列腺穿刺活检。

81. 前列腺癌患者晚期肿瘤转移会出现哪些症状？

（1）骨转移时，可出现腰痛、骨盆底部疼痛。

（2）肺转移时，可出现咳嗽、呼吸困难和咯血。

（3）肝转移时，可出现黄疸和腹水。

（4）压迫髂外静脉和下腔静脉，可出现下肢水肿。

（5）压迫直肠，可出现粪便变细及排便困难，甚至便血。

（6）压迫脊髓时，可出现下肢无力和排便失禁。

82. 急性尿潴留有哪些护理措施？

（1）解除病因：协助医师辨明尿潴留的原因，并解除病因。

（2）促进排尿：对尿潴留患者给予诱导排尿，必要时严格无菌操作下导尿，并做好尿管和尿道口的护理。对行耻骨上膀胱穿刺或耻骨上膀胱造瘘术者，做好膀胱造瘘管的护理并保持通畅。

（3）导尿后避免膀胱出血，第一次放尿不可超过 1000ml。

83. 肾癌定义是什么？

通常指肾细胞癌，也称肾腺癌。占原发肾肿瘤的 85%，占成人恶性肿瘤的 2% ～ 3%。发病高峰在 50 ～ 70 岁人群，男女比例 3 ：2，无明显种族差异。

84. 肾癌有几个临床分期？

根据 1987 年国际抗癌联盟提出的 TNM 分期，其中 T 为肿瘤大小，N 为淋巴转移，M 为转移情况。

T0：无原发肿瘤。

T1：肿瘤最大径 ≤ 2.5cm，限制在肾内。

T2：肿瘤最大径 > 2.5cm，限制在肾内。

T3：肿瘤侵犯大血管、肾上腺和肾周围脂肪，限制在肾周围筋膜内。

T3a：侵犯肾周围脂肪之外或肾上腺。

T3b：肉眼可见侵犯肾静脉或下腔静脉。

T4：侵犯肾周围筋膜以外。

N0：无淋巴结转移。

N1：单个、单侧淋巴结转移，最大径 ≤ 2cm。

☆☆☆☆

N2：多个部分淋巴结转移或单个淋巴结最大径 2 ～ 5cm。

N3：部分转移淋巴结最大径超过 5cm。

M1：远处转移。

85. 肾癌三联征是什么？

①血尿；②腰痛；③腹部包块。

86. 膀胱肿瘤的病因有哪些？

（1）长期接触致癌物质。

（2）吸烟为最重要，约 1/3 与吸烟有关。

（3）膀胱慢性感染，异物刺激。

（4）长期服用镇痛药。

87. 膀胱癌的主要临床症状有哪些？

（1）血尿：85% ～ 90% 患者出现血尿，可以是肉眼血尿，也可以是显微镜下血尿，既可以是间断性，也可以是持续性血尿。

（2）膀胱刺激症状：尤其是原位癌者。

（3）转移患者有骨痛，腹膜后转移或肾积水患者可出现腰痛。

88. 膀胱癌的临床诊断标准包括哪些？

（1）症状：中老年出现无痛性肉眼血尿，应首先想到泌尿系统肿瘤的可能，其中尤以膀胱肿瘤多见。

（2）尿脱落细胞学检查。

（3）影像学检查：B 超、IVU、膀胱造影、CT 或 MRT。

（4）膀胱镜检查：可直观看到肿瘤部位、大小、数量、形态，并可进行组织病理活检。

89. 膀胱肿瘤按生长方式分几类？

①原位癌；②乳头状癌；③浸润性癌。

90. 膀胱肿瘤的转移主要途径是什么?

膀胱肿瘤的转移主要途径是淋巴转移。

91. 膀胱灌注治疗后的注意事项有哪些?

膀胱灌注药物后须将药液保留在膀胱内 2 小时, 每 30 分钟变换体位。采取俯、仰、左、右侧卧位各 30 分钟。

92. 肾上腺位于什么位置?

肾上腺位于双侧肾上及内侧, 左侧呈新月形, 右侧呈三角形, 每侧重 4 ~ 6g。

93. 肾上腺从组织学结构上分为哪几类?

①皮质; ②髓质。

94. 肾上腺疾病分为哪几种?

(1) 皮质醇增多症。

(2) 原发性醛固酮增多症。

(3) 儿茶酚胺增多症。

95. 什么是皮质醇增多症?

皮质醇增多症亦称为库欣综合征, 病理改变分为皮质增生和肿瘤两种类型。皮质增生是因垂体肿瘤或下丘脑功能异常, 致腺垂体分泌过多促肾上腺皮质激素 (ACTH) 所引起。肿瘤则为单个良性肿瘤, 恶性少见。肿瘤分泌皮质激素是自主的, 不受 ACTH 影响。皮质激素分泌过多, 反馈抑制了垂体 ACTH 的分泌。因此, 对侧和同侧正常肾上腺皮质都发生萎缩。

☆★☆☆

96. 皮质醇增多症的临床表现有哪些?

①肥胖;②皮肤变化;③高血压和低血钾;④糖尿病及糖耐量降低;⑤骨质疏松与肌肉消瘦;⑥性功能紊乱;⑦机体抵抗力下降、失眠、注意力不集中或减退、忧郁等精神症状。

97. 肾上腺危象的临床表现有哪些?

(1) 发热。
(2) 消化系统症状:恶心、呕吐、腹痛、腹泻等。
(3) 神经系统症状:嗜睡、昏迷。
(4) 循环系统症状:心率快、血压下降、四肢湿冷甚至休克。

98. 皮质醇增多症患者的饮食护理有哪些?

给予高蛋白、高钾、高钙、低钠、低脂肪饮食,避免刺激性食物,戒除烟酒等;合并糖尿病者给予糖尿病饮食。

99. 肾上腺疾病的患者每日限制钠摄入量为多少?

钠不超过 1.5g/d。

100. 什么是原发性醛固酮增多症?

肾上腺皮质分泌过量的醛固酮激素,引起以高血压、低血钾、高血钠、低血浆肾素活性和碱中毒及肌无力或周围性瘫痪为主要表现的临床综合征。

101. 原发性醛固酮增多症的临床表现有哪些?

①高血压;②低钾血症;③肾浓缩功能下降。

102. 原发性醛固酮增多症患者的饮食护理有哪些?

指导患者进低钠、低脂、高钾饮食。

103. 什么是儿茶酚胺增多症?

儿茶酚胺增多症是嗜铬细胞瘤和肾上腺髓质增生的总称,其共同特点是肿瘤或肾上腺髓质的嗜铬细胞分泌过量的儿茶酚胺,而引起相似的临床症状。

104. 儿茶酚胺增多症的临床表现有哪些?

①高血压;②代谢改变;③消化道症状;④儿茶酚胺性心肌病。

105. 什么是肾上腺嗜铬细胞瘤?

嗜铬细胞瘤起源于嗜铬细胞。胚胎期嗜铬细胞的分布与身体的交感神经节有关,绝大部分嗜铬细胞瘤发生于肾上腺髓质。肾上腺外的嗜铬细胞瘤可发生于颈动脉体至盆腔的任何部位,但主要见于脊柱旁交感神经节。

106. 嗜铬细胞瘤危象的诊断标准是什么?

在骤发高血压或持续性高血压阵发性加剧的基础上,同时伴有下列 1 项或多项症状,即可诊断为嗜铬细胞瘤危象。

(1) 发作时有剧烈头痛、呕吐、视力下降且血压 > 220/180mmHg。

(2) 伴有短暂意识丧失、抽搐、脑出血等明显高血压脑病症状。

(3) 严重心律失常、心力衰竭、心肌损害等心脏损害症状。

(4) 剧烈腹痛、消化道出血、急性溃疡穿孔等消化系统症状。

(5) 高热,体温 > 39℃。

(6) 出现休克或高、低血压反复交替出现。

107. 什么是成人型多囊肾?

成人型多囊肾为常染色体显性遗传,其特点为具有家族聚集

☆☆☆☆

性，男女均可发病，两性受累机会相等，连续几代均可出现患者。患者常表现为双侧肾脏肿大，皮质、髓质有多个液性囊肿形成并不断增大，继发肾功能损害。可累及多个系统，如消化系统、心脑血管系统、中枢神经系统、生殖系统，形成肝囊肿、脾囊肿、颅内动脉瘤、心脏瓣膜异常等。此病常在 30～50 岁发病，因此又称"成人型多囊肾病"。

108. 什么是单纯性肾囊肿？

单纯性肾囊肿是人类肾脏疾病中最常见的病变，是单侧或双侧肾出现一个或数个大小不等的、与外界不相通的囊腔，其内充满液体。

109. 肾囊肿的症状和体征分别是什么？

（1）症状：疼痛常位于腰腹及背部，通常呈间歇性钝痛。当出血使囊壁扩张时，可出现突发性剧痛。胃肠道症状偶可出现，而疑为消化性溃疡或胆囊疾病。肾囊肿患者可自行发现腹部包块，尽管如此大的囊肿少见。当囊肿发生感染时，患者常诉腰腹疼痛，全身不适并有发热。

（2）体征：体格检查多为正常，偶于肾区可触及或叩及一包块。若肾囊肿发生感染时，腰腹部可有压痛。

110. 肾囊肿手术治疗的适应证及禁忌证有哪些？

（1）适应证

1）囊肿合并感染，穿刺放液加抗生素治疗失败。

2）囊肿恶性变。

3）穿刺加硬化剂治疗失败。

4）巨大肾囊肿。

（2）禁忌证：①严重心、肺、肝、肾功能障碍不能耐受手术；②囊肿恶性变有远处转移者。

☆ ☆ ☆ ☆

111. 肾囊肿有哪两种手术方法可选择？

肾囊肿的手术方法有开放手术及腹腔镜手术，术式有以下两种选择：

（1）肾囊肿去顶术适用于绝大多数肾囊肿患者。

（2）肾切除适用于囊肿恶性变或囊性肾癌。

112. 肾囊肿手术后会有哪些并发症？

肾囊肿术后并发症有感染、出血、尿瘘。腹腔镜术后并发症有腹膜损伤、皮下及纵隔气肿、肠管损伤出血、感染等。

113. 马蹄肾的病因是什么？

马蹄肾的病因及病理：两侧肾脏的上极或下极相融合成马蹄肾。马蹄肾发生在胚胎早期，是两侧肾脏胚胎在脐动脉之间被紧挤而融合的结果。

114. 马蹄肾主要的临床表现是什么？

马蹄肾主要的临床表现多因神经丛、血液循环或输尿管受压迫而引发，有上腹部、脐部或腰部疼痛，慢性便秘及泌尿系统症状，如慢性肾炎、肾盂肾炎、肾积水和结石等。

115. 马蹄肾会有哪些并发症？

马蹄肾易发生输尿管梗阻，因此，肾积水、结石和感染也就多见，占据骶骨凹面的巨大融合肾还可引起难产。

116. 什么是尿道下裂？

由于生殖结节腹侧纵行的尿生殖沟自后向前闭合过程停止所致，多见于先天性畸形。

☆★☆☆

117. 尿道下裂的 4 个特征分别是什么?

(1) 尿道开口异常。
(2) 阴茎向腹侧屈曲畸形。
(3) 阴茎背侧包皮正常而阴茎腹侧包皮缺乏。
(4) 尿道海绵体发育不全。

118. 尿道上裂根据畸形程度和尿道口位置不同分为哪 3 类?

①阴茎头型；②阴茎体型；③完全性尿道上裂。

119. 什么是精索静脉曲张?

精索静脉曲张指精索内静脉蔓状静脉丛的异常伸长、扩张和纤曲。精索静脉曲张可分为原发性和继发性，临床上以原发性精索静脉曲张多见。原发性精索静脉曲张多见于青壮年，发病率占男性人群的 10% ～ 15%，以左侧发病为多。

120. 精索静脉曲张的主要临床表现有哪些?

患侧阴囊胀大，有坠胀感、隐痛，步行或站立过久症状加重，平卧休息后症状可缓解或消失。

121. 什么是鞘膜积液?

鞘膜囊内积聚的液体增多而形成囊肿者，称为鞘膜积液。

122. 鞘膜积液的分型有哪些?

(1) 睾丸鞘膜积液。
(2) 精索鞘膜积液。
(3) 睾丸、精索鞘膜积液（婴儿型）。
(4) 交通型鞘膜积液（先天型）。

123. 鞘膜积液的临床表现有哪些?

阴囊或腹股沟囊性肿块,呈慢性、无痛性逐渐增大。

124. 隐睾的定义是什么?

隐睾是指睾丸下降异常,使睾丸不能降至阴囊而停留在腹膜后、腹股沟管或阴囊入口处。

125. 什么是尿道肉阜?

尿道肉阜是女性常见的尿道疾病,为女性尿道口出现的肿瘤样组织,又名尿道肉芽肿或血管性息肉。多见于绝经期女性,主要与雌激素分泌水平降低有关。组织学可见不同程度的炎性细胞浸润、纤维化及静脉曲张,很少发生癌变。

126. 先天性睾丸发育不全综合征的青春期后表现有哪些?

①两侧睾丸小;②雄激素缺乏;③女性化特征;④心理变化;⑤可伴肥胖糖耐量降低及糖尿病。

参 考 文 献

[1] 叶章群,周利群.外科学泌尿外科分册 [M].北京:人民卫生出版社,2016.

[2] 陈孝平,汪建平.外科学 [M].第 9 版.北京:人民卫生出版社,2018:509-597.

[3] 那彦群,叶章群.2014 版中国泌尿外科疾病诊断治疗指南 [M].北京:人民卫生出版社,2013.

[4] 周宏珍,周春兰.外科护理细节问答全书 [M].北京:化学工业出版社,2013:137-185.

[5] 曹伟新,李乐之.外科护理学 [M].第 4 版.北京:人民卫生出版社,2011:462-519.

[6] PatrickC.Walsh.坎贝尔泌尿外科学 [M].第 9 版.北京:北京大学医学出版分社,2001.

第 8 章
神经外科 113 问

1. 成人卧位颅内压的正常值是多少？儿童正常颅内压是多少？

成人卧位颅内压的正常值 70 ～ 200mmH$_2$O。儿童正常颅内压为 50 ～ 100mmH$_2$O。

2. 什么是颅内压增高的三主征？

①头痛；②呕吐；③视神经乳头水肿。

3. 什么是库欣反应（Cushing）？

颅内压急剧增高时，患者出现心率变慢，呼吸减慢，血压升高（又称"两慢一高"），称为库欣反应。这种危象多见于急性颅内压增高病例，慢性者则不明显。

4. 内囊病变的临床特点有哪些？

"三偏"症：出血灶对侧出现偏瘫，偏身感觉障碍和同向偏盲。

5. 肌力分级分哪几项？

（1）0 级：肌肉完全无收缩力。

（2）1 级：肌肉有主动收缩力，但不能产生动作。

（3）2 级：肢体能在床上移动，但不能抬起。

（4）3 级：肢体能抬离床面，但不能抗阻力。

（5）4 级：肢体能做对抗外界的运动，但比正常者弱。

（6）5 级：正常肌力。

6. 脑分为哪些组织？

①大脑；②间脑；③小脑；④脑干。

7. 脑干分为哪些组织？

①中脑；②脑桥；③延髓。

8. 小脑由哪两部分组成？其功能是什么？

小脑由小脑半球和小脑蚓部组成，其功能是调节肌肉张力、维持身体平衡，使其自主活动功能精良。

9. 脑和脊髓的表面有 3 层被膜由外向内依次分为哪几层？

①硬脑膜；②蛛网膜；③软脑膜。

10. 颅内容物主要包括哪些组织？

①脑组织；②脑脊液；③血液。

11. 脑脊液的作用有什么？

①运输营养物质、带走代谢产物；②调节酸碱平衡；③缓冲脑和脊髓内的压力；④保护和支持脑和脊髓。

12. 何为脑脊液循环途径？

从侧脑室脉络丛产生脑脊液，通过侧脑室室间孔（monro 孔）进入第三脑室，由第三脑室脉络丛产生的脑脊液通过中脑导水管（Sylvius 管）进入第四脑室，由第四脑室脉络丛产生的脑脊液通过正中孔（magendie 孔）及两侧（luschka 孔）流向小脑延髓池，通过脑脊液蛛网膜下腔循环，经过蛛网膜颗粒吸收回静脉窦。

13. 脑疝分为哪几种?

①小脑幕切迹疝；②枕骨大孔疝；③大脑镰下疝。

14. 患者出现小脑幕切迹疝时的表现有哪些?

（1）颅内压增高症状：剧烈头痛，进行性加重，伴烦躁不安、频繁的喷射性呕吐。

（2）瞳孔改变：早期由于患侧动眼神经受刺激导致患侧瞳孔变小，对光反射迟钝，随病情进展患侧动眼神经麻痹，患侧瞳孔逐渐散大，直接和间接对光反射均消失，并有患侧上睑下垂、眼球外斜。如果脑疝进行性恶化，影响脑干血供时，脑干内动眼神经核功能丧失可致双侧瞳孔散大，对光反射消失。

（3）运动障碍：表现为病变对侧肢体的肌力减弱或麻痹，病理征阳性。脑疝进展时可致双侧肢体自主活动消失，严重时可出现去大脑强直发作，这是脑干严重受损的信号。

（4）意识改变：由于脑干内网状上行激动系统受累，患者随脑疝进展可出现嗜睡、昏睡至不同程度的昏迷。

（5）生命体征紊乱：由于脑干受压，生命中枢功能紊乱或衰竭，可出现生命体征异常。表现为心率减慢或不规则，血压忽高忽低，呼吸不规则、大汗淋漓或汗闭，面色潮红或苍白。体温可高达 41℃ 以上或体温不升。最终因呼吸循环衰竭而致呼吸停止、血压下降、心搏骤停。

15. 患者出现枕骨大孔疝时的表现有哪些?

临床上缺乏特异性表现，容易被误诊，患者常剧烈头痛，以枕后部疼痛为甚，反复呕吐，颈项强直，生命体征改变出现较早，常迅速发生呼吸和循环障碍，瞳孔改变和意识障碍出现较晚。当延髓呼吸中枢受压时，患者可突然呼吸停止而死亡。

☆ ☆ ☆ ☆

16. 脑疝的紧急处理方法是什么?

（1）脑疝一旦发生，时间就是关键，应立即进行脱水、降颅内压等治疗，积极抢救生命。

（2）脱水降颅内压：快速静脉滴注或静脉推注 20% 甘露醇 125 ～ 250ml，以迅速提高血浆晶体渗透压，使脑组织水分向血浆转移，产生脱水作用，降低颅内压。

（3）高流量充足输氧：吸入氧流量为 4 ～ 6L/min，同时保持呼吸道通畅，头偏向一侧防止分泌物、呕吐物进入呼吸道引起呼吸道梗阻。对于呼吸骤停者，立即挤压胸廓行人工呼吸，并同时通知麻醉科气管内插管行机械通气。

（4）协助脑室穿刺。

（5）协助紧急进行 CT 检查。

（6）手术治疗：遵医嘱完善术前准备（备皮、备血、备药、导尿）；完善术前准备后送往手术室行急诊手术。

17. 临床上常用的脱水降颅压减轻脑水肿药物有哪些?

（1）渗透性脱水药：20% 甘露醇注射液，甘油果糖注射液，10% 葡萄糖注射液，50% 葡萄糖注射液。

（2）利尿性脱水药：如呋塞米、氢氯噻嗪等。

（3）类固醇激素：如地塞米松等。

18. 使用 20% 甘露醇溶液应注意什么 ?

（1）甘露醇遇冷容易结晶，使用前仔细检查，如有结晶，可以放置热水中或用力摇荡，待结晶完全溶解后再使用。

（2）使用甘露醇期间密切观察患者的血压、肾功能、电解质浓度，尤其是钠、钾的水平，也要注意监测患者出入量，防止出现水、电解质紊乱。

（3）使用时间较短者可以经外周静脉输入甘露醇，应使用静

☆★☆☆

脉留置针，用药过程中发现局部疼痛、发红等情况，及时更换注射部位。

（4）使用时间较长者尽量给予中心静脉置管或 PICC。

（5）静脉滴注过程中发生外渗，立即停止输液，局部予以封闭、湿敷硫酸镁、抬高患者，以控制静脉炎。

（6）静脉滴注甘露醇过程中应勤巡视、勤观察、并加强药物知识宣教。

19. 患者躁动时应如何护理？

患者躁动时，应防止发生意外伤害，适当约束患者、加护栏以防坠床，必要时专人守护。修剪患者指甲、必要时戴手套以防抓伤。协助患者改变体位，加强生活护理，保持床被平整，以免皮肤擦伤。同时应分析患者躁动的原因是否为脑水肿或颅内再发出血所致的颅内高压、呼吸道不通畅引起的缺氧、尿潴留引起膀胱过度充盈、呕吐物或大小便浸渍了衣被、卧姿不适和瘫痪肢体受压以及冷、热、痛、痒、饥饿等刺激所致。

20. 什么是脑卒中？脑卒中分几类？

脑卒中又称卒中或脑血管意外，是一组各种原因引起的单一或多处脑血管损害及其导致的暂时或永久性脑功能障碍疾病的总称。脑卒中分为两种类型，缺血性卒中和出血性卒中。

21. 脑卒中的先兆症状有哪些？

（1）突然一侧手、脚或面部发麻（木）或伴有肢体无力。

（2）突然眼睛短暂发黑或视物模糊；突然看东西双影或伴有眩晕。

（3）突然头痛、眩晕或伴有恶心、呕吐，甚至伴有心慌出汗等。

（4）突然说话舌头发笨、说话不清楚。

（5）没有任何预感突然跌倒，或伴有短时神志不清等。

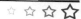

22. 急性缺血性脑卒中常见有哪些临床表现？

（1）多见于有高血压、糖尿病或心脏病史的中老年人。

（2）常在安静或睡眠中发病。

（3）部分病例病前有肢体无力及麻木、眩晕等短暂性脑缺血发作（TIA）前兆症状，多无头痛、呕吐、昏迷等全脑症状，起病即有昏迷的多为脑干梗死，大片脑半球梗死多在局灶症状出现后意识障碍逐渐加深。

（4）明显的定位症状和体征：决定于血栓闭塞的血管、梗死灶的大小和部位，可在数小时至 3 天内逐渐加重。

23. 脑卒中的危险因素有哪些？

①高血压；②吸烟与饮酒；③心脏病；④高脂血症；⑤饮食与肥胖；⑥糖尿病；⑦遗传因素。

24. 短暂性脑缺血发作（TIA）的特点有哪些？

（1）神经功能障碍持续时间不超过 24 小时。

（2）单侧肢体无力。

（3）感觉麻木。

（4）一过性黑矇及失语。

25. 何为蛛网膜下腔出血？

蛛网膜下腔出血是由各种病因引起颅内和椎管内血管突然破裂，血液流至蛛网膜下腔的统称，分为自发性和外伤性两类。

26. 蛛网膜下腔出血有哪些典型的临床表现？

（1）典型的突发剧烈头痛，难以忍受，呈爆裂样疼痛，持续不能缓解或进行性加重。

（2）多伴有恶心、呕吐。

☆ ☆ ☆ ☆

（3）明显的脑膜刺激征阳性。

（4）可有意识障碍，或烦躁、谵妄、幻觉等精神症状。

27. 什么是颅内动脉瘤？

颅内动脉瘤是颅内动脉局限性异常扩大造成动脉壁的囊性膨出，占蛛网膜下腔出血的 75% ～ 80%。

28. 颅内动脉瘤按大小分哪几类？

（1）小型动脉瘤：直径＜ 5mm。

（2）中型动脉瘤：直径 5 ～ 10mm。

（3）大型动脉瘤：直径 11 ～ 25mm。

（4）巨大型动脉瘤：直径＞ 25mm。

29. 动脉瘤的治疗方法有几种？

（1）开颅探查动脉瘤夹闭术。

（2）动脉瘤孤立术。

（3）载瘤动脉近端闭塞术。

（4）血管内栓塞术。

30. 颅内动脉瘤分哪几级？

（1）0 级：未破裂动脉瘤。

（2）Ⅰ级：没有症状或仅有轻微头痛和轻微颈项强直。

（3）Ⅱ级：中等度颈项强直和较重头痛，除动眼神经麻痹外，无其他神经缺损。

（4）Ⅲ级：轻度意识障碍或轻度局限性神经缺损。

（5）Ⅳ级：中等度意识障碍、偏瘫，或尚有早期去脑强直和自主神经障碍。

（6）Ⅴ级：深昏迷，去脑强直，濒危状态。

☆ ☆ ☆ ☆

31. 引起动脉瘤破裂的因素有哪些？

（1）与动脉瘤的大小、部位有关。

（2）合并高血压者动脉瘤破裂风险高。

（3）精神紧张。

（4）情绪激动。

（5）劳累。

（6）头部剧烈摆动。

（7）猛弯腰、急起身。

（8）饮酒。

（9）用力排便。

（10）举重物。

32. 动脉瘤破裂患者为什么要采取控制性低血压的降压措施？

（1）控制性低血压是预防和减少动脉瘤再次出血的主要措施之一。

（2）患者血压波动和颅内压及脑灌注压的变化密切相关。

（3）血压过高可能导致血管破裂出血；血压过低可能导致脑组织供血不足出现其他缺血症状。

（4）控制性低血压不单纯的是降血压，而是使血压维持在一个较稳定的水平，降压不宜过多，以免造成脑供血不足而引起损害。

（5）在这过程中要加强病情监测，当患者出现头晕、意识障碍或意识障碍加重等脑供血不足表现应适当回升血压。

33. 动脉瘤破裂出血患者术前如何调控血压？

（1）降低血压首先以脱水降颅内压治疗为基础，先降颅内压，再根据血压情况决定是否进行降血压治疗。

（2）维持血压的标准应根据患者血压情况制定：无高血压者通常收缩压降低 10% ～ 20% 即可；如果患者有高血压病史，应

☆ ☆ ☆ ☆

在原有基础血压的基础上收缩压降低20%～30%。

（3）血压过低时，应升压治疗，保持脑灌注压。

34. 动脉瘤破裂出血患者为什么会有再出血的可能?

（1）血液的冲击压力。

（2）血栓形成。

（3）"再通"现象。

（4）营养供应中断。

35. 预防颅内动脉瘤破裂出血的措施有哪些?

（1）卧床休息：床头抬高15°～30°，减少外界刺激、避免劳累、保持情绪稳定、保证充足睡眠。

（2）保持适宜的颅内压：避免颅内压增高的诱因如便秘、咳嗽、癫痫等。

（3）维持血压稳定：根据患者血压情况而定，无高血压者，通常收缩压降低10%～20%即可。患者有高血压病史，应在原有基础血压的基础上收缩压降低20%～30%，血压过低时应升压治疗，保持脑灌注压。

36. 使用尼莫地平时的注意事项有哪些?

（1）现用现配，注意避光。

（2）输注速度要慢，输入速度过快或剂量过大会引起血压下降，使用过程中密切观察血压变化。

（3）密切观察病情变化，注意有无心率增快、面部潮红、胸闷不适等症状。

（4）注意观察有无静脉炎，因为尼莫地平对血管有一定的刺激性。

37. 颅内动脉瘤破裂后造成脑缺血的重要原因是什么?

由于动脉瘤出血后多伴有动脉痉挛, 如血压下降过多可能引起脑供血不足。

38. 桥小脑区的肿瘤临床特点有哪些?

（1）耳鸣或发作性眩晕。

（2）同侧角膜反射减退或消失。

（3）小脑症状：眼球水平震颤、共济障碍。

（4）后组脑神经麻痹：进食呛咳、声音嘶哑。

（5）锥体束征：同侧肢体无力、反射亢进。

（6）高颅压症状。

（7）面瘫。

39. 什么是听神经鞘瘤?

听神经鞘瘤是颅内良性肿瘤, 发病率占颅内肿瘤的 8%～12%, 占桥小脑角区肿瘤的 75%～95%。起源于听神经鞘, 是一种典型的神经鞘瘤, 此瘤为常见的颅内良性肿瘤, 好发于 30～50 岁的中年人。肿瘤大多数为单侧, 少数为双侧。

40. 听神经鞘瘤手术后的常见并发症有哪些?

潜在并发症有颅内出血、颅内感染、面瘫、脑脊液耳漏。

41. 垂体腺瘤的治疗方法有哪些?

（1）药物治疗：口服溴隐亭治疗垂体泌乳素腺瘤、生长激素腺瘤、促肾上腺皮质激素腺瘤。生长抑素治疗生长激素腺瘤。激素替代疗法治疗无功能腺瘤及垂体功能低下者。

（2）手术治疗：经鼻蝶入路手术和开颅手术。

（3）伽马刀：适用于直径＜1cm 的微腺瘤。

☆☆☆☆

（4）放疗：适用于手术不彻底或可能复发的垂体腺瘤及原发腺癌或转移癌。

42. 垂体瘤术后常见并发症有哪些？

垂体腺瘤常见的潜在并发症有尿崩症、电解质紊乱、继发颅内出血、中枢性高热、脑脊液鼻漏。

43. 患者出现尿崩症的护理要点有哪些？

（1）重点观察患者多饮、多尿、烦渴等表现及尿量、尿比重，准确记录 24 小时出入量及每小时尿量（留置尿管的患者可使用精密集尿袋），根据出入液量补充液体。意识清醒者嘱多饮水；意识障碍者，术后 2～3 小时给予留置胃管，补充水分及营养。当患者连续 2 小时每小时尿量超过 250ml（儿童超过 150ml）、尿比重＜1.005 时，用垂体后叶素 12～15U 加入 500ml 液体中静脉滴注或鞣酸加压素 12U 深部肌内注射。尿崩轻者通常先给予氢氯噻嗪（双氢克尿塞）、去氨加压素口服治疗，严重者可应用短效后叶加压素，其间要注意控制入液量，以防止水中毒（此时患者可有水肿、抽搐等症发生）。

（2）定期测血清钠、钾、氯，二氧化碳结合率，以及酸碱度和血尿素氮等。及时抽血监测血生化、血常规、血浆渗透压。术后 3～5 天每 12 小时测电解质 1 次。若电解质丢失，可按正常补充；若引起钠潴留（血钠升高及渗透压增高），应限制钠盐摄入；低钠、低氯患者补充氯化钠以防脑水肿；为防止低血钾给予口服氯化钾，尿量 1000ml 补充氯化钾 1g。

（3）禁止摄入含糖类物质，以免血糖升高导致渗透性利尿，加重脱水。此外，需维持钾、钙、糖在正常水平。

（4）准确记录 24 小时的出入水量，密切观察尿量情况，监测尿比重，保持出入量平衡。

（5）密切观察患者的意识、生命体征及皮肤弹性，及早发现，

☆ ☆ ☆ ☆

防止脱水。

（6）保持静脉输液畅通，严密监测中心静脉压（CVP）变化。

（7）出现水、电解质紊乱时，及时处理并密切观察患者用药后的效果，当控制尿崩的药物治疗效果不明显时，应考虑是否为低蛋白血症或高血糖所致，需查肝功能及血糖并适当经静脉输入白蛋白、血浆或使用胰岛素控制血糖（避免经胃肠道或静脉摄入高糖类物质，以免引起血糖升高，产生渗透性利尿）。

44. 什么是低钠血症？如何处理？

血钠低于 135mmol/L 为低钠血症，包括脑性盐耗综合征（CSWS）和抗利尿激素分泌异常综合征（SIADH）。前者需充分补液、补盐，进食含盐量较高的食品（如咸菜）和输入生理盐水。后者在补盐的同时要适当限制液体摄入量，成人以 1000 ～ 1500ml 为宜。多以静脉和口服补钠相结合，以减轻对肾脏的损伤，同时需严密监测血电解质变化。血钠在正常低值时可以预防性小剂量补充，补钠浓度应 < 3%，速度不宜过快，以免引起脑桥中央髓鞘溶解症或脑桥外髓鞘溶解症，造成脑损害甚至死亡。

45. 临床上如何进行意识障碍的判断？

临床上主要通过言语和各种刺激，来观察患者反应情况加以判断意识障碍水平，如呼其姓名、摇其肩臂、压迫眶上切迹、针刺皮肤、与之对话和嘱其执行有目的的动作等。按其意识障碍深浅程度或特殊表现分为嗜睡、昏睡和浅昏迷、深昏迷。也可通过格拉斯哥昏迷评定量表（GCS），对睁眼、语言、运动的情况进行评估，进而进行意识障碍的判断。

46. 脑积水分为哪几类？治疗原则是什么？

（1）脑积水的分类

☆☆☆☆

1）依据病理分类：分为梗阻性脑积水、交通性脑积水、外部性脑积水。

2）依据病因分类：分为创伤性脑积水、耳源性脑积水、感染性脑积水、占位性脑积水、出血性脑积水。

3）依据发病速度分类：分为急性脑积水、慢性脑积水、正常颅内压脑积水、静止性脑积水。

4）依据年龄分类：分为婴幼儿脑积水、年长儿童及成人脑积水。

（2）脑积水的治疗原则

1）非手术治疗：适用于早期或病情较轻、发展缓慢者，目的在于减少脑脊液的分泌或增加机体的水分排出，其方法：①应用利尿药，如呋塞米（速尿）、甘露醇等；②经前囟或腰椎反复穿刺放液；③应用醋氮酰胺，一般每日 20 ～ 50mg/kg。

2）手术治疗：适用于脑室内压力较高（超过 250mmH$_2$O）或经非手术治疗失败的病例。严重脑积水如头围超过 50cm、大脑皮质萎缩厚度在 1cm 以下，已合并有严重功能障碍及畸形者，也可以进行手术治疗但手术疗效不佳。

47. 脑室－腹腔分流术常见的并发症有哪些？应如何护理？

（1）消化道并发症：早期出现腹胀、腹痛、呕吐和食欲下降等症状，主要是因为脑脊液对腹膜的刺激所致，一般 1 周左右可以自行消失；有时候脑脊液中的白细胞和蛋白增高时，腹腔管周围可能出现炎性水肿；有时候甚至因为穿刺造成腹腔脏器损伤，如肠道穿孔等，则会出现腹膜刺激征。出现此类并发症时，应及时予以对症处理，如患者腹痛则予以热敷缓解。

（2）感染：常见的感染有颅内感染和局部感染，术后 7 天患者体温仍然较高，应观察有无颅内感染和局部感染发生，如遇体温上升，要协助患者降温，另外要行腰穿，检查脑脊液，以确定有无感染。确定感染后可以根据医嘱，按照药敏试验结果更改抗

☆ ☆ ☆ ☆

生素，甚至协助医师进行鞘内注射，指导患者多饮水，补充体液，补充营养，积极配合治疗感染，增加治愈的信心。

（3）分流管阻塞：分流管阻塞包括脑室端阻塞和腹腔端阻塞。分流管脑室端阻塞多系血凝块及脉络丛堵塞脑室端引流孔，或高蛋白质脑脊液沉积堵塞分流泵脑室端引起。分流管腹腔端阻塞多由大网膜包绕及分流管扭曲、压扁、打折引起。分流管阻塞的临床表现主要为颅内压增高症状，常有头痛、头晕、恶心、呕吐等。术后应密切观察颅内压增高的症状有无减轻和消除，若术前的症状和体征未改善反而加重，则可能发生了分流管阻塞。术后间断按压减压阀可减少堵管的发生，一旦堵管后，轻度阻塞者反复按压减压阀可使分流管再通，严重者常需更换分流装置。协助患者术后经常变换体位，使分流管随肠蠕动自由伸直而防止折管阻塞。

（4）低颅压综合征：术后造成低颅压症状的原因有 2 个；一为分流管选择不当；二为患者直立时脑室内压力低于大气压力，导致过度分流。其症状表现为头痛、头晕、恶心等，出现上述症状时，应让患者平卧，逐渐适应，严重者可给予生理盐水静脉滴注。分流装置设计不合理者，应术前测颅压，根据颅内压力选择合适的分流管。

48. 正常的瞳孔是怎样的？瞳孔异常提示什么？

（1）正常的瞳孔：呈圆形，双侧等大，位置居中，边缘整齐，直径为 3 ～ 4mm。

（2）异常的瞳孔

1）一侧或两侧瞳孔大小不等，对光反射迟钝或者消失，提示患者可能发生脑疝；

2）动眼神经麻痹患者出现上眼睑下垂，有外斜视、复视、瞳孔散大、光反射及调节反射消失，眼球向上，向内、向下视转动受到很大限制；

3）滑车神经麻痹时患者患眼向下。

☆ ☆ ☆ ☆

49. 岩骨斜坡区指的是什么区域？

指由蝶骨、颞骨、枕骨所形成的区域。

50. 岩骨斜坡区脑膜瘤主要临床表现有哪些？

（1）头痛。

（2）颅内压增高。

（3）神经系统损害症状。

（4）小脑受损症状：步态蹒跚、共济失调、眼球水平震颤。

（5）椎动脉及基底动脉受累：癫痫发作。

51. 什么是胶质瘤？其主要临床表现有哪些？

（1）胶质瘤：是指来源于神经上皮组织的神经胶质细胞和神经元细胞，在不同分化期发生的肿瘤，又称之为神经细胞瘤。胶质瘤绝大多数是恶性肿瘤。

（2）主要临床表现

1）颅内压增高症状：头痛、呕吐、视力减退、复视、精神症状等。

2）肿瘤压迫、浸润、破坏脑组织所产生的局灶症状最常见的局灶症状为癫痫发作、肿瘤，压迫导致肢体活动障碍。

3）不同部位胶质瘤的特殊表现

①额叶：随意运动、语言表达及精神活动障碍，如性格改变、淡漠、言语及活动减少，注意力不集中，记忆力减退，对事物不关心，不知整洁等。

②顶叶：中枢性感觉障碍。

③颞叶：癫痫，视幻觉，视野缺损，主侧半球者出现感觉性失语，早期症状为癫痫。

④枕叶：视觉障碍。

⑤岛叶：内脏方面的神经系统症状。

52. 什么是腰椎穿刺术?

腰椎穿刺术（简称腰穿）是指通过穿刺第3、第4腰椎或第4、第5腰椎间隙进入蛛网膜下腔放出脑脊液的技术。

53. 腰椎穿刺术的目的是什么?

腰椎穿刺目的主要用于诊断、治疗或动态观察病情。

（1）测定颅内压。

（2）脑脊液动力学检查，细胞学、生化、细菌学、病理学检查。

（3）引流炎性或血性脑脊液。减轻血液对脑膜、脑室的刺激，减少感染、粘连的可能性。

（4）鞘内注射药物，以治疗颅内炎症或进行化疗。

（5）治疗低颅压，以缓解低颅压症状。

（6）了解颅脑外伤，脑血管疾病患者有无蛛网膜下腔出血及出血的转归。

（7）术后高热时，判断有无颅内感染、出血。

54. 以觉醒状态改变为主的意识障碍包括哪些?

觉醒状态改变为主的意识障碍多为脑干网状结构上行激动系统功能受损或抑制所致，分为意识模糊、嗜睡、昏睡和昏迷。

55. 以意识内容改变为主的意识障碍包括哪些?

以意识内容改变为主的意识障碍多属于大脑皮质病损或抑制所致，分为谵妄状态和醒状昏迷。谵妄状态表现为意识清晰度降低对客观环境的意识能力及反应能力均轻度下降，注意力涣散，记忆力减退，对周围环境理解力和判断力失常，常产生错觉或幻觉，多伴有紧张、恐惧情绪。醒状昏迷表现为双目睁开，眼睑开闭自如，但思维、情感、记忆、意识及语言活动均完全消失，对外界环境不能理解，毫无反应，肢体无自主运动，呈现意识内容消失。

☆☆☆☆

56. 言语障得可分哪几种类型?

言语障碍可分为失语症、功能性构音障碍、运动性构音障碍、器质性构音障碍、听力障碍所致的言语障碍、发声障得、儿童言语发育迟缓。

57. 运动障碍分为哪几种类型? 常见的护理诊断是什么?

(1) 运动障碍: 可分为运动传导通路病变引起的运动障碍、锥体外系病变引起的运动障碍、迟发性运动障碍、口面运动障碍、肌肉病变引起的运动障碍、骨骼病变引起的运动障碍、痛性运动障碍、间歇性运动障碍、职业性运动障碍、情绪紧张引起的运动障碍。

(2) 常见的护理诊断: ①躯体移动障碍, 与大脑、小脑及神经肌肉受损或运动协调异常有关。②潜在并发症, 如失用综合征, 与机体活动障碍有关。

58. 什么是数字减影血管造影?

数字减影血管造影 (DSA) 是通过导管或穿刺针将含有碘的显影剂注入选定的动脉或静脉, 把需要检查部位的影像数据分别输入电子计算机的两个存储器中, 然后, 随即给予减法指令, 电子计算机将从造影后的数据中减去造影前的数据, 经模 - 数转换系统, 成为只显影血管影像的减影片图像, 消除周围软组织和骨质等干扰的一种减影技术。

59. 全脑血管造影术后患者护理要点有哪些?

(1) 术后平卧 4～6 小时, 穿刺侧下肢伸直, 适当约束, 不能行屈肢活动, 不能抬高床头, 2 小时后可在床上行翻身侧卧, 观察穿刺处局部有无渗血。

(2) 监测足背动脉搏动情况。

（3）观察穿刺部位有无皮下淤血、皮下血肿，及时发现有无下肢动脉栓塞。

（4）观察穿刺侧肢体颜色、皮肤温度，是否有疼痛感觉，并与健侧相比较。

（5）观察患者有无头痛、呕吐及意识障碍等情况。

（6）嘱患者多饮水，以利于造影剂排出。

（7）术后 24 小时拆除敷料；指导患者术后 3 ～ 4 天穿刺部位不宜水浴，不要抓挠伤口，以免引起感染。

60. 全脑血管造影术的常见并发症有哪些？

（1）心率减慢及低血压。

（2）脑过度灌注综合征。

（3）急性脑梗死。

（4）脑血管痉挛。

（5）对比剂肾病。

（6）下肢动脉血栓形成。

（7）脑出血。

61. 当患者出现瞳孔不等大时，应考虑哪些情况？

（1）双侧瞳孔大小多变见于中脑病变。

（2）双侧瞳孔不等大，缩小侧伴有眼睑下垂，面部少汗，是交感神经麻痹所致，见于霍纳综合征。

（3）双侧瞳孔不等大，对光反应迟钝或消失见于脑疝。

62. 什么是颈内动脉海绵窦瘘（CCF）？常见的临床症状有哪些？

（1）定义：指海绵窦段的颈内动脉或其分支破裂后与海绵窦形成的异常动静脉交通,导致海绵窦内的压力增高,继而引起眶部、中枢神经系统的相应症状。

（2）常见的临床症状：颈内动脉海绵窦瘘的典型症状是患者

☆☆☆☆

出现眼球突出、眼结膜充血、眼球运动障碍、视力障碍等表现；部分患者有头痛、视力改变、假性动脉瘤、脑梗死。

63. 颈内动脉海绵窦瘘（CCF）根据病因分为哪几类？

（1）创伤性颈动脉-海绵窦瘘（TCCF）：多发生于颅脑损伤时颅底骨折，骨折片直接刺伤海绵窦段颈内动脉和（或）其分支；颅底骨折错位直接撕破该段血管，或造成颈内动脉挫伤形成动脉瘤，动脉瘤破裂形成 CCF；颅脑外伤后颅内压急剧升高，可造成海绵窦段颈内动脉及分支破裂，形成 CCF；穿通伤（如火器伤等）可直接损伤动脉壁形成 CCF。

（2）自发性颈动脉-海绵窦瘘（SCCF）：各种原因引起颈内动脉海绵窦段血管壁脆弱，以及海绵窦段颈内动脉或其分支动脉瘤形成破裂所致，如多种遗传性疾病、动脉炎及动脉粥样硬化等。

64. 颈内动脉海绵窦瘘（CCF）患者最危急的情况是什么？

当颈内动脉海绵窦瘘同时伴有假性动脉瘤时，可破入蝶窦或筛窦，发生致命性的鼻出血。

65. 颈内动脉海绵窦瘘（CCF）治疗的目的是什么？

防止脑缺血或脑出血。

66. 颈内动脉海绵窦瘘（CCF）的血管内栓塞治疗有哪些途径？

（1）经动脉途径球囊栓塞治疗。
（2）经动脉途径弹簧圈栓塞治疗。
（3）经静脉途径栓塞治疗。

67. 12 对脑神经包括哪些？

嗅神经、视神经、动眼神经、滑车神经、展神经、舌下神经、副神经、听神经、三叉神经、面神经、舌咽神经、迷走神经。

68. 什么是三叉神经的"扳机点"？

在病侧三叉神经分布区某处，如上、下唇、鼻翼、口角、门齿、犬齿、齿根、颊、舌等，特别敏感，稍加触动即可引起疼痛发作，这些敏感区称为"扳机点"。

69. 三叉神经的分布区域有哪些？

（1）第一支（眼支）：从眼裂上方区域一直到鼻部区域，该区域以上的部位属眼支分布区域。

（2）第二支（上颌支）：上唇以上，眼支以下区域，属上颌支分布区域。

（3）第三支（下颌支）：位于下唇的条带状区域属下颌支分布区域。

70. 面肌痉挛术后并发症有哪些？

（1）低颅压综合征：头痛、眩晕、呕吐。

（2）口唇疱疹。

（3）面神经麻痹。

（4）展神经暂时麻痹。

（5）耳鸣、听力下降。

71. 三叉神经及面积痉挛患者服用卡马西平的注意事项有哪些？

卡马西平的不良反应有头晕、嗜睡、口干、恶心、皮疹、再生障碍性贫血、肝功能损害、智力和体力的衰弱等，必须注意观察，每 1 ～ 2 个月复查肝功能和血常规。偶有皮疹、肝功能损害和白细胞减少需停药。

72. 颅前窝骨折临床表现有哪些?

颅前窝底即为眼眶顶板,十分薄弱,颅前窝发生骨折后,血液可向下浸入眼眶,引起球结膜下出血及迟发性眼睑皮下淤血,多在伤后数小时始渐出现,呈紫蓝色,俗称"熊猫眼",对诊断有重要意义;颅前窝骨折累及筛窝或筛板时,可撕破该处硬脑膜及鼻腔顶黏膜,而致脑脊液鼻漏和(或)气颅,使颅腔与外界交通,有感染危险;此外,颅前窝骨折还常有单侧或双侧嗅觉障碍,眶内出血可致眼球突出,若视神经受波及或视神经管骨折,可出现不同程度的视力障碍。

73. 颅中窝骨折临床表现有哪些?

颅中窝底为颞骨岩部,颅中窝骨折往往累及岩骨而损伤内耳结构或中耳腔,患者常有听力障碍和面神经周围性瘫痪。由于中耳腔受损脑脊液可由此经耳咽管流向咽部或经破裂的鼓膜进入外耳道形成耳漏。若骨折伤及海绵窦则可致动眼、滑车、三叉或展神经麻痹,并有引起颈内动脉假性动脉瘤或海绵窦动静脉瘘的可能,甚至导致大量鼻出血。若骨折累及蝶鞍,可造成蝶窦破裂,血液和脑脊液可经窦腔至鼻咽部,引起鼻漏或咽后壁淤血肿胀。

74. 颅后窝骨折临床表现有哪些?

颅后窝的前方为岩锥的后面,主要表现为颈部肌肉肿胀,乳突区皮下迟发性瘀斑及咽后壁黏膜淤血、水肿等征象。

75. 颅内低压综合征的护理是什么?

(1)原因:颅内低压综合征为脑脊液外漏过多所致。

(2)表现:患者出现直立性头痛,多位于额、枕部。头痛与体位有明显关系,坐起或站立时,头痛剧烈,平卧位则很快消失或减轻。常合并恶心、呕吐、头晕或眩晕、厌食、短暂的晕厥等。

（3）护理：一旦发生，应嘱其卧床休息，头低足高位，遵医嘱多饮水或静脉滴注生理盐水以大量补充水分。

76. 颅盖骨折并发症的护理是什么？

（1）骨膜下血肿：线形骨折常伴有骨膜下血肿，注意观察出血量和血肿范围，遵医嘱给予止血、镇痛药。

（2）癫痫：凹陷骨折患者可因脑组织受损而出现癫痫。为避免癫痫进一步加重颅脑损伤，应及时遵医嘱使用抗癫痫药物，注意观察病情和药物作用。

（3）颅内压增高和脑疝：颅盖骨折患者可合并脑挫伤、颅内出血，继发脑水肿导致颅内压增高。应严密观察患者病情，及时发现颅内压增高及脑疝的早期迹象。一旦出现相应表现，立即给予脱水、降颅内压等治疗，预防脑疝发生。

77. 如何鉴别脑脊液和鼻腔分泌物？

可将红色液体滴在白色滤纸上，在血迹外有较宽的月晕样淡红色浸渍圈，则为脑脊液；可根据脑脊液中含糖而鼻腔分泌物中不含糖的原理，用尿糖试纸或葡萄糖定量检测以鉴别血性脑脊液与鼻腔分泌物。

78. 脑损伤分为哪几类？

（1）原发性颅脑损伤：创伤暴力当时造成的颅脑损伤，包括脑震荡、脑挫裂伤、脑干损伤、丘脑损伤。

（2）继发性颅脑损伤：致伤后一段时间逐渐形成的脑损伤，包括伤后脑水肿、颅内血肿。

79. 颅骨骨折按部位分哪几类？

（1）颅盖骨折根据形态可分为：线性骨折、凹陷骨折、粉碎性骨折、洞形骨折。

☆☆☆☆

（2）颅底骨折按部位可分为：颅前窝骨折、颅中窝骨折、颅后窝骨折。

80. 脑震荡的临床表现有哪些？

伤后即刻发生意识障碍，程度一般不严重，可表现为昏迷或一过性神志恍惚，持续时间一般不超过半小时。有的患者清醒后对受伤发生的时间、地点和伤前不久的情况等不能记忆，出现近事遗忘或称逆行性遗忘。几乎所有的脑震荡患者都有不同程度的头痛、头晕、疲劳等临床症状，与脑震荡的严重性有关，有时可合并呕吐。部分患者表现为一定程度的精神状态改变，如出现情绪不稳定、易激动、欣快等或忧郁、淡漠。神经系统查体多无阳性表现。

81. 颅内血肿按部位分为哪些？

①硬脑膜外血肿；②硬脑膜下血肿；③脑内血肿；④多发性血肿。

82. 硬膜外血肿意识障碍特点是什么？

20%～50%患者出现典型的"中间清醒期"，即昏迷 - 好转或清醒 - 昏迷。

83. 头皮撕脱伤的护理措施有哪些？

（1）伤口和皮瓣护理：注意创面有无渗血，皮瓣有无坏死和感染。为保证植皮存活，植皮区避免受压。

（2）抗休克护理：密切监测生命体征，及早发现休克征象。如发生休克，遵医嘱做好开放静脉通路、补液等抗休克治疗。治疗期间，监测出入水量、尿量、脉搏、呼吸、血压、CVP变化等。

☆ ☆ ☆ ☆

84. 颅内血肿按血肿形成速度分哪几种?

（1）特急性血肿（伤后 3 小时内发生血肿）。

（2）急性血肿（3 小时至 3 天内发生血肿）。

（3）亚急性血肿（3 天至 3 周内发生血肿）。

（4）慢性血肿（3 周以上发生血肿）。

85. 格拉斯哥评分（GCS）包括哪些项目?

（1）睁眼：能自行睁眼 4 分；呼之睁眼 3 分；刺痛睁眼 2 分；无反应 1 分。

（2）语言：能对答，定位准确 5 分；能对答，定位有误 4 分；能说话，不能对答 3 分；仅能发音，不能说话 2 分；不能发音 1 分。

（3）运动：能完成吩咐的任务 6 分；手能指向刺痛部位 5 分；刺痛时，四肢回缩 4 分；刺痛时，双上肢过度屈曲 3 分；刺痛时，四肢过度伸展 2 分；刺痛时，四肢松弛，无反应 1 分。

86. 按格拉斯哥评分（GCS）和伤后昏迷时间的长短，将颅脑损伤患者的病情分为哪几型?

（1）轻型：13 ～ 15 分，伤后昏迷在 30 分钟内。

（2）中型：9 ～ 12 分，伤后昏迷时间在 30 分钟至 6 小时之间。

（3）重型：6 ～ 8 分，伤后昏迷在 6 小时以上，或在伤后 24 小时内意识恶化再次昏迷 6 小时以上者。

（4）特重型：3 ～ 5 分，伤后持续昏迷。

87. 意识障碍由轻到重可分为哪些?

（1）嗜睡：是程度最浅的一种意识障碍，患者经常处于睡眠状态，给予较轻微的刺激即可被唤醒，醒后意识活动接近正常，但对周围环境的鉴别能力较差，反应迟钝，刺激停止又复

☆ ☆ ☆ ☆

入睡。

（2）昏睡：较嗜睡更深的意识障碍，表现为意识范围明显缩小，精神活动极迟钝，对较强刺激有反应。不易唤醒，醒时睁眼，但缺乏表情，对反复问话仅作简单回答，回答时含混不清，常答非所问，各种反射活动存在。

（3）浅昏迷：随意活动消失，对疼痛刺激有反应，各种生理反射（吞咽、咳嗽、角膜反射、瞳孔对光反应等）存在，体温、脉搏、呼吸多无明显改变，可伴谵妄或躁动。

（4）深昏迷：随意活动完全消失，对各种刺激皆无反应，各种生理反射消失，可有呼吸不规则、血压下降、大小便失禁、全身肌肉松弛、去大脑强直等。

88. 常见的脑疝有哪些？

（1）小脑幕裂孔疝：又称小脑幕切迹疝、颞叶钩回疝，最为常见，多因幕上一侧大脑半球受压移位所致。

（2）枕骨大孔疝：又称小脑扁桃体疝，是因颅后窝占位性病变或因幕上占位病变导致颅内高压。

89. 头皮血肿护理措施有哪些？

（1）减轻疼痛：早期冷敷以减少出血和疼痛，24～48小时后改用热敷，以促进血肿吸收。

（2）并发症的护理：血肿加压包扎，嘱患者勿揉搓，以免增加出血。注意观察患者意识状态、生命体征、瞳孔及有无颅内压增高等表现，警惕是否合并颅骨骨折及脑损伤。

（3）健康教育：对于损伤较轻者，勿剧烈活动。血肿较大或存在联合伤、病情较重者，应卧床休息。遵医嘱服用抗生素、止血药、镇痛药物。如原有症状加重、头痛剧烈、频繁呕吐，及时就医。

90. 头皮裂伤的处理原则有哪些?

局部压迫止血，争取 24 小时内清创缝合。即使受伤已超过 24 小时，只要无明显感染征象，可彻底清创缝合。常规应用抗生素和破伤风抗毒素（TAT）。

91. 头皮撕脱伤处理原则有哪些?

头皮不完全撕脱者争取在伤后 6～8 小时清创后缝回原处；如头皮已完全撕脱，清创后行头皮血管吻合或将撕脱的头皮切成皮片植回；如撕脱的皮瓣已不能利用，需在裸露颅骨做多处钻孔至板障层，待钻孔处长出芽后植皮。急救过程中，用无菌敷料或干净布包裹撕脱头皮，避免污染，隔水放置于有冰块的容器内，随患者一起送至医院，争取清创后再植。

92. 诊断脑死亡的基本要素有哪些?

诊断标准：深昏迷，脑干反射全部消失，无自主呼吸。以上必须全部具备。

93. 如何预防脑脊液逆流?

禁忌堵塞、冲洗、滴药入鼻腔和耳道，脑脊液鼻漏者，严禁经鼻腔置管（胃管、吸痰管、鼻导管），禁忌行腰椎穿刺。避免用力咳嗽、打喷嚏和擤鼻涕；避免挖耳抠鼻；避免屏气排便，以免鼻窦或乳突内的空气被压入颅内，引起气颅或颅内感染。

94. 脑脊炎鼻漏的处理方法有哪些?

半坐位，避免抠鼻及放置胃管，禁忌鼻腔填塞，多在 2 周左右愈合，4 周以上不愈及脑膜炎应施行修补术。

☆ ☆ ☆ ☆

95. 什么是脑膜瘤？

脑膜瘤是起源于脑膜与脑膜间隙的衍生物。

96. 颅内肿瘤术前评估有哪些？

（1）一般情况：评估患者的年龄、性别、职业、生活状态、营养状态、康复功能状况、生活自理状况等情况。了解本次发病的特点和经过。

（2）既往史：评估既往有无其他系统肿瘤、过敏性疾病、头部外伤、电磁辐射、接触神经系统致癌物和病毒感染等病史。

（3）家族史：评估家族中有无颅内和椎管内肿瘤病史。

（4）症状与体征：评估患者的生命体征、意识状态、瞳孔、肌力及肌张力、运动感觉功能等。询问起病方式，注意有无进行性颅内压增高及脑疝症状，有无神经系统定位症状和体征，如精神症状、癫痫发作、运动障碍、感觉障碍、失语、视野改变、视觉障碍、内分泌功能紊乱、小脑症状、各种脑神经功能障碍等，是否影响患者的自理能力及是否容易发生意外伤害。

（5）辅助检查：了解 CT、MRI 检查结果，以及血清内分泌激素的检测。

（6）心理-社会状况：了解患者及其家属对疾病的认识和期望值，对手术治疗方法、目的和预后的认知程度，家属对患者的关心、支持程度，家庭对手术的经济承受能力。

97. 颅内肿瘤的临床表现有哪些？

（1）颅内压增高：约 90% 以上的患者可出现头痛、呕吐、视神经乳头水肿等颅内压增高的症状和体征，主要由于肿瘤占位效应、瘤周脑水肿和脑脊液循环受阻出现脑积水所致。通常呈慢性、进行性加重。若未得到及时治疗，患者视力减退、视野向心性缩小，最终可失明。瘤内出血可表现为急性颅内压增高，甚至发生脑疝。

☆ ☆ ☆ ☆

（2）定位症状与体征：颅内肿瘤可直接刺激、压迫和破坏邻近的脑组织及脑神经，出现神经系统定位症状和体征。如癫痫发作、进行性运动或感觉障碍、精神障碍、视力或视野障碍、语言障碍及共济运动失调等。

98. 颅内肿瘤术后体位如何摆放？

幕上开颅术后患者应卧向健侧，幕下开颅术后早期宜取去枕侧卧或侧俯卧位，避免切口受压。经口鼻蝶窦入路术后取半卧位，以利伤口引流。脑神经受损、吞咽功能障碍者只能取侧卧位，以免口咽部分泌物误入气管。体积较大的肿瘤切除后，因颅腔留有较大空隙，24 ～ 48 小时手术区应保持高位，以免突然翻动时脑和脑干移位，引起大脑上静脉撕裂、硬脑膜下出血或脑干功能衰竭。搬动患者或为其翻身时，应有人扶持头部使头颈部成一直线，防止头颈部过度扭曲或震动。

99. 颅内肿瘤术后并发症护理有哪些？

（1）颅内出血：颅内出血是颅脑手术后最危险的并发症，多发生于术后 24 ～ 48 小时，患者表现为意识清醒后又逐渐嗜睡、反应迟钝甚至昏迷。术后应密切观察，一旦发现有颅内出血征象，应及时报告医师，并做好再次手术止血的准备。

（2）颅内压增高：主要原因是周围脑组织损伤、肿瘤切除后局部血流改变、术中牵拉所致脑水肿。术后密切观察生命体征、意识、瞳孔、肢体功能和颅内压的变化，遵医嘱给予甘露醇和地塞米松等，以降低颅内压。

（3）颅内积液或假性囊肿：颅内肿瘤术后，在残留的创腔内放置引流物，以引流手术残腔内的血性液体和气体，使残腔逐步闭合，减少局部积液或形成假性囊肿。

（4）脑脊液漏：注意伤口、鼻、耳等处有无脑脊液漏。经鼻蝶窦入路术后多见脑脊液鼻漏，应保持鼻腔清洁，严禁堵塞鼻腔，

☆ ☆ ☆ ☆

禁止冲洗，避免剧烈咳嗽，禁止从鼻腔吸痰或插胃管。若出现脑脊液漏，及时通知医师，并做好相应护理。

（5）尿崩症：主要发生于鞍上手术后，如垂体腺瘤、颅咽管瘤等手术涉及下丘脑影响血管升压素分泌所致。患者出现多尿、多饮、口渴，每日尿量大于4000ml，遵医嘱给予神经垂体素治疗，准确记录出入水量，根据尿量的增减和血清电解质调节用药剂量。尿量增多期间，须注意补钾，每1000ml尿量补充1g氯化钾。

100. 颅内肿瘤术后头部引流管护理要点有哪些？

（1）妥善放置引流瓶：术后早期，创腔引流瓶（袋）高度与头部创腔保持一致，以保证创腔内一定的液体压力，避免脑组织移位。另外，创腔内暂时积聚的液体可稀释渗血、防止渗血形成血肿。当创腔内压力升高时，血性液仍可自行流出。术后48小时内，不可随意放低引流瓶，以免腔内液体被引流出致脑组织迅速移位，撕破大脑上静脉，引起颅内血肿。若术后早期引流量多，应适当抬高引流瓶（袋）。48小时后，可将引流瓶（袋）略放低，以较快引流出腔内液体，减少局部残腔。

（2）拔管：引流管放置3～4日，一旦血性脑脊液转清，即可拔出引流管，以免形成脑脊液漏。

101. 垂体瘤分类有哪些？

（1）泌乳素腺瘤。
（2）生长激素腺瘤。
（3）促肾上腺皮质激素腺瘤。
（4）促甲状腺素腺瘤。
（5）促性腺激素腺瘤。
（6）多内分泌腺瘤病。
（7）无分泌功能腺瘤。

102. 垂体瘤的临床表现有哪些？

（1）泌乳素腺瘤：表现闭经、溢乳、不育。

（2）生长激素腺瘤：表现巨人症、肥大症。

（3）促肾上腺皮质激素腺瘤：表现皮质醇增多症。

（4）促甲状腺素腺瘤：表现促甲状腺激素（TSH）分泌过多，T3、T4 增高，临床表现为甲亢症状。

（5）促性腺激素腺瘤：表现性功能减低、闭经、不育、阳痿。

（6）头痛。

（7）视力视野障碍。

103. 神经外科营养支持有哪些？

（1）早期可采用肠外营养，经静脉输入 5% 或 10% 葡萄糖液、10% 或 20% 脂肪乳剂、复方氨基酸液、维生素等。

（2）一般经 3 ～ 4 日，肠蠕动恢复后，即可经鼻胃管补充营养。

（3）少数患者由于呕吐、腹泻或消化道出血，长时间处于营养不良状态，可经静脉输入高浓度、高营养液体。

（4）昏迷患者禁食，每日静脉输液量 1500 ～ 2000ml，其中含钠电解质 500ml，输液速度不可过快。个别长期昏迷者，可考虑行胃造口术。

（5）成人每日供给总热能为 8400kJ，每千克体重 1 ～ 1.5g 蛋白质，同样应控制盐和水的摄入量。

（6）患者意识好转出现吞咽反射时，可耐心地经口试喂食，开始时喂蒸蛋、藕粉等流质食物为宜。

104. 椎管内肿瘤护理措施有哪些？

（1）缓解疼痛：了解并避免加重患者疼痛的因素，如指导患者采取适当体位，以减轻疼痛。遵医嘱适当应用镇痛药。

（2）病情观察：注意患者的肢体感觉、运动及括约肌功能

☆☆☆☆

状况。

105. 椎管内肿瘤的特征性表现有哪些?

（1）根性痛：脊髓肿瘤早期最常见症状，主要表现为神经根痛，疼痛部位与肿瘤所在平面的神经分布一致，咳嗽、打喷嚏和用力排便时加重，部分患者可出现夜间痛和平卧痛。

（2）感觉障碍：感觉纤维受压时表现为感觉减退和感觉错乱，被破坏后则感觉丧失。

（3）肢体运动障碍及反射异常：肿瘤压迫神经前根或脊髓前角，出现支配区肌群下位运动神经元瘫痪。肿瘤压迫脊髓，使肿瘤平面以下的锥体束向下传导受阻，表现为上位运动神经元瘫痪。

（4）自主神经功能障碍：最常见膀胱和直肠功能障碍。

（5）其他：髓外硬脊膜下肿瘤出血导致脊髓蛛网膜下腔出血。高颈段或腰低段以下肿瘤，阻碍脑脊液循环和吸收，导致颅内压增高。

106. 脊膜瘤的早期症状有哪些?

①肢体麻木；②异样感；③肌肉抽动；④肌无力；⑤肌萎缩。

107. 脑复苏的护理措施有哪些?

目前唯一被证实有效并且被推荐的，脑保护和脑复苏方法是治疗性轻度低温法。其具体的实施要求是，对于心脏停搏后自主循环功能已经恢复，且血流动力学稳定但仍处昏迷状态的患者，应该在数分钟或数小时内，将患者的体温控制在 $32 \sim 34℃$，而且持续 $12 \sim 24$ 小时，以改善患者的神经学结局和提高存活率。

108. 脑复苏的分级为哪几级?

（1）1 级：脑及总体情况良好。

（2）2 级：轻度脑和总体残疾。

（3）3 级：重度脑和总体残疾。

（4）4 级：植物状态。

（5）5 级：脑死亡。

109. 什么是脑积水"三联征"？

（1）肢体行走的障碍：步态不稳。

（2）认知功能的下降：进行性痴呆。

（3）大小便失禁。

110. 人工气道并发症有哪些?

（1）皮下气肿：是术后最常见的并发症，与气管前软组织分离过多，气管切口外短内长或皮肤切口缝合过紧有关。自气管套管周围逸出的气体可沿切口进入皮下组织间隙，沿皮下组织蔓延，气肿可达头面、胸腹，但一般多限于颈部。大多数于数日后可自行吸收，无须做特殊处理。

（2）气胸及纵隔气肿：在暴露气管时，向下分离过多、过深，损伤胸膜后，可引起气胸。轻者无明显症状，严重者可引起窒息。如发现患者气管切开后，呼吸困难缓解或消失，而不久再次出现呼吸困难时，则应考虑气胸，X 线摄片可确诊。此时应行胸膜腔穿刺，抽除气体。严重者可行胸腔闭式引流术。

（3）出血：术中伤口少量出血，可经压迫止血或填入明胶海绵压迫止血，若出血较多，可能有血管损伤，应检查伤口，结扎出血点。

（4）拔管困难：对拔管困难者，行 X 线摄片或 CT 检查，根据不同原因，酌情处理。

（5）气管食管瘘：较小的、时间不长的瘘孔，有时可自行愈合，瘘口较大或时间较长，上皮已长入瘘口者，只能手术修补。

☆ ☆ ☆ ☆

111. 颅脑损伤患者如何保持呼吸道通畅?

（1）及时清除呼吸道异物：及时清除咽部的血块和呕吐物，并注意吸痰，如发生呕吐，及时将患者头转向一侧以免误吸。

（2）开放气道：维持呼吸功能，舌后坠者放置口咽通气管，必要时气管插管或气管切开。呼吸减弱并潮气量不足不能维持正常血氧者，及早使用呼吸机辅助呼吸。

（3）加强呼吸道管理：保持室内适宜的温湿度，加强湿化，避免呼吸道分泌物过于黏稠，以利排痰。建立人工气道者，加强气道管理。必要时遵医嘱给予抗生素防治呼吸道感染。

112. 癫痫发作的护理措施有哪些?

（1）立即平卧，头偏向一侧，吸痰、吸氧。
（2）取下活动性义齿，将压舌板及手帕放于白齿之间。
（3）遵医嘱应用镇静药。
（4）密切观察病情变化。
（5）做好交接班。

113. 脑损伤后瞳孔变化有哪些?

对比两侧瞳孔的大小、形状和对光反射，同时注意观察两侧眼裂大小、眼球的位置和运动情况。伤后立即出现一侧瞳孔散大，是原发性动眼神经损伤所致；伤后瞳孔正常，以后一侧瞳孔先缩小继之进行性散大，并且对光反射减弱或消失，是小脑幕切迹疝的眼征；双侧瞳孔散大、对光反射消失、眼球固定伴深昏迷或去皮质强直，多为原发性脑干损伤或临终表现；双侧瞳孔大小形状多变、对光反射消失，伴眼球分离或异位，常是中脑损伤的表现；眼球不能外展且有复视者，多为展神经受损；眼球震颤常见于小脑或脑干损伤。

参 考 文 献

[1]　徐德保, 唐云红. 神经外科护理查房手册 [M]. 北京: 化学工业出版社, 2013.

[2]　陈茂君, 蒋艳, 游潮. 神经外科护理手册 [M]. 北京: 科学出版社, 2011.

[3]　李乐之. 外科护理学 [M]. 北京: 人民卫生出版社, 2012.

[4]　周良辅, 蒋红. 神经外科围手术期的临床护理 [M]. 上海: 复旦大学出版社, 2006.

[5]　郎黎薇. 神经外科护士临床常见问题与解答 [M]. 上海: 复旦大学出版社, 2010.

第 9 章
骨科 456 问

1. 什么是股骨颈骨折?

股骨颈骨折是指由股骨头下至股骨颈基底部之间的骨折。

2. 下肢骨主要由哪些部分组成?

下肢骨分为下肢带骨和自由下肢骨,下肢带骨为髋骨。自由下肢骨包括股骨、髌骨、胫骨、腓骨、足骨。

3. 髋关节手术前应做哪些生活指导?

指导患者进行术后适应性锻炼,如进行咳痰指导、教会患者如何在床上排尿、排便及使用便器的方法、在床上如何用力等相关知识,教会患者及其家属在搬运、翻身、生活护理、肢体功能锻炼过程中的操作技巧。

4. 髋关节置换术后进行哪些功能锻炼?

(1) 手术当日可行踝泵运动、股四头肌收缩训练和直腿抬高训练。

(2) 术后第 1 日可行屈髋和髋外展训练。

5. 如何治疗无移位型股骨颈骨折?

可将患肢置于轻度外展位，通过患肢及时制动、牵引鞋固定或皮肤牵引等方式，进行卧床 8 ～ 12 周的非手术治疗。但临床上经常遇到骨折转变成移位者，而且长期卧床易发生致命的并发症，故近年来多主张采取内固定，以利于患者早期活动。

6. 如何治疗移位型股骨颈骨折?

移位型股骨颈骨折如患者无手术禁忌证均应采取手术治疗，以减少股骨头缺血性坏死等骨折合并症和原有心肺疾病的恶化。

7. 股骨颈骨折临床分型有哪些?

（1）按骨折线的部位分为头下型骨折、经颈型骨折和基底型骨折。

（2）按骨折线斜度分为外展型骨折、中间型骨折及内收型骨折。

（3）按骨折损伤程度分为四型：Ⅰ型为不完整骨折；Ⅱ型为完全骨折但无移位；Ⅲ型为骨折有部分移位，股骨头外展，股骨颈段轻度外旋及上移；Ⅳ型为股骨完全移位，股骨颈段明显外旋和上移。

8. 为什么股骨颈骨折后易发生股骨头缺血性坏死?

由于股骨头位于髋关节囊内，主要靠旋股内外侧动脉供血，且无其他动脉代偿，股骨颈骨折时极易切断股骨头的血供，从而导致股骨头缺血性坏死。

☆☆☆☆

9. 股骨粗隆间骨折和股骨颈骨折的临床特点有哪些异同（表 9-1）？

表 9-1　股骨颈骨折与股骨粗隆间骨折的临床特点

症状类型	股骨颈骨折	股骨粗隆间骨折
X 线检查骨折部位	股骨下端至股骨基底部	股骨颈基底部以下至粗隆水平以上
局部瘀斑	较轻	较明显
疼痛	疼痛，压痛点在腹股沟中点外下方	剧烈疼痛，压痛点在粗隆处
愈合	愈合较难	愈合容易，常遗留内翻畸形
首选处理原则	非手术（复位）治疗	手术治疗

10. 什么是肌力？

肌力是指肌肉收缩时所能产生的最大力量。

11. 肌力如何分级？

（1）0 级：肌肉完全麻痹，触诊肌肉完全无收缩力。

（2）Ⅰ级：肌肉有主动收缩力，但不能产生关节运动。

（3）Ⅱ级：有关节运动，但不能克服地心吸引力运动，肢体能在床上平行移动。

（4）Ⅲ级：肢体能克服地心吸引力运动，但不能做阻力运动，肢体能抬离床面。

（5）Ⅳ级：肢体能做阻力运动，但比正常肌力弱。

（6）Ⅴ级：肌力正常，运动自如。

12. 什么是肌张力？

肌肉静止松弛状态下的紧张度称为肌张力。

☆ ☆ ☆ ☆

13. 如何评估肌张力?

临床上可运用修订的改良阿什沃思(Ashworth)痉挛评定量表评估肌张力(表 9-2)。

表 9-2 改良阿什沃思(Ashworth)痉挛评定量表

等级	肌张力	评判标准
0	无痉挛	无肌张力增加
I	肌张力轻微增加	进行被动关节活动范围检查时,在关节活动范围未出现突然卡住,然后释放或出现最小阻力
I+	肌张力轻度增加	进行被动关节活动范围检查时,在关节活动范围的后 50% 出现突然卡住,当持续把被动关节活动范围检查进行到底时,始终有小的阻力
II	肌张力增加较明显	在被动关节活动范围检查的大部分范围内均觉肌张力增加,但受累部分的活动仍较容易
III	肌张力严重增加	进行被动关节活动范围检查有困难
IV	僵直	僵直于屈或伸的某一位置上,不能活动

14. 什么是牵引?

牵引是通过牵引装置,利用牵引力与反牵引力对肢体或躯干进行牵拉,使骨折、脱位获得复位和固定,使关节挛缩畸形得到矫正的方法。临床常用的牵引种类有皮肤牵引、兜带牵引和骨牵引。

15. 皮牵引的方法有哪些?

借助胶布贴于伤肢皮肤上或用海绵牵引带包压伤肢皮肤。

16. 皮牵引的适应证和禁忌证是什么?

(1)适应证

1)骨折、关节脱位的复位及维持复位后的稳定。

☆ ★ ☆ ☆

2）挛缩畸形的矫正治疗和预防（重度关节瘢痕挛缩畸形）。

3）炎症肢体的制动和抬高，骨和关节疾病治疗前的准备。

4）防止骨骼病变，引起病理性骨折。

（2）禁忌证：局部皮肤受损和对胶布或泡沫塑料过敏者。

17. 皮肤牵引前患者的护理评估有哪些?

（1）了解患者诊断、牵引目的及患者体重。

（2）评估牵引肢体的活动度、感觉及血供并做好记录，以利操作后对比。

（3）牵引肢体皮肤的情况，如有伤口、瘢痕应尽可能避开。

（4）患者的心理状态：做好解释工作，取得患者的理解和配合。

18. 皮肤牵引的并发症有哪些? 如何预防并发症?

（1）并发症：皮肤牵引的常见并发症有皮肤水疱、皮肤溃疡、压疮、足下垂、关节僵硬等。

（2）预防并发症

1）皮肤水疱、皮肤溃疡、压疮：水疱多因胶布牵引粘贴不均匀、不牢固，或者粘贴面积小，牵引重量过重，也有患者是由于胶布过敏所致。溃疡多发生在胶布边缘的部位，因为该处受到持续、上下错开、不均匀的拉扯力，容易拉伤皮肤。牵引患者长期卧床，骶尾部和内外踝等骨突部局部受压，血液循环受阻，容易发生压疮。因此对于皮肤牵引的患者，护士每班均应进行床头交接班，密切观察患者皮肤情况，并注意保持胶布粘贴均匀。如患者对胶布过敏或胶布粘贴不当出现水疱时，应及时处理。水疱少时可用 75% 乙醇擦洗；水疱多或有大片皮疹，经治疗无效时，应改用骨牵引。

2）足下垂：膝关节外侧腓骨小头下方有腓总神经通过，因位置表浅，容易受压。腓总神经受压后可导致足背伸无力，而发生

☆ ☆ ☆ ☆

垂足畸形。预防方法：下肢水平牵引时，松紧适宜，必要时在膝关节外侧加棉垫避免腓总神经受压，并将踝关节置于功能位，并指导患者做踝关节背伸锻炼，防止足下垂的发生。

3）关节僵硬：患者长期固定不动又缺乏功能锻炼，静脉血和淋巴回流不畅，关节内外组织发生纤维粘连，同时由于关节囊和周围肌肉萎缩，关节活动可有不同程度的障碍。对于皮肤牵引的患者，护士应指导固定关节以外的部位加强活动，并循序渐进，尽量降低关节僵硬的程度。

19. 骨牵引的种类有哪些？

骨牵引的种类包括颅骨牵引、尺骨鹰嘴牵引、尺骨茎突牵引、拇指及其他四指牵引、股骨髁上牵引、胫骨结节牵引、跟骨牵引、股骨大转子牵引。

20. 骨牵引的适应证和禁忌证是什么？

（1）适应证

1）成年人下肢不稳定骨折、石膏固定有困难者，如股骨干骨折、胫腓骨粉碎性、开放性骨折。

2）颈椎骨折合并脱位者，骨盆骨折同时伴有错位，中心性髋关节脱位。

3）陈旧性髋关节脱位手术复位前。

4）骨折部位的皮肤有损伤和软组织缺损有伤口时。

5）开放性骨折感染或战伤骨折，患者合并胸、腹腔或骨盆损伤者，需要密切观察生命体征而肢体不宜做其他固定者。

6）肢体合并血液循环障碍暂不宜其他固定者。

（2）禁忌证

1）牵引处有炎症或者开放性创伤污染严重者。

2）牵引局部骨骼有病变或严重骨质疏松者。

3）牵引局部需要切开复位者。

☆ ★ ☆ ☆

21. 如何进行骨牵引护理?

（1）注意保证牵引的重量适当：颅骨牵引，牵引重量要根据颈椎骨折和脱位情况决定，一般为 6～8kg；如伴小关节交锁者，重量可加到 12.5～15kg；尺骨鹰嘴牵引，牵引的重量为体重的 1/20；股骨髁上牵引，牵引重量一般为体重的 1/8～1/7，年老体弱、肌肉损伤过多或病理性骨折者，可为体重的 1/9；胫骨结节牵引，牵引重量为体重的 1/8～1/7；踝上牵引，牵引重量为体重的 1/12；股骨大转子牵引，牵引重量为体重的 1/12；跟骨牵引，一般成人的牵引重量为 4～6kg。

（2）骨牵引的针眼护理：牵引针安置成功后，使用无菌敷料保护针眼。如出现渗血、渗液应及时换药，无菌敷料覆盖。若此期间无渗血、渗液等情况，3 天后去除无菌敷料。若针眼处皮肤完好，无红肿、疼痛、渗液或感染，则保留针眼处的痂壳并加强观察。若针眼处有红肿、疼痛、大量渗出或感染，则采用外科换药的方法，直至针眼处干燥、无红肿。感染严重时须拔除钢针改变牵引位置。骨牵引针两端套上软木塞或胶盖小瓶。牵引针若向一侧偏移，不可随意将针推回，应用碘伏、乙醇消毒后调至对称。

（3）保持有效牵引：根据牵引部位抬高床头或床尾，以产生反牵引力；牵引力的方向应和骨干纵轴成一直线，牵引绳应在滑轮内，上面不能压盖被子、衣物等，牵引锤不能触地，也不能紧靠床尾，要悬空；患足勿蹬在床栏上，如蹬住床栏，应用健足蹬床，双手拉住床头向上移动，以保持有效牵引；不可随意松脱牵引，需要观察、操作时要用手法牵引代替。

（4）观察患肢血液循环：密切观察患肢肢端血液循环情况，观察患肢末梢皮肤有无发绀、肿胀、发冷、麻木、疼痛、足背动脉减弱等情况。

（5）指导功能锻炼：对于进行牵引治疗的患者，在牵引期间应进行牵引关节以外部位的锻炼，以防止肌肉萎缩和关节僵硬。

22. 骨牵引的并发症有哪些？如何预防并发症？

（1）骨牵引的常见并发症：血管和神经损伤、牵引针眼感染、牵引针滑脱、足下垂、肌肉萎缩、关节僵硬、过牵综合征等。

（2）预防并发症

1）血管和神经损伤：进针时定位不准及进针部位错误所致。有时需与骨折或脱位合并的血管、神经损伤相鉴别，因此牵引前应注意检查。

2）牵引针眼感染：针眼处有分泌物未清除，或牵引针松动，左右滑动易导致感染。应保持牵引针眼干燥、清洁。牵引弓建议用 75% 乙醇擦拭清洁，使用无菌敷料保护针眼，保持敷料的清洁。若针眼处皮肤完好，无红肿、疼痛、渗液或感染，则保留针眼处的痂壳并加强观察，骨牵引针两端套上软木塞或胶盖小瓶。牵引针若向一侧偏移，不可随意将针推回，应用碘伏、乙醇消毒后调至对称。

3）牵引针滑脱：颅骨牵引钻孔太浅，或未将两弓尖靠拢压紧、未将螺母拧紧；钻孔太深易将颅骨内板钻穿，形成颅内血肿。为避免牵引针滑动移位，在保证牵引术操作成功、牵引装置完好的情况下，应做好以下几点：①保持患肢末端处于功能位牵引，勿将牵引装置任意移开，即使改变姿势时，也不要放松；②按规定重量持续牵引，牵引时牵引锤不要垂在地上、床上、不可以过度摇动，避免碰撞；③向患者和及其家属讲解肢体制动的重要性，以取得合作。

4）足下垂：腓总神经损伤和跟腱挛缩均可引起足下垂。预防方法：下肢牵引时应在膝外侧垫棉垫，防止压迫腓总神经。行胫骨结节牵引时，要准确定位，以免误伤腓总神经。如患者出现足背伸无力，则为腓总神经损伤的表现，应及时检查去除致病原因。平时应用足底托板或沙袋将足底垫起，以保持踝关节于功能位。如病情许可，每天应主动伸屈踝关节，如因神经损伤或截瘫而引

☆★☆☆

起踝关节不能自由活动,则应做被动足背伸活动,以防止关节僵硬和跟腱挛缩。

5)肌肉萎缩、关节僵硬:患肢长期固定不动又缺乏功能锻炼,容易导致不同程度的肌肉萎缩和关节僵硬。预防方法是在牵引期间应鼓励患者做力所能及的活动,如肌肉的等长收缩、关节活动等,辅以肌肉按摩及关节的被动活动,以促进血液循环,保持肌力和关节的正常活动度。

6)过牵综合征:多发生于颅骨牵引时,为牵引过度导致的血管、神经损伤。易伤及的神经、血管主要有舌下神经、臂丛神经、脊髓、肠系膜上动脉等,表现出相应神经、血管受损症状。如舌下神经过牵表现为吞咽困难,伸舌时舌尖偏向患侧;臂丛神经过牵表现为一侧上肢麻木。

23. 什么是人工髋关节?

人工髋关节是仿照人体关节的结构,将假体柄部插入股骨髓腔内,利用头部与关节臼或假体金属杯形成旋转,实现股骨的屈伸和运动。

24. 人工髋关节有哪些类型?

(1)按关节被置换的部分分为全髋关节和单、双极股骨头置换。

(2)按关节置入后的固定方式分为骨水泥型、非骨水泥型和混合型。

(3)按关节的对合方式分为金属对聚乙烯、陶瓷对陶瓷、金属对金属等类型。

25. 什么叫人工髋关节置换术?

人工髋关节置换术是利用人工关节材料,置换有疾病或损伤的髋关节,以模拟球状关节与股骨相连,从而取代人体髋关节功能的一种骨科手术。

26. 人工髋关节置换术可能会出现哪些并发症?

(1) 股骨上段破裂:发生率为 6.0%~ 15.3%,发生原因与手术操作方式及术中操作有关。此外,患者年龄偏大、骨质疏松、骨皮质薄与骨破裂也有一定关系。

(2) 人工髋关节脱位:人工髋关节脱位是全髋置换术的早期主要并发症。

(3) 严重疼痛:约占 4%,与人工股骨头过大、松动、移位,关节内钙化、骨化、感染和金属刺激有关。

(4) 感染:发生率为 2.1%~ 10.3%。在现代人工关节置换手术中,感染的发生率已降至 1.0% 以下,但由于每年进行人工关节置换手术的数目庞大,故感染的病例数也十分可观。感染的原因主要为无菌操作不严格、手术操作粗暴、止血不彻底、术后引流不畅等。

(5) 假体松动:假体松动是人工髋关节置换失败的最常见原因,也是术后翻修术的主要原因。

27. 什么是下肢深静脉血栓形成?

下肢深静脉血栓形成是指血液在下肢深静脉内的异常凝结而形成血栓,血流受阻,肢体肿胀,严重者引起肢体坏死的一种疾病。

28. 人工关节置换术后下肢深静脉血栓形成的发病机制是什么?

(1) 血流淤滞:髋、膝关节严重病损需行人工关节置换术的患者多属高龄,且多合并多系统、多脏器的生理退变和器质性疾病。这些患者术前多因髋、膝关节病损,下肢活动已明显减小,胸腔负压减少、心排血量相对减少、静脉回流减慢,均已使下肢血流处于相对滞缓状态。在人工髋关节置换术中极度地旋转下肢,即可导致股静脉扭结,使术中下肢静脉血淤滞,存在深静脉血栓 (DVT) 风险;患者在接受人工关节置换术后还因围术期其他医源性因素（如术后制动、麻醉方式、止血带的使用等）而使血流状态进一步滞缓而致深静脉血栓形成。

（2）管壁损伤：在人工关节置换术过程中虽少见邻近血管的直接损伤，但间接损伤血管仍有以下可能。①术中间接损伤，如人工全髋关节置换时对股静脉的扭结和损伤；②骨水泥聚合产热的损伤；③感染、炎症、梗死及化学性损伤所导致的组织损伤。

（3）血液高凝状态：血液组成成分的改变而使患者机体处于高凝状态是人工关节置换术后深静脉血栓形成的一个主要原因。行人工关节置换术的患者多为老年人，或为全身性疾病的患者，而且手术刺激、术中止血带的使用及术后卧床休息均会激活导致高凝状态的血液组成成分改变，增加术后发生 DVT 的风险。

29. 发生深静脉血栓（DVT）的高危人群有哪些?

发生 DVT 的高危人群包括外科手术、创伤（严重创伤或下肢损伤）、长期制动、瘫痪、恶性肿瘤、癌症治疗（激素治疗、化疗或放疗）、静脉血栓栓塞症（VTE）病史、高龄、妊娠及产后期、口服含雌激素避孕药或激素替代疗法、应用选择性雌激素受体调节剂、急性内科疾病、心脏或呼吸衰竭、炎性肠病、肾病综合征、骨髓增生异常综合征、阵发性夜间血红蛋白尿、肥胖、吸烟、静脉曲张、中心静脉插管、遗传性或获得性易栓症、超过 30 分钟全身麻醉。

30. DVT 护理评估内容有哪些?

（1）手术：与手术种类、创伤程度、手术时间、术中使用止血带时间及术后卧床时间密切相关，其中下肢骨关节手术属高危因素。

（2）年龄：随着年龄的增长，发病率明显升高。

（3）制动：长时间卧床、固定姿势状态下发病率增加。

（4）既往史：既往有静脉血栓史者发病率为无既往史者的 5 倍。

（5）恶性肿瘤。

（6）其他：肥胖、血管内插管、使用避孕药等。

31. 什么是 Homan's 征？临床意义是什么？

（1）定义：将足向背侧急剧弯曲时，小腿肌肉深部疼痛，称为 Homan's 征阳性，这是由于腓肠肌及比目鱼肌被动伸长时刺激小腿血栓处静脉而引起的。

（2）临床意义：Homan's 征阳性常提示小腿深静脉血栓形成。

32. 如何测量大小腿周径？

大腿可在髂前上棘下 20cm 平面测量或在髌骨上缘上 10 ～ 15cm 处测量；小腿可在胫骨结节下 15cm 平面测量，或在髌骨下缘下 10 ～ 15cm 处测量。

33. DVT 的预防措施有哪些？

（1）基本预防措施：①四肢或盆腔邻近静脉周围的操作应轻巧、精细，避免损伤静脉内膜；②术后抬高患肢时，不要在腘窝或小腿下单独垫枕，以免影响深静脉回流；③鼓励患者尽早开始足、趾的主动活动，并多做深呼吸及咳嗽动作，尽可能早期离床活动；④术中和术后补液，鼓励多饮水，避免脱水；⑤改善生活方式，戒烟戒酒，控制血糖及血脂。

（2）机械预防措施：利用机械性原理促使下肢静脉血流加速，降低 DVT 发生率。

（3）药物预防措施：药物预防措施包括阿司匹林、维生素 K 拮抗剂、普通肝素、低分子肝素、戊聚糖等，现已不多采用低分子右旋糖酐、抗凝血酶Ⅲ。

34. DVT 的机械预防包括哪些？

①足底静脉泵；②逐级加压弹力袜；③间歇充气加压装置。

☆ ★ ☆ ☆

35. 足底静脉泵使用注意事项有哪些?

（1）根据患者的舒适程度，选择大小适中的充气垫置于双侧肢体远端。

（2）根据患者疾病严重程度、肢体敏感性及患者耐受程度，在中心控制器设定适当的脉冲压力、脉冲持续时间和脉冲间隔后启动应用。

（3）可持续使用长达 48 小时，也可间断使用。

（4）定期检查患者足弓能否直接感到脉冲。

（5）肢体循环不良、皮肤易破损、肢体感觉迟钝、患有糖尿病及组织存活能力不良的患者，应添加软垫，降低脉冲压力。

（6）使用过程中，经常检查皮肤有无红肿及任何可能导致组织坏死的早期迹象，必要时终止治疗。

（7）注意保暖，避免肢体受凉。

36. 逐级加压弹力袜使用注意事项有哪些?

（1）弹力袜穿着长度应从足部到大腿根部。

（2）正确测量患者的下肢周径，选择大小合适的弹力袜。

（3）在袜的近端不能有弹力圈，以避免近端压力太大，影响静脉回流。

（4）确定穿弹力袜时足趾洞与足趾平齐，确保足趾活动自如，每日检查弹力袜适合程度，以判断下肢周径的改变。

（5）不要向下翻折弹力袜。

（6）每日脱下时间 ≤ 30 分钟。

37. 间歇充气加压装置使用注意事项有哪些?

（1）可改变患者下肢血流分布，血流动力学不稳定的患者要慎用。

（2）对昏迷、应用镇静药、不能主动活动双下肢的患者，在应用过程中要注意保持肢体处于功能位。

（3）应用过程中要注意观察患者双下肢末梢循环状况，如局部皮温低、皮肤苍白等，应及时处理。

（4）注意检查气体驱动袋的充气运行情况，及时调整松紧度。

38. 骨科大手术预防深静脉血栓形成药物治疗开始的时间和时限？

（1）预防深静脉血栓形成的开始时间：骨科大手术深静脉血栓形成的高发期是术后 24 小时内，所以预防应尽早进行。但术后越早进行药物预防，发生出血的风险也越高。因此，确定深静脉血栓形成的药物预防开始时间应当慎重权衡风险与收益。

（2）预防深静脉血栓形成的时限：骨科大手术后凝血过程持续激活可达 4 周，术后深静脉血栓形成的危险性可持续 3 个月。与人工全膝关节置换术相比，人工全髋关节置换术后所需的抗凝预防时限更长。对施行全髋关节置换，全膝关节置换及髋部周围骨折手术患者，推荐药物预防时间最短 10 天，可延长至 11 ～ 35 天。

39. 预防 DVT 常见的抗凝药物有哪些？

预防 DVT 常见的抗凝药物包括维生素 K 拮抗剂、阿司匹林、低分子肝素、Xa 因子抑制剂。

40. 利伐沙班的药理作用是什么？

利伐沙班是一种高选择性，直接抑制 Xa 因子的口服药物，通过抑制 Xa 因子可以中断凝血瀑布的内源性和外源性途径，抑制凝血酶的产生和血栓形成，利伐沙班并不抑制凝血酶，也并未证明其对于血小板有影响。

41. 利伐沙班使用的注意事项是什么？

患者术后使用利伐沙班口服剂量为 10mg，每日 1 次，如伤

☆☆☆☆

口已止血，首次用药时间于手术后 6～10 小时进行，治疗时间长短依据患者发生静脉血栓栓塞事件的风险而定，即由患者所接受的骨科手术类型而定。对于接受髋关节手术的患者，一个治疗疗程为 5 周；接受膝关节大手术的患者服药 2 周。如果发生漏服一次用药，患者应立即再次服用，并于次日继续每天服药一次。

42. 华法林使用的注意事项有哪些？

（1）每周查凝血酶原时间，根据国际标准化比值调整华法林用量，待华法林用药量稳定下来，可以遵医嘱调整至 2 周到 1 个月检查凝血酶原时间。

（2）如出现牙龈不明原因大量出血，无诱因鼻出血不止，无外伤情况下出现皮下淤血、瘀斑，黑粪，呕血等情况时，应考虑是否需减量或停药。

（3）适度活动，避免剧烈运动及情绪波动，老年患者注意控制血压，避免外伤。

（4）因为其他疾病需要进行血管造影、深静脉穿刺等有创检查或治疗甚至手术时，患者及其家属请提前告知经治医师服用华法林情况，必要时需停药至复查凝血酶原时间正常，或使用维生素 K 拮抗。

（5）注意健康饮食，适当减少摄入富含维生素 K 的食物，保持饮食结构的相对平衡。

43. 弹力袜的使用原理是什么？

弹力袜使用原理是利用其渐进式压力，由足踝处渐次向上递减，收缩小腿肌肉，以预防静脉充血，使血液回流心脏，从而达到预防深静脉血栓形成的作用，弹力袜在足踝处建立最高支撑压力，顺着腿部向上逐渐递减，在小腿处减到最大压力值的70%～90%，在大腿处减到最大压力值的 25%～45%，这种压力的递减变化可促进下肢静脉血回流，有效缓解或改善下肢静脉和静脉瓣膜所承受的压力。

44. 如何正确选择弹力袜?

（1）压力选择，弹力袜分为以下几级

1）一级低压预防型（20 ～ 25mmHg，以下压力级别均指足踝处压力）：适用于静脉曲张、血栓高发人群的保健预防，妊娠期静脉曲张及下肢肿胀的预防。

2）一级中压治疗型（25 ～ 30mmHg）：适用于静脉曲张初期患者。

3）二级高压治疗型（30 ～ 40mmHg）：适用于下肢已经有明显的静脉曲张并伴有腿部不适感的患者，静脉炎、妊娠期严重静脉曲张，静脉曲张大小隐静脉剥脱术后患者及深静脉血栓形成后综合征患者。

4）三级高压治疗型（40 ～ 50mmHg）：适用于下肢高度肿胀，溃疡，皮肤变黑、变硬，不可逆的淋巴水肿等患者。

（2）长度选择：弹力袜有 3 种基本长度，即中筒袜，长筒袜和连裤袜。短袜应在膝下 3.3cm，长袜应在腹股沟下 3.3cm。短袜根据需要易调节且舒适，但大隐静脉剥脱术后患者、大腿周径大于 65cm 的患者，应使用长筒袜或连裤型弹力袜。

（3）型号选择：弹力袜分为小号（S），中号（M），大号（L），加大号（XL），用软尺量出患者腿部的 3 个主要尺寸，足踝周长，小腿肚最大周长及大腿最大周长，以确定合适的号码，弹力袜松紧以容下一指为宜。

45. 如何正确使用弹力袜?

（1）正确穿脱弹力袜的方法：穿弹力袜应在早晨起床之前或手术后当天，准备穿弹力袜时，注意使患者足部保持干燥，必要时可涂少量滑石粉。将弹力袜从袜口卷到足趾处，手掌撑开弹力袜，抓住趾洞，尽量使足趾深入袜卷，然后以拇指为引导向上拉起弹力袜，穿着时必须无皱褶，可轻轻牵拉弹力袜的足尖部分，以保

☆ ☆ ☆ ☆

持足踝良好的活动性。

（2）夜间休息时从顶部开始，慢而稳地把弹力袜脱下，不可穿着睡觉。勤剪趾甲，预防足后跟皮肤皲裂，避免刮伤弹力袜，护士为患者穿弹力袜时戴上橡皮手套更好，弹力袜不能与洗衣液、软膏、含毛脂或汽油接触，避免损坏弹力袜。

46. 人工全髋关节置换术后的禁忌动作有哪些?

（1）髋关节屈曲大于90°：如下蹲、弯腰拾物、穿或脱鞋、袜，坐于高度低于膝部的矮凳、椅子、软沙发等，使用蹲厕、开车等。

（2）髋关节过度内收外旋：如交叉腿、盘腿、跷二郎腿、患侧卧位等。

（3）加剧人工关节磨损：如提重物、跳跃、快跑、滑雪、滑水、网球等。

47. 如何协助髋关节置换术后患者下床和上床活动?

（1）下床活动

1）协助髋关节置换术后患者下床活动前，要对患者进行全面评估。

2）病情允许，抬高床头，鼓励患者借助双臂支撑力量坐起。

3）双臂不可用床头系带牵拉坐起，避免腘绳肌紧张，患者不易控制屈髋角度。

4）坐-站转移：先移患者至床边，将身体前移，双手支撑扶手，保持在起立时躯体重心移动过程中患侧屈髋不超过90°。

5）站-坐转移：健侧负重，患侧向前伸出，手扶椅子坐下，坐位时膝关节水平高度不能超过髋关节。

6）使用助行器行走训练：双臂扶助行器，健侧负重，患侧随后。行走过程，不要突然转身，以免脱位。

（2）上床活动：协助髋关节置换术后患者上床，应健肢先上床，患肢后上床。在上床过程中，保持患侧屈髋不超过90°。

48. 髋关节置换术后患者如何上厕所?

髋关节置换术后患者不可蹲厕，不可坐矮马桶。马桶的高度要求坐下时膝关节不超过髋关节。

49. 髋关节置换术后患者如何穿裤子和袜子?

髋关节置换术后患者穿裤子,应先坐下伸直患腿,把裤子套上,然后再穿另一边，把裤子拉起，站起把裤子系好。患者术后 6 个月内由他人协助穿袜子，6 个月后可坐高凳子，伸髋屈膝，外展外旋位穿袜子。

50. 髋关节置换术后患者如何进行性生活?

髋关节置换术后 6 ~ 8 周避免性生活，2 个月后复诊无异常可恢复性生活。性生活时，动作不宜过猛，姿势改变幅度不宜过大，遵循髋关节置换假体防脱位原则，即患肢屈髋不超过 90°；避免患肢内收、内旋。

51. 髋关节脱位的分型及脱位后临床症状有哪些?

（1）髋关节脱位分型：按脱出股骨头的位置可分为后脱位、前脱位和中心脱位。

（2）临床症状

1）后脱位：①髋关节疼痛，活动障碍。②特有体征：髋关节弹性固定于屈曲、内收、内旋位，足尖触及健侧足背，患肢外观变短，腹股沟部关节空虚，髂骨后可摸到隆起的股骨头。大转子上移，高出髂坐线。③可并发坐骨神经损伤，髋臼后上缘骨折晚期可并发股骨头坏死。

2）前脱位：髋关节呈屈曲、外展、外旋畸形，患肢很少短缩，大粗隆亦突出，但不如后脱位时明显，可位于髂坐线下，在闭孔前可摸到股骨头。

☆☆☆☆

3）中心脱位：畸形不明显，脱位严重者可出现患肢短缩，下肢内旋、内收，大转子隐而不见，髋关节活动障碍。临床上往往须经 X 线检查后方能确诊。常合并髋臼骨折，可有坐骨神经及盆腔脏器损伤，晚期可并发创伤性关节炎。

52. 关节置换术后患者如何预防足下垂?

（1）下肢摆放正确，保持中立位，避免长期外旋。

（2）使用防旋鞋或"丁"字鞋，使足部保持于背伸90°功能位。

（3）经常主动进行踝泵运动，避免关节僵硬。

（4）使用持续被动运动机时要循序渐进，起始角度要从 0°～30°开始，每日增加角度不宜超过10°，避免对腓总神经造成拉伤；骨隆突出处要垫以衬垫，以免损伤腓总神经。

53. 如何指导关节置换术后患者上下楼梯?

关节置换术后 3 周可指导患者进行上下楼梯训练。

（1）上楼梯：如果有人协助，请他站在患者身后保护。①使用拐杖上有扶手楼梯。准备上楼时，移动身体靠近最底层的一级台阶，合并双拐一手持握，另一手扶住楼梯扶手，身体尽量靠近扶手，两手同时支撑，将正常腿向上跨一级台阶，如此重复上台阶，不可着急。②使用拐杖上无扶手楼梯。准备上楼时，移动身体靠近最底层的一级台阶，两手各持一拐杖，同时支撑，将正常腿向上跨一级台阶，体重保持支撑在正常的腿上，再移动双拐和患腿上到同一级台阶，不断重复，逐级上台阶，不要着急。

（2）下楼梯：如果有人协助，请他站在患者前面保护。①使用拐杖下有扶手的楼梯。移动身体靠近待下楼梯的边缘，合并双拐一手持握，另一手扶住楼梯扶手，身体尽量靠近扶手，将双拐移至下一级台阶，同时移动患腿向下，双手支撑稳定后，再移动正常腿下一级台阶，如此重复，逐级下楼梯，不要着急。②使用拐杖下无扶手楼梯。移动身体靠近待下楼梯的边缘，两手各持一拐，将双拐移至下一级台阶上，同时患腿跟上，双手支撑稳定后，重心下移，再移正常腿至下一级台阶，如此重复，逐级下楼梯，不要着急。

54. 人工关节置换术的患者出院前应做好哪些家具准备？

（1）升高坐厕，避免如厕时髋关节屈曲大于 90°。

（2）浴室装有扶手、防滑垫，沐浴时可坐在高凳上。

（3）带双侧扶手及靠背的牢固高椅，坐下后，屈髋屈膝小于 90°。

（4）长柄拾物器、长柄穿袜器、长柄沐浴海绵等辅助用具。

（5）有条件者住有电梯楼房，避免爬楼梯对人工关节的过度磨损。

（6）做好防跌倒措施，如保证光线充足，地上无电线、地毯，鞋子大小合适等。

（7）床不宜太软、太矮。

55. 什么是股骨头坏死？

国际骨循环学会及美国医师学会关于股骨头坏死的定义：股骨头坏死系股骨头血供中断或受损，引起骨细胞及骨髓成分死亡及随后的修复，继而导致股骨头结构改变，股骨头塌陷，引起患者关节疼痛，关节功能障碍的疾病，是骨科领域常见的难治性疾病。股骨头坏死可分为创伤性和非创伤性两大类，前者主要是由股骨颈骨折和髋关节脱位等髋部外伤引起的，后者在我国的主要病因为皮质类固醇的应用、酗酒、减压病、镰状细胞贫血等。

56. 股骨头缺血性坏死的病因是什么？

（1）创伤性股骨头缺血性坏死：股骨头最主要的供血是旋股内侧动脉发出的上支动脉，主干上升为骺外侧动脉，在软骨与骨骺之间进入股骨头中央，供应股骨头至少 2/3 的血液，其紧贴骨面，血管张力较高，移动度小，股骨颈骨折时，极易伤及此血管。而到达及分布于股骨头的血管都是多次分支后的细小血管，之间虽

☆☆☆☆

有吻合，但仍保持各相对独立的血供区域。所以股骨头的血供比较贫乏，当供血动脉在外伤或治疗时被损伤而突然阻断造成缺血时，必然会引起股骨头组织细胞的一系列变化，最终导致骨坏死。

（2）非创伤性股骨头缺血性坏死：①一方面使用激素、大量饮酒等引起细小静脉内皮损伤，管壁胶原暴露，血小板在局部聚集，释放血栓素 A2（TXA2）；另一方面，由于血管内皮细胞损伤，前列腺素 A2（PGA2）释放减少，导致局部血管挛缩、血栓形成等反应。使用激素、饮酒等因素还可引起脂肪代谢紊乱，静脉中游离脂肪滴增加，在局部形成脂肪栓塞。上述改变使静脉回流障碍，局部淤血，组织液渗出，髂周围形成血肿，造成局部缺血，骨营养代谢障碍，骨细胞萎缩死亡。②肥胖。③血液系统疾病。④潜水病。⑤戈谢病。⑥类脂质增生。⑦血管疾病。⑧结缔组织病。⑨肾移植。⑩急性胰腺炎等发病原因。其中使用皮质激素和酗酒是两个最主要的危险因素。

57. 股骨头缺血坏死通常分几期?

ARCO 5 分期：

（1）0 期：骨活检检查符合股骨头缺血坏死，其余检查正常。

（2）Ⅰ期：骨扫描阳性或 MRI 阳性或两者均阳性，依赖股骨头累及的位置，病变再分为内侧、中央及外侧。

Ⅰ A：股骨头受累＜15%；

Ⅰ B：股骨头受累 15%～30%；

Ⅰ C：股骨头受累＞30%。

（3）Ⅱ期：X 线片异常（股骨头斑点状表现，骨硬化、囊肿形成及骨质稀疏），在 X 线片及 CT 片上无股骨头塌陷，骨扫描及 MRI 呈阳性，髋臼无改变，依赖股骨头受累的位置，病变细分为内侧、中央及外侧。

Ⅱ A：股骨头受累＜15%；

Ⅱ B：股骨头受累 15%～30%；

ⅡC：股骨头受累＞ 30%。

（4）Ⅲ期：正侧位 X 线片上出现新月征，依股骨头受累位置，病变可细分为内侧，中央及外侧。

ⅢA：新月征＜ 15% 或股骨头塌陷＞ 2mm；

ⅢB：新月征 15% ～ 30% 或股骨头塌陷 2 ～ 4mm；

ⅢC：新月征＞ 30% 或股骨头塌陷＞ 4mm。

（5）Ⅳ期：X 线片示股骨头关节面变扁，关节间隙狭窄，髋白出现硬化，囊性变及边缘骨赘。

58. 股骨头缺血性坏死会出现哪些症状？

股骨头坏死早期腹股沟中点深压痛，患侧髋出现内旋活动受限，随着病程的进展患侧髋出现内旋，外旋活动受限，病变晚期患髋出现内收、屈曲畸形，髋关节活动明显受限。

59. 哪些人易患股骨头缺血性坏死？

有髋部损伤史、每周饮白酒量超过 400ml、长期服用激素、高原生活、潜水工作、孕妇、某些血液病及其他存在遗传易感因素的患者容易患股骨头坏死，应该定期到医院检查。

60. 如何预防股骨头缺血性坏死？

（1）加强髋部的自我保护意识。

（2）走路时要注意脚下，小心摔倒。特别在冬季冰雪地行走时要注意防滑倒。

（3）在体育运动之前，要充分做好髋部的准备活动、感觉身体发热、四肢灵活为度。

（4）在扛、背重物时，要避免髋部扭伤，尽量不要提重物。

（5）髋部受伤后应及时治疗、切不可在病伤未愈的情况下，过多行走，以免反复损伤髋关节。

（6）在治疗某些疾病上，特别是疼痛性疾病时尽量不用或少

☆☆☆☆

用激素类药物。

（7）尽量不要养成长期大量饮酒的习惯，应改掉长期酗酒的不良习惯或戒酒，脱离致病因素的接触环境，清除酒精的化学毒性，防止组织吸收。

（8）对股骨颈骨折采用加强内固定，同时应用带血管蒂骨瓣植骨，促进股骨颈骨折愈合，增加股骨头血供，防止骨坏死，术后应定期随访，适当口服促进血液循环的中药和钙剂，预防股骨头缺血的发生。

（9）必须应用激素时，要掌握短期适量的原则，并配合扩血管药、维生素D、钙剂等，切勿不遵从医嘱自作主张，滥用激素类药物。

（10）对职业因素如深水潜水员、高空飞行员、高压工作环境中的人员应加强劳动保护及改善工作条件，确已患病者应改变工种并及时就医。

（11）饮食上应做到：不吃辣椒，不过量饮酒，不吃激素类药物，注意增加钙的摄入量、食用新鲜蔬菜和水果、多晒太阳、防止负重、经常活动等对股骨头坏死均有预防作用。

61. 什么是髓芯减压术？

通过股骨头周围路径，直接进入股骨头内，通过减压孔道，减小股骨头内压力，改善股骨头因内压增高所致的骨坏死症状。因此，减压路径多通过大粗隆路径进入。经此路径，可以做多孔减压或单孔减压。

62. 股骨颈骨折内固定术后怎样进行功能锻炼？

（1）术后一周内功能锻炼

1）麻醉消退后立即开始活动足趾及踝关节，指导患者做双侧踝关节背伸和跖屈交替运动，每天5次，每次20下。方法为仰卧位时最大限度地伸踝关节，停顿，然后屈曲踝关节，再重复。

☆ ☆ ☆ ☆

2）臀收缩运动：患者仰卧伸腿位，上肢舒适地放在身体两侧，收缩臀部肌肉，保持10秒，放松、重复。

3）指导患者活动足趾关节，每天4～5次。

4）对一些全身情况不好、比较虚弱的患者，开始时一般给予被动功能锻炼。方法为患者仰卧，两腿伸直，实施者站在患者的一侧，一手按在患者的小腿上，另一手被动活动其踝关节，做踝关节背伸和屈曲交替运动，并帮助其被动活动足趾关节。

5）每日4～5次按摩患者的小腿和大腿肌肉，以防止肌肉萎缩。

（2）术后2～4周功能锻炼

1）继续前述练习并逐渐增加强度。

2）可在床上做主动屈膝屈髋，进行功能锻炼。锻炼时避免盘腿、内收。也可在健侧下肢的帮助下，练习患肢的直腿抬高运动，但不可患肢主动进行直腿抬高运动。

3）进行健侧肢体的肌力和关节的活动，如扩胸，做深呼吸，活动腕关节、肘关节、肩关节、高抬腿，以减少患者肺部感染、肌肉萎缩、关节强直等并发症的发生，一般分别于上午、下午及睡前各做一次，每次30分钟，每分钟活动6～10次。

4）患者在此期间可在医师指导下扶双拐下地行走，但在此过程当中应避免患肢的负重着地，同时避免再次外伤。

（3）术后5周至3个月功能锻炼

1）指导患者继续进行床上被动髋、膝关节屈伸练习，实施者一手托膝下，一手托足跟，在不引起异常疼痛的情况下屈髋，禁止内收、内旋。

2）负重及平衡练习：必须经过X线检查，在骨折愈合程度允许情况的前提下进行足趾点地负重，随骨折愈合的牢固程度，可在平板秤上让患腿负重，以明确部分体重负重的感觉，但千万不能完全负重站立。

3）上床练习：患者双手拉住拉手，健侧肢体先上，协助者托

☆★☆☆

住患者足跟和腋窝处，协助将患肢放于床上。

4）下床行走，逐渐由拄双拐行走改成拄单拐步行。

5）下蹲时应避免患肢的内收、内旋。

（4）术后 4～6 个月功能锻炼

此期骨折多已愈合，练习旨在强化关节稳定性，逐渐恢复日常生活活动。

63. 髋关节置换术后患者如何进行饮食指导？

注意合理调节饮食，进食粗纤维、高蛋白、高维生素食物，如水果、蔬菜、鸡蛋等，多吃含钙高的食物，如牛奶、豆制品、海产品，营养均衡全面，荤素搭配，忌辛辣刺激性食物，保证获得足够营养，促进机体恢复。

64. 髋关节置换术后患者如何进行日常生活基本动作指导？

（1）上下楼梯指导：下楼梯时，先迈患肢；上楼梯时，身体稍微前倾，先迈健肢，足跟部先着地。要注意两腿交替转换重心，髋关节、膝关节和踝关节协调配合。

（2）坐椅子，首先选择高度不低于 60cm 带有扶手的椅子。

（3）坐便最好使用可升高的坐便椅，也可利用助行器练习坐便。

（4）术后 6 周内禁止开车，进汽车时，背部先进车内，健侧腿弯曲，身体向后进入车内，再将术侧腿移入车内放在后座上；出汽车时，反之。

65. 髋关节置换术后患者如何进行肌肉和关节活动训练及负重指导？

按出院前训练方法进行，逐渐增加训练时间及强度，根据手术方式决定患肢负重时间和进展程度，但必须避免屈髋下蹲。嘱患者坚持正确的功能锻炼，循序渐进地增加活动量、活动时间、活动范围，防止关节肿胀和疼痛。

66. 髋关节置换术后何时复诊?

患者出院后 1 个月、3 个月、6 个月复查。但若有异常情况,如关节肿胀、疼痛、伤口渗出,伤口周围皮肤发红、发热,活动后摔倒、扭伤后关节痛,请及时就诊。

67. 为减轻术后患者切口疼痛、肿胀应如何处理?

(1) 术后患肢摆放于伸直位,可以用下肢垫垫于腿下,以抬高患肢预防肿胀。

(2) 术侧关节处冰敷。

(3) 术侧关节加压包扎。

(4) 充气血液循环仪的治疗。每天 1 ~ 2 次,每次 30 分钟。

(5) 主动股四头肌等长收缩训练,每天 > 500 次,应在不增加疼痛前提下尽可能地多做。

(6) 踝泵训练:即主动踝关节屈伸训练,缓慢、用力、最大限度、反复进行。也可行"环绕运动"。要求清醒时尽可能多做,每小时至少做 5 分钟。

68. 如何指导患者调节合适的拐杖长度?

腋杖长度约为患者身高减去 41cm,站立位时与大转子的位置平行处即为把手位置,刚好为肘关节屈曲 30°握杖位置。双肩放松自然站立,腋托与腋窝间相差 3 ~ 5cm。

69. 如何指导患者调节合适的步行器高度?

身体放松直立,肘关节屈曲 30°,手可握住步行器把手的高度为宜。

70. 髋关节置换术后如何指导患者行腹式呼吸训练?

患者取仰卧位或坐位前倾倚靠,胸部放松。经鼻缓慢深吸气,

☆ ☆ ☆ ☆

吸气时将气体吸往腹部，隆起腹部；呼气时缩唇将气缓慢吹出，同时收缩腹肌以增加腹内压，促进膈上抬，把气尽量呼出。卧位时两手可分别放在胸前和上腹部，吸气时感觉膈肌下降，腹部对抗手的压力，徐徐隆起，腹部的手有向上抬起的感觉，放在胸部的手尽量保持不动；呼气时，让腹肌收缩，使腹部下沉，放在腹部的手稍稍加压用力，以便进一步增高腹内压使膈肌上抬。呼吸期间保持胸廓最小活动幅度或不动，锻炼患者通过手感了解胸廓活动是否符合要求，注意纠正。吸气与呼气的时间比例为 1 ：2 或 1 ：3，强调适当深呼吸，以减慢呼吸频率，提高通气效率。呼吸的频率保持在每分钟 7 ～ 8 次，刚开始练习时，一次练习 1 ～ 2 分钟即可，每日锻炼 2 次。此后逐渐延长练习时间增加至每次 10 ～ 15 分钟。

71. 什么是红外线疗法？红外线疗法的禁忌证和注意事项有哪些？

（1）定义：红外线疗法又称热射线疗法，是利用红外线照射人体进行治疗。

（2）禁忌证：恶性肿瘤、出血倾向、高热、活动性结核、严重动脉硬化、代偿功能不全的心脏病患者等禁用；感觉障碍者慎用。

（3）注意事项

1）红外线直接照射眼睛可引起眼部损害，严重可致白内障，治疗时应避免红外线对眼睛的直接照射。

2）术后关节突发肿胀、疼痛加剧时不要盲目进行红外线照射治疗，必须先明确病变性质，以免加剧肿胀和出血。

3）行髋关节置换术的患者多为老年人，皮肤感觉灵敏度下降，加上术中对皮神经的损伤，照射区域很有可能有感觉障碍或异常，治疗时要特别注意剂量控制并随时观察局部皮肤情况，以免发生烫伤。

4）对于术后早期瘢痕，如果局部毛细血管扩张、水肿和增生突出，不宜进行红外线治疗，以免促进瘢痕增生。

72. 下肢骨的生理特点是什么?

（1）股骨：人体最粗大的长骨。长度占身高的 1/4；股骨大转子是测量下肢长度、判断股骨颈骨折或髋关节脱位的一个重要体表标志。

（2）髌骨：全身最大的籽骨，位置表浅，可因外力直接打击而出现骨折。

（3）胫骨：小腿主要负重的骨骼。

（4）腓骨：细长的长骨，常作为骨移植的取材部位。

（5）足骨：包括跗骨、距骨、趾骨，韧带坚韧，结构复杂，骨折后难以手法修复。

73. 如何预防腰麻术后血压下降? 血压下降如何处理?

（1）预防血压下降：完善术前准备，对术前已存在高血压、低血压及血容量不足的患者，应完善其术前准备，有效控制血压，补充血容量。

（2）血压下降的处理：腰麻术后回病房，应常规平卧，密切观察患者的血压和心率变化，如发现血压下降，脉搏加快，面色苍白，立即报告医师，同时快速静脉补液，扩充血管容量。经上述处理无效者，按医嘱静脉注射多巴胺收缩血管，提升血压。

74. 骨折后常见的早期并发症有哪些?

早期并发症有：休克、脂肪栓塞综合征、重要内脏器官损伤、重要周围组织损伤、骨筋膜室综合征。

75. 股骨颈骨折合并糖尿病患者围术期如何进行饮食指导?

（1）以低脂肪、适量蛋白质、碳水化合物和高纤维的膳食为原则。

（2）定量定时进餐，按配餐量进食。

（3）严格限制各种甜食，禁止餐间未经同意自行进食其他食物。

☆ ☆ ☆ ☆

（4）鼓励多食含纤维素高的食物，每天饮食中食用纤维含量以 40 ～ 60g 为宜，包括豆类、蔬菜、粗谷物、含糖量低的水果等。

76. 当术后卧床患者并发呼吸系统疾病，应做哪些实验室检查？

（1）血常规。

（2）痰液检查：细菌培养及药敏试验。

（3）动脉血气分析：对于判断机体的通气状态与换气状态，是否存在呼吸衰竭及呼吸衰竭的类型，机体的酸碱平衡状态，酸碱平衡的类型及代偿程度等有十分重要的价值。

77. 当术后卧床患者并发呼吸系统疾病，应做哪些影像学检查？

胸部 X 线检查正侧位胸片，CT 检查及磁共振显像等，这些检查可为明确病变部位、性质、气管和支气管的通畅程度等提供依据。MRI 对纵隔疾病和肺血栓栓塞症的诊断有较大帮助；肺血管造影适用于肺血栓栓塞症和各种先天性或获得性血管病变的诊断；支气管动脉造影对咯血有较好的诊治价值。

78. 人工髋关节置换术后的饮食禁忌是什么？

避免暴饮暴食，每餐不可过饱。禁止吸烟及饮酒。吸烟和饮酒会加重血管痉挛，影响供血，延迟关节愈合。

79. 全髋关节置换术后患者发生便秘时可采取哪些措施？

（1）腹部顺时针按摩。

（2）多饮水，每日不少于 2000ml。

（3）多吃蔬菜水果。

（4）喝蜂蜜水。

（5）遵医嘱使用开塞露或口服缓泻剂。

80. 对于新入科的人工髋关节置换患者的全身状况，护士评估内容包括哪些?

（1）生命体征是否稳定。

（2）患者营养状况。

（3）有无骨质疏松。

（4）肢体活动受限程度。

（5）全身有无急、慢性感染及心肺功能状况等。

81. 人工髋关节置换术后早期应如何正确搬运患者?

（1）尽量避免搬运和移动患者。

（2）搬运时将髋关节与患肢整个拉起。

（3）采用三人搬运法。

（4）可采用平车进行搬运。

82. 三人搬运法的操作方法是什么?

一人搬运上部（托住患者的头、肩胛部），一人搬运中部（托住患者的背、臀部），一人搬运下部（托住患者的腘窝、腿部）。

83. 膝关节骨性关节炎的定义、临床诊断是什么?

（1）定义：膝关节骨性关节炎又称增生性关节炎，是最常见的关节炎，特点是关节软骨变性，并在软骨下及关节周围有新骨形成。

（2）临床诊断：①病史：髌骨下疼痛；关节反复肿胀；关节畸形。②检查：股四头肌萎缩；膝关节粗大；浮髌试验阳性。

84. 膝关节炎的病因、临床表现及分期有哪些?

（1）病因：①原发性：老年人长期活动，膝关节退行性改变，骨刺形成。②继发性：外伤、骨折、脱臼等。

（2）临床表现：多为钝痛伴沉重感，酸胀感，瘀滞感，活动

☆☆☆☆

不适。肿胀、膝内翻畸形、功能障碍，活动时有响声，严重时出现红、肿、热、痛。

（3）分期：①第一期。只有关节边缘骨质增生，关节间隙并不狭窄。②第二期。除关节边缘骨质增生外，还有关节间隙变窄。③第三期。除上述变化外，还有软骨下囊性变。④第四期。关节已经破坏，出现屈曲挛缩，"X"形腿或"O"形腿，并有不同程度的骨缺损。

85. 膝关节炎的治疗要点、治疗原则、治疗目的、手术治疗方式、护理要点、康复指导分别是什么？

（1）治疗要点：治疗膝关节炎的关键就是防止软骨进一步磨损。

（2）治疗原则：减少关节负重、局部固定制动、理疗及对症用药等一般治疗。

（3）治疗目的：有效地控制症状，改善或维持患者的自理能力，提高自理及活动能力，减轻心理压力。

（4）手术治疗方式：关节清理、截骨术、关节融合及关节置换术等。

（5）护理要点：避免长时间处于一种姿势，更不要盲目地反复屈伸膝关节，按摩髌骨。注意防寒湿、保暖，避免膝关节过度劳累。尽量减少上下台阶等使膝关节屈曲负重的运动，以减少关节软骨的磨损。

（6）康复指导：①保持正确的姿势，可用弹力护膝套固定关节，保持其稳定性；②控制体重或减肥；③及时妥善治疗关节外伤、感染、代谢异常、骨质疏松等原发病；④避免长时间站立及长距离行走；⑤补钙；⑥注意关节保暖。

86. 膝关节由什么构成？

膝关节由股骨髁、胫骨平台、髌骨及其周围滑膜、关节囊、韧带、半月板和肌肉等共同构成（图 9-1）。

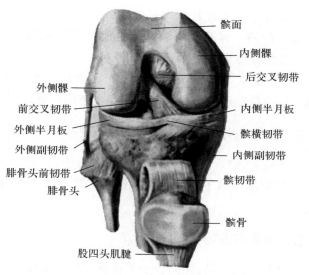

图 9-1 膝关节解剖图

87. 膝关节置换术的适应证、禁忌证分别是什么?

（1）适应证：退行性膝关节骨性关节炎患者；类风湿关节炎和强直性脊柱炎晚期膝关节病变患者；创伤性骨性关节炎患者；大面积的膝关节骨软骨坏死或其他病变不能通过常规手术方法修复的患者；静止期的感染性膝关节炎患者；感染性关节炎引起的膝关节病损伴有疼痛和功能障碍患者；涉及膝关节表面的肿瘤切除后需行膝关节重建的患者。

（2）禁忌证：膝关节周围或全身有活动性感染病灶的患者；膝关节肌肉瘫痪或神经性关节病变患者；精神障碍且不能配合术后功能锻炼的患者；全身情况差，不能耐受手术或高血压、糖尿病未得到控制的患者。

88. 膝关节置换术术后的功能锻炼有哪些?

（1）第一阶段：术后 1～2 天，主要以患肢肌肉的静力收缩

☆ ☆ ☆ ☆

运动和远端关节的活动为主。

（2）第二阶段：术后 3 ～ 5 天，主要以患肢肌肉力量和髋、膝关节活动度的训练为主。

（3）第三阶段：术后 6 天～ 3 个月，在锻炼膝关节活动度和加强股四头肌力量训练的同时做好下床和步态的训练。

89. 膝关节置换术的并发症及饮食护理有哪些？

（1）并发症：压疮、感染、下肢深静脉血栓。

（2）饮食护理：给予高热量、高蛋白、富含胶原蛋白、富含粗纤维食物。

90. 膝关节置换术术前需要了解什么？

患者身体状况的准备,拍摄膝关节正侧位数字 X 线摄影(DR)，下肢全长拼接 DR，了解膝关节病变情况及下肢力线，下肢血管超声检查，了解手术肢体有无血管病变，停用阿司匹林等非甾体抗炎药，如曾服用过激素，了解用药时间及剂量，评估有无骨质疏松。

91. 骨关节炎早期、中期、晚期的治疗方法都有哪些？

（1）早期：改变生活方式，功能训练，物理治疗。

（2）中期：物理治疗和药物治疗。

（3）晚期：药物治疗和手术治疗。

92. 关节成形术的适应证、术前检查、注意事项是什么？如何做功能锻炼？

（1）适应证：骨关节炎、类风湿关节炎、创伤性关节炎、血友病性关节炎。

（2）常规检查：抽血化验，心电图，尿常规，胸部 X 线片，膝关节 X 线片，下肢血管彩超及心肺功能等。

☆ ☆ ☆ ☆

（3）注意事项：戒烟、戒酒、预防感冒。

（4）功能锻炼：直腿抬高训练。

（5）方法：平卧，腿伸直，勾住脚。大腿和床成 45°～60°，坚持 10～15 秒，然后慢慢放下。两腿交替进行。每天早、中、晚做，每次做 15～20 个。

93. 关节成形术术后的体位及目的是什么？饮食护理及康复训练有哪些？

（1）体位：平卧，术侧腿予以下肢垫抬高。

（2）目的：有利于下肢静脉回流，减轻肿胀。

（3）饮食：术后禁食、禁饮 6 小时，尽量少吃豆制品，少喝牛奶，避免腹部胀气。

（4）康复训练：活动踝关节，伸腿和下压膝关节，直腿抬高，滑移屈膝。

94. 滑移屈膝的目标是什么？

术后第 3 天能主动弯腿至 90°，出院时能主动弯腿至 120°。

95. 助步器怎么使用？

身体正直，不要翘臀，膝关节伸直。把助步器摆在身体前方约 20cm 处。先迈手术腿再迈非手术腿，如此重复。

96. 手术后出院注意事项都有哪些？

（1）前 3 个月是康复训练的黄金期，记住"三多一少"多抬腿，多压腿，多弯腿，少走路。

（2）拆线和复查：术后 2 周返回门诊拆线。术后 3 个月内建议每个月复查一次。

（3）洗澡：拆线 1 周就可以洗澡。

☆ ☆ ☆ ☆

97. 膝单髁置换术（UKA）的主要目的、优点、适应证、绝对禁忌证、相对禁忌证分别是什么？

（1）目的：恢复受累关节间室的关节间隙，在尽可能保留骨量和交叉韧带的基础上，达到缓解疼痛，改善功能的目的。

（2）优点：术后功能恢复快、并发症少、术后疼痛轻及本体感觉好。

（3）适应证：膝关节原发性内侧或外侧间室骨关节炎患者，骨缺血性坏死患者，年龄范围为 40 ～ 75 岁，体重指数小于 28。一般要求膝关节前后交叉韧带完好，无膝关节手术史，软组织条件好。

（4）绝对禁忌证：①全身或局部感染；②膝关节内外侧严重退行性变者；③主要肌腱组织破坏；④有明显达到髌骨关节炎；⑤类风湿关节炎及存在痛风者。

（5）相对禁忌证：①体重指数大于 28；②重体力劳动者；③膝关节前交叉韧带缺失或松弛者；④膝部既往有手术史，软组织条件差者；⑤骨质疏松的患者。

98. 人工膝关节表面置换手术适应证、禁忌证是什么？

（1）适应证：①退行性骨关节炎（OA）；②类风湿关节炎（RA）和强直性脊柱炎（AS）的膝关节晚期病变；③其他非感染性关节引起的膝关节病损并伴有疼痛和功能障碍；④创伤性骨关节炎；⑤大面积的膝关节骨软骨坏死或其他病变不能通过常规手术方法修复；⑥感染性炎症后遗的关节破坏；⑦涉及膝关节面的肿瘤切除后无法获得良好的关节功能重建。

（2）禁忌证：①膝关节周围或全身存在活动性感染病灶；②膝关节肌肉瘫痪或神经性关节病变包括膝反张等；③全身情况差或有未纠正的糖尿病；④其他可预见的导致手术危险和术后功能不良的病理情况；⑤膝关节已长时间融合于功能位，并没有疼痛和畸形的病例。

99. 膝关节内翻畸形的治疗原则是什么？

（1）膝关节骨性关节炎的非手术治疗。

（2）膝关节骨性关节炎的关节镜治疗。

（3）膝关节骨性关节炎软骨损伤的微骨折手术。

（4）膝关节骨性关节炎的高位截骨术。

（5）膝关节骨性关节炎的马赛克软骨转移术。

（6）自体软骨细胞的移植。

（7）人工膝关节表面置换术。

100. 膝关节骨性关节炎的非手术治疗方法是什么？

①保护性负重；②药物治疗；③物理疗法；④膝关节灌洗术。

101. 强直膝的诊断、治疗原则是什么？

（1）诊断：强直性脊柱炎，双膝关节强直。

（2）治疗原则：如膝关节破坏严重，X 线片显示关节严重破坏，可行人工膝关节置换术。

102. 人工膝关节翻修的适应证是什么？

全膝关节置换术后各种并发症，如感染、疼痛、假体松动、关节脱位或半脱位、假体对线不良、关节不稳和活动受限等。

103. 类风湿关节炎临床表现，手术治疗的目的、适应证、禁忌证分别是什么？

（1）临床表现：典型表现是慢性、进展性疼痛，伴有活动能力和日常生活能力的降低。因纤维性强直而引起的关节僵硬。

（2）治疗目的：提供一个无菌、无痛、稳定、活动好并且能长期使用的关节。

（3）适应证：非手术治疗无效的进展性疼痛；功能丧失；日常生活困难；进行性畸形。

（4）禁忌证：未控制的内科并发症；骨骼系统未成熟；活动性感染。

104. 大骨节病的症状是什么?

多自童年发病，直至青春期前后。病变多自手指、足趾等管状骨开始，以后侵犯膝、肘、肩及髋等较大关节。患者感觉胀痛、酸痛或"骨缝痛"。疼痛和活动障碍常表现为休息后或晨起加重，活动后症状减轻。

105. 膝关节交锁是怎么回事?

因膝关节软骨退变，经常磨损使软骨和骨质碎裂，脱落的骨片进入关节腔而形成关节内游离体，或者半月板撕裂后有时会在关节活动过程中把关节卡住，一时动弹不得。

106. 膝关节骨关节炎为什么容易出现上下楼困难?

绝大多数原发性膝关节骨关节炎患者发病早期多表现为髌骨和股骨滑车之间的软骨磨损或破坏，俗称"髌骨软化"。这是因为上下楼或蹲起时髌骨关节面受力最大，所以会出现疼痛或走路"打软腿"。

107. 骨刺是什么，能被药物溶掉吗?

（1）骨刺又称骨质增生，医学名词"骨赘"，是关节退变的一种病理表现。

（2）不能被药物溶掉。可正确选择消炎镇痛及改善病情类药物，抑制关节炎症。

108. 骨关节炎初期有什么信号？鉴别诊断需进行哪些检查？

（1）信号：关节疼痛及压痛；关节僵硬；关节肿大；骨摩擦音；关节活动障碍。

（2）检查：①血常规、红细胞沉降率及 C 反应蛋白。②影像学：X 线、CT、MRI、关节滑液检查、关节镜与滑膜活检。

109. 骨关节炎可以选择哪些物理治疗措施，怎样预防？

（1）物理治疗措施：热敷、电疗、牵引、水疗、训练下肢肌肉等。

（2）预防：保持正常体重；避免关节外伤；预防有骨质疏松；使用保护膝关节的护具；避免过度蹲起，或者深蹲位做家务；避免冲击力大的健身运动。

110. 类风湿的发病与哪些因素有关？

①遗传因素；②感染因素；③性激素异常。

111. 类风湿关节炎的症状和体征是什么？

①关节疼痛；②晨僵；③关节肿胀和压痛；④关节畸形和功能活动受限。

112. 怎样确定类风湿关节炎患者功能活动分级？

（1）Ⅰ级，关节能做各种活动，一般活动无障碍。

（2）Ⅱ级，有关节不适或障碍，但尚能完成一般活动。

（3）Ⅲ级，功能活动明显受限，但大部分生活自理。

（4）Ⅳ级，生活不能自理或卧床。

113. 类风湿关节炎术后有什么并发症？

一般为胃肠道黏膜不同程度的损害，诱发应激性溃疡。

☆ ☆ ☆ ☆

114. 对于类风湿关节炎患者应该怎样护理?

（1）调养：防范风寒湿邪。保持乐观情绪。适度锻炼。

（2）护理：心理护理；生活护理；体位护理；功能锻炼；并发症护理。

115. 为何会膝关节僵硬，其病因是什么?

关节面的退行性病变，行走时粗糙且变形的关节面像两张砂纸一样互相摩擦，肿胀时关节内渗出，膝关节腔内充满滑膜液或血液，患者此时无法将膝关节屈曲。

116. 膝关节可以注射药物吗? 目的是什么?

（1）注射药物：是向炎症的关节内注射皮质激素或其他药物。

（2）目的：膝关节疾病的患者在接受合理的皮质激素或黏弹性物质补充治疗（透明质酸）后可在相当长的一段时间内获得症状改善。

117. 关节腔穿刺后注意事项有哪些?

大量抽吸渗出液后，予膝关节加压包扎，以减少液体的再蓄积，建议患者休息并抬高下肢，如发现任何感染迹象或液体加速再积聚，或疼痛剧烈时，务必及时复诊。

118. 膝关节骨的组成是什么?

①股骨下端；②股骨上端构成的内、外胫骨关节；③髌骨和股骨髌面构成的髌骨关节。

119. 股骨上端、下端解剖构造是什么?

（1）上端：胫骨上端膨大成为胫骨内、外侧髁，其表面光滑故称为胫骨平台。

（2）下端：股骨下端膨大形成两个髁，即内侧髁、外侧髁，两髁之间为髁间窝。

120. 骨软骨瘤好发人群、发病部位是什么？有遗传性吗？

（1）好发人群：骨软骨瘤多发于儿童至 40 岁者，男性居多，有 70% ～ 80% 患者发生在 20 岁以下。

（2）发病部位：发生在长管状骨干骺端，也可以发生在肩胛骨、脊椎、髂骨、趾骨及坐骨等。

（3）遗传性：多发性骨软骨瘤常对称性发生，有显著的家族遗传病史。

121. 内生软骨瘤、骨膜软骨瘤发生部位在哪儿？

（1）内生软骨瘤：软骨瘤发生在骨内。

（2）骨膜软骨瘤：软骨瘤发生在骨表面。

122. 软骨瘤好发部位、症状表现是什么？

（1）好发部位：好发于手和足的管状骨。

（2）症状：以无痛性肿胀居多，通常无特殊症状。

123. 骨样骨瘤定义、症状表现是什么？

（1）骨样骨瘤是唯一来源于骨性结缔组织的良性骨肿瘤，发病较缓慢，病程较长。

（2）症状表现：局部疼痛为主要症状。初期疼痛较轻，为间歇性，休息后疼痛减轻，活动后加剧。随着病情的进展，疼痛逐渐变为持续性，且较剧烈，常影响睡眠，也可伴有局部软组织肿胀或压痛。肿胀部位无红肿，肤色正常。

124. 良性骨肿瘤的术前护理要点是什么？

（1）心理护理。

☆ ☆ ☆ ☆

（2）指导患者练习床上排尿、排便、翻身及有效咳嗽、呼吸等。

（3）术前指导功能锻炼，早期进行锻炼是肢体恢复功能的关键。向患者讲解功能锻炼的目的、方法、必要性及注意事项，使患者能够积极配合，为术后肢体恢复奠定基础。

（4）患肢局部避免热敷、拍打、按摩，防止肿瘤迅速生长。

125. 良性骨肿瘤术后的病情观察注意事项有哪些?

（1）术后密切观察患者的意识、生命体征，观察切口敷料、松紧度及有无渗出。

（2）切口引流管应妥善固定，防止折叠、扭曲、脱落。定时挤压引流管，保持通畅。记录引流液的量和性状。

（3）观察患肢肢端血液循环、颜色及肢体肿胀情况。上肢手术后观察桡动脉搏动，下肢手术后观察足背动脉搏动。

（4）观察患肢肢端感觉、运动功能，以判断有无神经、血管损伤。

126. 良性骨肿瘤术后引流液大于多少应及时报告医师? 小于多少可考虑拔管?

（1）报告医师：如每小时引流液大于 150ml，及时报告医师处理。

（2）考虑拔管：24 小时引流液小于 50ml 时可拔管。

127. 良性骨肿瘤上肢、下肢术后患者分别如何做功能锻炼? 饮食指导是什么?

（1）上肢：术后第一日起开始在胸前固定位做用力握拳、伸指运动，每个动作重复 6 次，以后每天增加 3 次，达到 20 次。术后一周增加指、腕、肘关节的抗阻练习，同时可做肩前屈、内收和内旋的摆动练习。

（2）下肢：术后第一日起开始做股四头肌等长收缩及踝关节背伸活动，6～8次/分，5～10分钟/次，3次/天。术后1周，指导患者主动伸屈各关节。

（3）饮食指导：合理安排饮食，加强营养，多食高蛋白、高钙、富含维生素及粗纤维饮食，多食水果，多饮水。

128. 恶性骨肿瘤的早期主要症状、畸形表现、全身症状分别是什么？

（1）主要症状：疼痛。

（2）畸形表现：因肿瘤影响肢体骨骼的发育及坚固性而合并畸形，以下肢为明显，如髋内翻、膝外翻及膝内翻。

（3）全身症状：可出现一系列全身症状，如失眠、烦躁，食欲缺乏，精神萎靡，面色苍白，进行性消瘦、贫血、恶病质等。

129. 骨肉瘤、软骨肉瘤、骨纤维瘤的表现分别是什么？

（1）骨肉瘤：疼痛为隐痛，持续性，活动后加重，夜间明显。包块增长速度以月计，明显增大时出现邻近关节反应性积液，伴活动受限。

（2）软骨肉瘤：男性多于女性，发病缓慢，疼痛为钝痛，间歇性逐渐加重，肿块局部可触及发热，好发于股骨。

（3）骨纤维瘤：发病率较骨肉瘤、软骨肉瘤低，男女发病率相同。疼痛程度不如骨肉瘤重，并发病理性骨折较多，好发部位与骨肉瘤类似。

130. 膝关节的韧带有哪些？其作用是什么？

主要有内、外侧副韧带及前、后十字韧带，主要起到防止膝内、外翻，胫骨平面过度前后移动及内外旋的静力稳定作用。

☆ ☆ ☆ ☆

131. 骨性关节炎应怎样进行功能锻炼?

制订功能锻炼计划,指导患者进行功能锻炼,包括关节活动、肌力、步态的训练及拐杖、助行器的使用方法。同时要使患者认识锻炼的重要性。①对急性病变关节及其周围肌肉可做被动训练。症状得以控制后可指导患者做关节和肌肉的主动训练。②肌肉应激训练,如果一侧出现骨性关节炎。可利用双上肢、健侧下肢及牵引床上的器械做小范围运动。③肥胖患者应减轻体重,多食富有钙和胶质的食品。理疗、关节肌肉锻炼对维持和恢复关节功能有一定帮助,应采取饮食和锻炼相结合的方法控制体重增加。④指导患者合理使用辅助设施,减轻病变关节的负重,保持关节稳定性。保护受累关节,充分休息。不要使用过度。健侧肢体和不被限制活动的部位都要加强活动,以主动锻炼为主,被动活动为辅。循序渐进为原则。

132. 侵袭性(恶性)骨母细胞瘤的常见部位是哪儿?

最常见脊椎、胫骨、股骨及颅骨同时存在软组织包块。

133. 化脓性骨髓炎定义、感染途径、临床表现、饮食护理、创口护理要点分别是什么?

(1)定义:化脓性骨髓炎是化脓性细菌引起的骨膜、皮质和骨髓组织的炎症。

(2)感染途径:①身体其他部位化脓性病灶的细菌经血液循环播散至骨骼称血源性骨髓炎;②邻近软组织感染直接蔓延至骨骼,称为外来性骨髓炎;③开放性损伤或骨骼手术后出现感染,称为创伤后骨髓炎。

(3)临床表现:发病急骤,早期出现寒战、高热等全身中毒症状,患处持续性疼痛及深压痛。当骨膜下脓肿形成或已破入软组织时,局部出现明显红肿,或有波动感。脓液穿破皮肤,可形

☆ ☆ ☆ ☆

成窦道。若合并化脓性关节炎，则有关节积液和关节红肿等。

（4）饮食护理：保证能量和蛋白质的摄入量，提供易消化、富含维生素的食物。高热期间经口摄入不足时，可经静脉补充能量。

（5）创口护理要点：①保持创口清洁和干燥，及时更换污染敷料。②对术后做药物灌注、冲洗和负压引流的患者，应注意观察引流液的量、颜色和性状，保持引流通畅；保持引流管与一次性负压袋或负压引流瓶相连，保持负压状态。引流袋或瓶的位置低于患肢 50cm。③合理调节药物灌注的滴速，术后 12 ～ 24 小时应快速滴入，以后减慢至 50 ～ 60 滴 / 分，一般每日 3000 ～ 5000ml，根据冲洗后引流液的颜色和清亮程度调节灌注速度。④每 24 小时更换灌洗液及管路，引流管一般留置 3 周或体温下降、引流液连续 3 次细菌培养均为阴性即可拔出。

134. 化疗的适应证、禁忌证分别是什么?

（1）适应证：①造血系统恶性肿瘤；②对化疗敏感的肿瘤；③手术后化疗提高肿瘤治愈率；④无法进行手术的晚期患者姑息治疗。

（2）禁忌证：①年老体弱的晚期患者；②肝肾功能不正常的患者；③癌症早期、肿瘤未发生转移的患者。

135. 化疗前的准备工作有哪些?

（1）向患者解释化疗的目的，化疗时和化疗后可能出现的反应及预防措施，取得患者配合。

（2）测量体重，由于化疗药物大多是按体重计算的，应严格准确地测量体重。

（3）准备化疗药物要做到 3 个严格：严格执行"三查七对"，严格按医嘱剂量给药，严格执行无菌操作技术。

☆ ★ ☆ ☆

136. 化疗患者的饮食、饮水需要注意哪些?

(1) 饮食:注意饮食的调节,少食多餐,忌食辛辣、油腻性食物。

(2) 饮水:在化疗前和化疗过程中应进行水化和必要的碱化;嘱患者多饮水,每日输液量 3000ml,使尿量维持在 2000～3000ml/d,适当补充钾盐,应用碳酸氢钠碱化尿液。

137. 化疗常见并发症有哪些?

①胃肠道反应;②心脏毒性;③肾脏毒性;④骨髓抑制;⑤皮肤毒性反应;⑥脱发等。

138. 石膏固定术的适应证、禁忌证分别是什么?

(1) 适应证:①骨折复位后的固定;②关节损伤或脱位复位后的固定;③周围神经、血管、肌腱断裂或损伤,手术修复后的制动;④急慢性骨关节炎的制动;⑤畸形矫正术后,矫形位置的维持和固定;⑥制造肢体的石膏模型。

(2) 禁忌证:①全身情况差,如心、肺、肾功能不全;②伤口发生或疑有厌氧菌感染;③孕妇禁忌做躯干部大型石膏;④年龄过大、新生儿、婴幼儿及身体衰弱者不宜做大型石膏;⑤进行性腹水。

139. 恶性骨肿瘤的感染如何预防?

观察伤口包扎情况及有无渗出、肿胀,引流液的颜色、性状、量、气味,若引流量多且颜色鲜红,每小时超过200ml,应立即报告医师。保持敷料清洁干燥,引流管通畅。指导患者多饮水,遵医嘱及时应用抗生素。

☆ ☆ ☆ ☆

140. 软骨母细胞瘤的定义、发病部位、症状和体征分别是什么?

(1) 定义:一种少见的良性肿瘤,起源于骨骺区软骨母细胞或成软骨结缔组织,组织成分除软骨外还含有巨细胞,并有钙化现象。

(2) 发病部位:以骨端的骨骺部占多数,亦可以在邻近周围的干骺端。最常见的解剖部位为股骨的远端和近端、胫骨近端和肱骨近端。

(3) 症状和体征:大多数主诉局部局限性的疼痛,疼痛症状常较轻,但有时会持续多年。

141. 骨巨细胞瘤、孤立性骨囊肿定义是什么?

(1) 骨巨细胞瘤:好发于骨骺端,膝关节周围多见。X 线显示骨巨细胞瘤轮廓不清楚,模糊,骨髓腔可有硬化缘。典型的骨巨细胞瘤触之如乒乓球样感觉,易破溃,骨皮质形成软组织肿块。

(2) 孤立性骨囊肿:好发于儿童,很少发生于 20 岁以后。多见于股骨和肱骨上端,刚发生时位于干骺端,随着年龄增长而逐渐移向骨干。

142. 软骨黏液样纤维瘤如何治疗?

常采用病灶刮除术加松质骨植骨为主,但有 10% ~ 15% 复发率。即使复发的病例仍可采用病灶刮除、瘤腔壁灭活再植骨治疗。

143. 周围型骨软骨瘤症状及体征、发病部位分别是什么?

(1) 症状及体征:是一种好发于骨外的软骨肉瘤,常继发于骨软骨瘤。男性好发,男、女比例为 2∶1,多发生于成人,青春期前发生少见。

(2) 发病部位:好发于骨盆,依次为股骨近端、脊柱及骶骨、肱骨近端、肋骨、肩胛骨、股骨近端、胫骨近端。

☆ ☆ ☆ ☆

144. 中心性软骨肉瘤（普通型软骨肉瘤）定义、好发人群、临床特点、主要特征是什么？

（1）定义：是一种起源于骨内的软骨肉瘤，包括由内生软骨瘤恶变的继发性软骨肉瘤。其发生率在骨骼系统原发恶性肿瘤中位于骨肉瘤和尤因肉瘤、浆细胞瘤之后，排在第四。

（2）好发人群：男性好发，好发年龄 30 ～ 70 岁，是一种典型的成人肿瘤。20 岁以前少见，青春期前罕见。

（3）临床特点：症状轻、发展缓慢，病史较长。

（4）主要特征：间歇性疼痛，肿胀，影响功能。

145. 透明细胞软骨肉瘤定义、好发人群、好发部位分别是什么？

（1）定义：是一种生长缓慢，组织病理学存在透明细胞的低度恶性软骨肉瘤。

（2）好发人群：好发年龄 30 ～ 50 岁，男、女发病率相同。

（3）好发部位：干骺端或骨突，常位于股骨近端或肱骨近端或在扁平骨、短骨。

146. 间叶型软骨肉瘤定义、好发人群分别是什么？

（1）定义：少见的类型，是一种透明软骨小岛、同时可有未分化小细胞成分构成的恶性肿瘤。

（2）好发人群：好发年龄 10 ～ 30 岁，女性多见，好发于扁骨、椎骨，罕见的部位是肢体骨。

147. 黏液样软骨肉瘤定义、好发人群、好发部位、治疗原则分别是什么？

（1）定义：黏液样软骨肉瘤是指软骨肉瘤的间质可呈黏液样，尤其是多发软骨瘤恶性变时，其间质明显呈黏液样。

（2）好发人群：好发于中年男性。

（3）好发部位：多数位于骨外软组织深部，下肢多见，少数可位于骨内。

（4）治疗原则：彻底手术切除，复发不多，转移罕见，预后较好。

148. 骨膜软骨肉瘤定义、好发部位分别是什么？

（1）定义：指骨旁或皮质旁软骨肉瘤，极少见。

（2）好发部位：股骨、胫骨或肱骨等长骨的干骺端于骨干，生长缓慢，疼痛轻微。

149. 骨样骨瘤发病的性别、年龄，好发部位、症状、体征分别是什么？

（1）性别、年龄：国内男、女比例为 2∶1，国外男、女比例为 1∶1。可见于各年龄段，多见于 8～30 岁年龄组。

（2）好发部位：骨皮质内，以长骨为主，如股骨、胫骨、腓骨，另外还可见于椎骨附件。

（3）症状：疼痛为主要原因。初期：局限性、间歇性轻度疼痛，休息后疼痛减轻或消失，活动后加剧。晚期：剧烈疼痛，疼痛定位明确，夜间疼痛加剧。

（4）体征：胫骨位于皮下部位者可触到隆起于皮肤的骨性肿物，有压痛。大多数皮肤无红肿，无血管的充盈，软组织无肿胀。口服阿司匹林等水杨酸类药物可以缓解疼痛，切除病灶后疼痛消失。

150. 硬化性骨髓炎定义是什么？

骨干皮质广泛增生硬化。疼痛多为钝痛，夜间不加重，口服水杨酸类药物不能缓解疼痛。

151. 骨母细胞瘤定义、发病的性别及年龄，好发部位、症状、体征分别是什么？

（1）定义：良性肿瘤，以具有多量骨母细胞增生为特点。

（2）性别及年龄：男、女之比 1.5 ：1，国外男性多于女性。多见于 15 ～ 30 岁年龄组。

（3）好发部位：好发于下肢骨，以长骨为主。常发生于胫骨、股骨，另外还可见于脊椎骨，亦可位于椎弓和棘突。

（4）症状：大多数为缓慢增大的良性病变，患部有轻微疼痛，不同于骨样骨瘤，夜间痛不加重。

（5）体征：局部肿胀，可以触及硬块，可以局部压痛，若病灶接近关节可致关节活动受限。

152. 骨肉瘤最常见的类型、好发人群、好发部位、临床表现分别是什么？

（1）类型：普通型（传统型）中心性（髓性）骨肉瘤，占所有骨肉瘤的 75% ～ 85%，是最常见的类型。

（2）好发人群：70% ～ 80% 的患者年龄在 10 ～ 30 岁，常在生长骺线闭合之前，男性多于女性。

（3）好发部位：四肢骨骼是主要发病部位，最常见于骨骺生长最快的股骨远端，其他依次为胫骨近端干骺端，肱骨近端干骺端和股骨上干骺端，近 50% 以上的患者发生在膝关节周围。

（4）临床表现：疼痛和局部的软组织肿块，尤以夜间和休息为甚。局部皮温高。

153. 骨巨细胞瘤定义、常见人群、常见部位、早期症状分别是什么？

（1）定义：传统上是良性肿瘤，但具有局部侵袭性。

（2）常见人群：女性多见，尤其是产妇。

☆ ☆ ☆ ☆

（3）好发部位：膝关节周围，胫骨远端比近端多见。

（4）早期症状：疼痛。

154. 脊索瘤（恶性肿瘤）的发病年龄及性别，发病部位、症状分别是什么？

（1）年龄及性别：占原发恶性骨肿瘤的1%～4%，可发生于任何年龄，以40～60岁多见，偶见于儿童和青年。男性多于女性。

（2）发病部位：好发于脊柱两端。

（3）症状：取决于发生部位，当腰骶神经受累时出现髋、膝、踝部疼痛，易被误诊为退行性关节炎，出现神经性跛行表现而被误诊为腰椎管狭窄，尤其是老年人。

155. 骨血管瘤定义、发病性别及年龄、发病部位、临床症状、治疗及预后分别是什么？

（1）定义：骨内良性肿瘤。

（2）性别及年龄：可发生于任何年龄，大多数在中老年得以诊断。发病高峰40～50岁。女性较男性高发，男、女之比为2：3。

（3）发病部位：脊柱最常见，其次为扁平骨，然后是长骨的干骺端。儿童和青少年多发生于肢体，而中老年多见于脊柱。

（4）临床表现：多无症状。长骨血管瘤症状轻，多为隐痛，逐渐加重为持续性，患肢局部肿胀。

（5）治疗及预后：以手术切除为主，同时进行必要的功能重建。预后较好。

156. 骨血管肉瘤病因、好发人群、好发部位、症状、治疗及预后分别是什么？

（1）病因：病因不明，罕见的恶性骨肿瘤。

（2）好发人群：10～79岁整个年龄段，男性较女性高发，男女比2：1。

（3）发病部位：骨盆、下肢长骨是常见发病部位，其余依次为椎体、上肢骨、颅骨、肩胛骨等。

（4）症状：病变部位浅表血管充盈，皮肤温度升高，局部触痛明显。

（5）治疗及预后：手术为主，一般细胞分化有较好的预后。

157. 脊柱的解剖特点是什么？

脊柱由 26 个椎骨联合而成，包括 7 个颈椎（C，cervical vertebrae）、12 个胸椎（T，thoracic vertebrae）、5 个腰椎（L，lumbar vertebrae）和骶（S，sacral bone）、尾椎（C，coccyx）组成。从侧面看颈椎前凸、胸椎后凸和腰椎前凸。每个椎骨分椎体和附件两部分。椎体前方有前纵韧带，后方有后纵韧带，棘突尖端有棘上韧带，横突间有黄韧带。这些韧带自颅骨底部至骶尾部将各椎骨连接成脊柱。脊柱中颈椎和腰椎部分的活动范围较大，胸椎的上 10 节活动度小，较为稳定。各个椎骨的椎孔相连成椎管，自枕骨大孔通向末节骶椎。脊柱的主要功能是保护脊髓、承重和支持躯干运动。运动节段是脊柱的基本功能单位，它是由相邻的两节脊椎及其之间的椎间盘、关节突和韧带等构成。

158. 脊髓的解剖特点是什么？

脊髓位于椎管的中央，呈扁圆柱状，长 40 ～ 45cm，与脊柱的弯曲一致，并从每一节段发出一对脊神经通过相应的椎间孔。

159. 颈椎解剖特点是什么？

指颈椎骨。颈椎位于头以下、胸椎以上的部位。颈椎共由 7 块颈椎骨组成，颈椎共有 6 个椎间盘。每个颈椎都由椎体和椎弓两部分组成。

160. 什么是颈椎病?

颈椎病是指因颈椎间盘退变、老化及继发性改变,从而刺激或压迫神经根。脊髓或影响椎动脉血液供应引起一系列症状和体征。

161. 颈椎病的临床分型有哪些?

颈椎病的临床一般分为颈型、神经根型、椎动脉型、交感型、脊髓型颈椎病。

162. 颈椎病的分型各有何临床特点?

见表 9-3。

表 9-3 颈椎病的分型及临床特点

分型	临床特点
颈型	颈背疼痛,X 线片示颈椎生理弯曲变浅、变直,无骨刺,无其他各型颈椎病特有症状,症状很轻
神经根型	骨刺压迫神经根引起颈背疼痛,活动受限,上肢麻木、疼痛,头痛头晕,眩晕,此型很常见
椎动脉型	骨刺压迫椎动脉造成脑干、小脑和大脑枕叶缺血而引起头痛、头晕、耳鸣、恶心、呕吐、视物不清、肢体麻木,甚至猝倒
交感型	交感神经受到刺激致头枕部痛、头沉、头晕、肢体发凉、心慌、胸闷、血压忽高忽低。常与椎动脉型并存
脊髓型	脊髓受到压迫致四肢发紧,走路不稳、发飘、有踩棉花感,上肢发抖、麻木、握物困难,重者呼吸困难,痉挛性瘫痪,病情严重,危害较大

163. 颈椎牵引的作用机制是什么?

颈椎牵引疗法的作用机制主要为缓解颈部肌肉痉挛和疼痛,恢复颈椎正常生理弯曲,使椎间隙增宽,负压增大,有利于突出的髓核及纤维环组织复位,使纡曲皱褶及骨化的韧带紧张,缓解

☆ ☆ ☆ ☆

对脊髓及神经根的压迫和刺激；增大椎间孔，改善和恢复钩椎关节与神经根的位置关系，松解神经根和关节囊的粘连，缓解神经根的压迫和刺激；颈部制动，使神经根等组织充分休息，有利于水肿、充血、渗出等炎性反应的吸收；牵开被嵌顿的小关节囊，调整小关节和椎体的错位，拉长颈椎管纵径，使迂曲的颈髓伸展，改善脑脊液循环和颈髓的血液循环，伸展扭曲的椎动脉，改善脑的血液循环。

164. 颈椎牵引时注意事项有哪些？

（1）观察患者是否有不良反应，如头晕、恶心、心悸、疼痛加重、肢体麻木等，尤其是牵引初期，如出现以上情况，应检查牵引力线、角度、垫枕、牵引带松紧等，针对性解决问题，否则去除牵引，报告医师。

（2）观察牵引的姿势、位置及牵引重量是否因患者不经意而改变。

（3）观察下颌带是否移位，如下滑压迫气管可引起呼吸梗阻或压迫颈动脉窦引起反射性心搏骤停，尤其是年迈、反应迟钝、呼吸功能不全、全身状态虚弱及牵引时睡觉者。

（4）对于长期牵引者，应注意局部皮肤是否出现刺激性炎症，出现炎症者可在局部加棉纱垫缓解压力，督促男患者勤刮胡须，或做其他相应处理。

165. 颈椎病患者应如何选择正确的睡眠体位和适当的枕头？

颈椎病患者睡眠时的体位及枕头均可能影响病情进展。

（1）睡眠体位：颈椎病患者睡眠时应该使胸、腰部保持自然曲度，双髋及双膝呈屈曲状，此时全身肌肉即可放松，最好采取侧卧位或仰卧位，不可俯卧。

（2）枕头选择：应选择符合颈椎生理曲度要求，质地柔软，透气性好，以中间低、两端高的元宝形为佳。因为这种形状可利用中间的凹陷部来维持颈椎的生理曲度，也可以对头颈部起到相对制动与固定作用，可减少在睡眠中头颈部的异常活动。

166. 颈椎前路手术术前应加强哪些方面的训练？

颈椎前路手术术前需进行适应性训练，以保证手术的顺利进行，预防术中、术后并发症的发生。

（1）气管、食管推移训练：术前 5 ～ 7 天进行可防止术中因气管牵拉导致喉头水肿、呼吸困难而影响手术。方法为术前指导患者或家属用示指、中指、环指指端从颈部右侧将气管、食管向左侧牵拉推移，或用另一只手协助牵拉，幅度必须超过中线，每次 5 ～ 10 分钟，每天 3 ～ 4 次。

（2）呼吸功能训练：指导患者练习深呼吸、有效咳嗽、吹气球，以增加肺活量，减少气管和肺部分泌物，增加肺部通气功能。

（3）卧位训练：①术前卧位训练。患者取仰卧位，肩后部垫一薄枕，使颈部后伸，充分暴露颈部，每天锻炼 2 ～ 3 次，首次持续时间为 30 分钟，逐渐增加至 2 ～ 3 小时。②术后卧位训练。侧卧时头与肩部等高，翻身时头、颈与躯干保持一条直线，并教会其配合的方法。

（4）床上大小便训练：术前 3 天训练床上大小便，以防术后发生尿潴留或便秘。

167. 颈椎前路手术术后的并发症有哪些？

颈椎前路手术后常见的并发症包括脊髓损伤、神经损伤、血管损伤、呼吸道损伤、喉头水肿、食管损伤、脑脊液漏、硬膜外血肿形成和内置物失败等。

168. 颈椎前路手术后患者病情观察要点有哪些？

（1）生命体征，特别注意有无心动过缓、血压下降、呼吸功能不稳定，重点观察呼吸频率、节律、深浅度和有无缺氧表现。

（2）四肢感觉、运动情况，并与术前相比较。

（3）伤口有无渗血、肿胀，注意颈部有无增粗，发音是否改变，及时观察有无声音嘶哑、饮水呛咳等喉返神经、喉上神经损伤表现。

（4）伤口引流量及引流物的性状，伤口引流管保持固定通畅，防止引流不畅造成颈部血肿。

169. 颈椎术后患者采取什么体位？如何进行翻身？

颈椎术后患者回病房时需佩戴合适的颈托，取平卧位，将小棉枕垫于颈后，保持颈部中立，要绝对禁止颈部呈前屈位。3 小时可取侧卧位，侧卧时颈部垫枕与肩高一致，防止颈部弯曲。术后 2～3 小时为患者同轴翻身一次。

170. 颈椎前路手术术后患者何时可进食？如何指导患者饮食？

颈椎前路手术患者术后 6 小时即可进食。术后当天可进温流质饮食，注意不要进食热饮，以减少伤口出血，必要时可给冷饮减少咽部充血、水肿，进食少者可静脉补充营养，促进伤口愈合，增强机体抵抗力。术后 1～2 天给予半流饮食，并逐渐过渡到普食，但不可吃过硬的固体食物，以防植骨块的滑脱。

171. 如何指导患者正确佩戴颈托？颈托需佩戴多长时间？

（1）颈托分前、后面，使用时先固定后面，再固定前面。使用颈托时颈部的松紧要合适，过松达不到保护固定颈部的作用，而过紧则影响颈部的功能，松紧度为佩戴颈托后颈部的旋转与肩部同步转动为适度。注意保持颈部清洁，防止颈部皮肤过敏，使用时可在颈托内面垫上小毛巾，小毛巾应每天更换，定期清洁颈部皮肤，进食时防止食物从下颌污染颈部。

（2）长期应用颈托可以引起颈背部肌肉萎缩，关节僵硬，非但无益反而有害，所以佩戴时间不可过久，在症状逐渐减轻后要

☆ ☆ ☆ ☆

及时去除颈托。使用时间依病情而定，一般手术患者使用 1～3 个月。在停止使用颈托前，必须到医院进行复查，再决定是否停止使用。

172. 颈椎术后何时可下床活动？如何指导患者正确下床活动？

（1）根据患者病情颈椎术后 1～7 天可下床活动。

（2）患者准备下床前需先佩戴颈托，首次下床由骨科医师或骨科护士协助患者侧卧 90°，然后双下肢放置在床沿下，双手支床侧起，扶患者坐起后应稍休息片刻，待患者无头晕、心慌等不适主诉后，再协助患者下床活动，上床的顺序与下床相反。

173. 颈椎术后日常生活应注意哪些？

（1）术后 2～3 个月佩戴颈托保护颈部，避免颈部屈伸和旋转活动，避免颈部剧烈运动。

（2）防止跌倒，避免不良姿势，如颈椎过度扭转、长时间前屈、睡觉时枕头过高。伏案时间长者每小时活动颈部 1 次。

（3）继续加强肢体的功能锻炼。

（4）戒烟。据文献报道，吸烟影响植骨融合率，故术后需戒烟 3 个月。

（5）注意颈部保暖，避免受风寒、潮湿刺激。

174. 颈椎骨折如何保持有效的牵引？

颅骨牵引重量为体重的 1/10～1/7。枕颌带牵引重量一般为 2～3kg。在患者颈后横放一条条形卷巾，使颈椎保持正常的前凸位。头两侧用两只沙袋固定，防止头部左右晃动。护士每班检查牵引的体位、重量是否正确。牵引绳的松紧性，是否在轴线上。了解患者四肢感觉、运动功能和反射情况。有无胸闷、吞咽困难、食欲、大小便等情况，如有异常及时通知医师处理。

☆★☆☆

175. 脊柱骨折患者如何搬运?

(1) 一人在患者的头部,双肘夹于头部两侧,双手放于患者肩下,固定头颈部。如是怀疑颈椎骨折,则先用颈托或者自制简易颈托进行固定后,再行搬运。

(2) 另外 3 人在患者的同侧(一般在右侧),分别在患者的肩背部、腰臀部、膝踝部,双手掌从患者背下平伸到患者的对侧。4 人均单膝跪地。

(3) 扶头者一般为指挥者,务求 4 人同时用力,保持患者脊柱为一轴线,平稳地抬起患者,放于脊柱板或硬担架上。

(4) 用多条固定带,将患者固定在脊柱板或硬担架上。2 ~ 4 人抬运担架。

176. 高位颈髓损伤患者的病情观察重点是什么?

高位颈髓损伤患者的病情观察重点主要从神志、生命体征、反射、运动、感觉、大便、小便功能等几个方面进行评估,尤其注意患者呼吸的频率、深浅、肺部呼吸音的变化,以判断有无腹肌及肋间肌麻痹。评估有无休克、颅脑损伤等复合伤。

177. 如何进行高位颈椎骨折合并颈髓损伤的急救处理?

(1) 判断伤情:询问患者或现场有关人员,了解受伤的原因、时间、部位、患者受伤后的反应及症状,曾经采取的治疗措施及用药情况等,观察患者的表情、受伤部位、损伤范围、严重程度、是否有活动性出血等,检查神志、脉搏、呼吸、血压、反射、有无出血及骨折征象等。通过全面了解、检查,迅速判断伤势轻重,有无生命危险,及时采取相应的救治措施,抢救患者生命,防止病情恶化,减少痛苦,预防并发症,给医院进一步救治奠定良好基础。

(2) 搬运:应多人参加用"平托法"搬运,并安排专人托扶

☆ ☆ ☆ ☆

伤员头部以保持中立位，并沿身体纵轴方向略加牵引，轻轻将患者水平放在硬木板上。严禁盲目搬动或活动伤员头部，绝对禁止一人扶肩、二人抬腿的搬运方法或一人背拖的方法。

178. 感觉障碍如何进行分类?

（1）按程度分：感觉功能减退、感觉功能消失、感觉功能正常。

（2）按性质分：①感觉减弱。患者对外界刺激有反应，但敏感性减弱，应双侧对比。②感觉缺失。患者在清醒状态下，对刺激无反应。③感觉过敏。患者对轻微的刺激有强烈的感觉，如痛觉过敏。④感觉过度。患者由于受累皮肤的刺激阈增高与反应时间延长，必须达到很强的刺激强度，并经过一定的潜伏期才能感到一种定位不明确的强烈不适感。⑤感觉异常。无外在刺激时，患者的自我感觉，如麻木感等。⑥感觉倒错。患者对刺激完全倒错，如触觉为痛感，冷觉为热感等。

179. 椎间盘的解剖特点是什么?

椎间盘由透明软骨板、纤维环和髓核 3 部分组成，为一密闭性的弹性垫。它是椎体间的主要连接结构，而且极富有弹性，故能使其下位椎体所承受的压力均等，起到缓冲外力的作用，并减缓由足部传来的外力，使头部免受震荡。颈椎间盘还参与颈椎活动并可增大运动幅度，其前高后低的结构，使颈椎具有前凸的生理弯曲。

180. 椎间盘压迫神经根引起疼痛的机制是什么?

（1）机械压迫学说，机械压迫神经根是引起腰背痛、坐骨神经痛的主要原因，受压迫的神经根处于牵张状态易致损伤，神经功能障碍逐步加剧。

（2）化学性神经根炎学说，椎间盘变性、纤维环薄弱破裂后，

☆★☆☆

髓核从破口处溢出，沿椎间盘和神经根之间的通道扩散。神经根又无束膜化学屏障，髓核的蛋白多糖对神经根有强烈的化学刺激，激活纤维环、后纵韧带中的伤害感受器，因而产生化学性神经根炎。

（3）椎间盘自身免疫学说。椎间盘髓核组织是体内最大的、无血管的封闭组织，与周围循环毫无接触。因此，人体髓核组织被排除在机体免疫机制之外。当椎间盘退变、髓核突出时，髓核中的多糖蛋白成为抗原，暴露的抗原与机体中的抗体结合，产生免疫反应。

181. 什么是腰椎间盘突出症？有什么临床症状？

（1）定义：椎间盘突出症是纤维环破裂后髓核突出压迫神经根造成以腰腿痛为主要表现的疾病。

（2）临床症状：腰椎间盘突出症的症状包括腰背痛、坐骨神经痛，典型的坐骨神经痛表现为由臀部、大腿后侧、小腿外侧至足跟部或足背部的放射痛。

182. 腰椎间盘突出症的特有体征是什么？

（1）根性紧张：表现为直腿抬高试验及加强试验阳性。

（2）根性刺激：是突出的椎间盘和炎性反应联合成的神经根痛。腓肠肌压痛表明骶 1 神经受损，胫前筋膜室压痛表明腰 5 神经受损；股四头肌压痛表明腰 4 神经受损。

（3）根性传导：受损区域表现为感觉减弱或丧失，运动无力和生理反射减弱或消失。外踝下后方感觉减退、长屈肌无力、臀大肌无力表现骶 1 神经受损；第 1、第 2 趾间的趾蹼感觉减退，患者不能用足尖站立，长伸肌无力，表现腰 5 神经受损。

（4）生理反射活动的变化：踝反射消失或减弱表明骶 1 神经受损；膝反射消失或减弱表明腰 4 神经受损；胫前反射减弱，表明腰 5 神经受损。

183. 椎间盘突出症最容易出现在哪些节段？为什么？

（1）临床上以腰 4 ～ 5 及腰 5 ～骶 1 椎间盘突出最为常见。

（2）从生物力学的角度上看，腰 4 ～ 5 及腰 5 ～骶 1 椎间盘所承受的压力最大，其活动度也最大，而位于这两个节段的后纵韧带却相对较窄，（只有上部宽度的 1/2），因而腰 4 ～ 5 及腰 5 ～骶 1 椎间盘是最容易受损伤的部位。

184. 腰椎间盘突出症的高危人群有哪些？

（1）年龄：本病一般发生在 20 ～ 40 岁，即青壮年易发生此病，约占本病的 80%。

（2）性别：腰椎间盘突出症多见于男性，因为男性体力活动较多、较频，腰部活动范围大。

（3）体型：一般过于肥胖或过于瘦弱的人易致腰椎间盘突出。

（4）职业：劳动强度较大的工人多见。

（5）姿势：每天常伏案工作的办公室工作人员及经常站立的售货员、纺织工人等较多见。

（6）女性的不同时期：产前、产后及更年期为女性腰椎间盘突出的危险期。

185. 椎间盘突出症的病理分型及临床特点是什么？

椎间盘突出症一般有 5 个病理分型，其临床特点如下。

（1）纤维环环状膨出：膨出在相邻椎骨后缘之间，纤维环完整，可不引起临床症状。

（2）纤维环局限性膨出：纤维环局限性隆起，但纤维环完整，可产生临床症状。

（3）椎间盘突出：突出的髓核为很薄的纤维环所约束，可产生严重的临床症状。

（4）椎间盘脱出：突出的髓核穿过完全破裂的纤维环，位于

☆ ☆ ☆ ☆

后纵韧带之下，髓核可位于神经根上、下方，或椎管前方正中处。

（5）游离型椎间盘：髓核穿过完全破裂的纤维环和后纵韧带，游离于椎管内，压迫马尾神经或神经根。

186. 为什么腰椎间盘突出症的患者会出现姿势性侧凸？

由于突出物刺激神经根而引起疼痛。为了使突出物后凸的张力减小以减轻对神经根的刺激，脊柱就会出现侧凸。腰椎侧凸方向可以凸向患侧，也可以凸向健侧，这与突出物和神经根的相邻关系有关。如果突出物在神经根内侧，腰椎凸向健侧；相反如果突出物在神经根的外侧，腰椎凸向患侧。

187. 腰椎间盘突出症的疼痛特点是什么？

（1）放射痛，疼痛沿坐骨神经传导，直达小腿、足背或足趾。如为腰 3～4 椎间盘突出，因腰 4 神经根受压迫，产生向大腿前方的放射痛。一切使脑脊液压力增高的动作，如咳嗽、喷嚏和排便等，都可加重腰痛和放射痛。

（2）活动时疼痛加剧，休息后减轻。卧床体位：多数患者采用侧卧位，并屈曲患肢，个别严重患者在各种体位均疼痛，只能屈髋屈膝跪在床上以缓解症状。

（3）夜间疼痛加剧，由于夜间环境安静，外界刺激减少，患者注意力集中在患处，因此夜间患者经常会感觉疼痛难忍。

188. 腰椎间盘突出症具有定位意义的症状与体征是什么？

见表 9-4。

表 9-4　腰椎间盘突出症具有定位意义的症状与体征

突出部位	腰 3～4 椎间盘	腰 4～5 椎间盘	腰 5～骶 1 椎间盘
受累神经	腰 4 神经根	腰 5 神经根	骶 1 神经根
疼痛部位	骶髂部、髋部、大腿前外侧、小腿前侧	骶髂部、髋部、大腿和小腿后外侧	骶髂部、髋部、大腿、小腿、足跟和足外侧

续表

突出部位	腰 3～4 椎间盘	腰 4～5 椎间盘	腰 5～骶 1 椎间盘
麻木部位	小腿前内侧	小腿外侧或足背，包括足趾	小腿和足外侧，包括外侧 3 足趾
肌力改变	伸膝无力	趾背伸无力	足跖屈及屈无力
反射改变	膝反射减弱或消失	无改变	踝反射减弱或消失

189. 什么是马尾综合征？有何临床表现？

马尾综合征是由于各种先天或后天原因致腰椎管绝对或相对狭窄，压迫马尾神经而产生一系列神经功能障碍。马尾综合征的临床表现包括：

（1）疼痛，多表现为交替出现的坐骨神经痛。

（2）进行性神经损害，感觉障碍表现为双下肢及会阴部麻木、感觉减弱或消失。

（3）括约肌功能障碍表现为排尿排便乏力、尿潴留、大小便失禁，男性还可以出现阳痿。

190. 什么是腰椎管狭窄？包括哪 3 个部分？

腰椎管狭窄症是指由各种原因引起的骨质增生或纤维组织增生肥厚，导致椎管或神经根管的矢状径较正常者狭窄，刺激或压迫由此通过的脊神经根或马尾神经而引起的一系列临床症状，它是导致腰痛或腰腿痛的最常见原因之一。腰椎管狭窄包括 3 个部分，即主椎管、神经根管及椎间孔狭窄。

191. 腰椎管狭窄的临床表现是什么？

（1）腰骶痛伴单侧或双侧臀部大腿外侧胀痛，感觉异常或下肢无力。

（2）腰部后伸受限及疼痛。

☆★☆☆

（3）间歇性跛行：表现为患者行走后，出现一侧或双侧腰痛，腰酸、下肢麻木无力，以致跛行。但如果蹲下或休息片刻，症状即可缓解或消失。

（4）主诉多而体征少，患者均有主诉，但体格检查时多无阳性所见，直腿抬高试验常为阴性。

192. 什么是直腿抬高试验？

直腿抬高试验是诊断腰椎间盘突出症的重要试验，令患者仰卧，使膝伸直，将下肢徐徐抬起，正常一般70°左右，一般先抬健侧使患者有所准备，然后再抬患侧，往往达不到70°。由突出物对神经根压迫的严重程度而定。严重者抬不到30°即疼痛。在下肢抬高到疼痛发生前检查者用手使足背屈，这样会出现疼痛称之为加强试验阳性。

193. 腰椎术后切口引流管的观察护理要点是什么？

切口引流管接负压球保持负压。翻身时避免牵拉使引流管滑出、扭曲或成角，当引流液量达2/3时要及时更换，若引流不通畅，可用手挤压引流管或轻压切口周围是否有渗血、渗液及皮下血肿，若引流管阻塞及时通知医师处理，观察记录引流液的量、颜色、性状，一般术后当天引流液呈暗红色，量为300～400ml。腰椎术后引流液量24小时超过300ml，且呈血清样浑浊或清亮、透明，此时应怀疑脑脊液漏，及时通知医师处理。

194. 腰椎间盘术后为什么要进行直腿抬高运动训练？怎样做？

在手术中对神经根的剥离、暴露造成的创伤，以及出血、血肿机化，术后易发生神经根粘连，术后进行直腿抬高锻炼，可使神经根牵拉、松弛，上下移动，促进神经根本身的血液循环，有利于神经根的炎症反应早期消退，同时避免其在组织修复过程中的粘连，增加腰背肌的力量，有利于对腰背肌进行保护。方法：

☆ ☆ ☆ ☆

患者取仰卧位，两腿伸直平放于床上，伸直膝关节，并使踝关节跖屈绷紧股四头肌及小腿肌肉，缓慢主动抬起一侧下肢，当抬高到适当高度，患者常诉伤口疼痛，腘窝部肌肉牵拉、酸胀，此时不能马上放下，应坚持悬空保留几秒后再慢慢放下，然后以同样方法抬高另一下肢。这样反复练习，以引起肌肉轻度疲劳，在短时间休息后消除为宜。

195. 什么是椎体爆裂性骨折？

椎体爆裂性骨折由垂直压缩或垂直屈曲压缩暴力所致，受伤瞬间脊柱处于直立位，受伤椎前、中柱崩裂，椎体后壁高度降低并爆裂。椎体呈粉碎骨折，骨折块向四周移位，向后移位可压迫脊髓、神经。椎体前后径和横径均增加，两侧椎弓根距离加宽，椎体高度减小。

196. 什么是椎体压缩性骨折？其压缩程度如何分级？

（1）椎体压缩性骨折是指以椎体纵向高度被"压扁"为主要表现的一种脊柱骨折。椎体压缩性骨折按形成原因分为外伤性和自发性（或病理性）骨折两类。椎体压缩性骨折的分度标准是以椎体前缘高度占后缘高度的比值来计算的。

（2）程度分级

1）Ⅰ度：压缩达 1/3 的骨折，为轻度。

2）Ⅱ度：压缩达到 1/2 的骨折，为中度。

3）Ⅲ度：压缩达到 2/3 或以上的骨折，为重度。随着压缩程度的加重，Ⅱ度及Ⅲ度压缩性骨折还通常伴有椎体后方棘韧带的撕裂。

197. 为什么老年人容易出现椎体压缩性骨折？

答：随着年龄的增长，骨组织的矿物质和骨基质逐渐发生变化，导致骨的脆性增加和抗折性降低。在自身重力的长久作用下，

☆☆☆☆

松质骨终因不堪重负压缩变形呈楔状。这种病理改变常发生于下胸椎和上腰椎，并非一两天形成，而是缓慢压缩，最后整个椎体变成后阔前窄的梯形，造成脊柱弯曲变形。大多数老年人之所以弯腰驼背，步履蹒跚，就是这种变化的结果。这种椎体，一旦受到垂直方向的间接暴力或轻微外伤，有的甚至在无外伤的情况下都很容易发生骨折。

198. 为什么胸腰段脊柱容易受伤？

胸腰段一般指胸 11 ～腰 2 脊椎。此段结构有 3 个特点：胸腰段是活动的腰椎与固定的胸椎之间的转换点，躯干活动应力易集中于此；胸腰段是胸椎生理后凸和腰椎生理前凸两个曲度的衔接点，载荷应力易集于此；关节突关节面的朝向在胸腰段移行。胸腰段脊柱在结构上的这 3 个特点，构成胸腰段脊柱损伤发生率高的内在因素。

199. 什么是寰枢椎脱位？

寰枢椎无骨折，但因寰枢横韧带、翼状韧带、齿突间韧带断裂，致枢椎齿状突与寰椎前弓间发生脱位，可因压迫颈髓而出现症状。

200. 什么是脊髓损伤？如何进行护理评估？

（1）脊髓损伤：是指由于外界直接或间接因素导致脊髓结构和功能的损害，是一种致残率很高的损害，它可造成损伤平面以下脊髓功能（运动、感觉、反射等）障碍。

（2）护理评估：收治脊髓损伤患者时，主要从以下几个方面进行评估。

1）受伤的时间、原因、现场处理、目前症状。

2）生命体征，颈椎、胸椎骨折者尤其要注意呼吸情况，有无合并颅脑损伤和肺挫伤，保持呼吸道通畅，注意血氧饱和度变化。

3）神经功能损伤情况，四肢感觉、运动、反射、膀胱及肠道功能。

4）患者疼痛程度。

5）患者个性特征、心理状态、受教育程度、经济及家庭状况。

6）患者饮食情况、皮肤情况。

7）患者生活自理能力。

201. 脊髓损伤如何分级?

ASIA（美国脊髓损伤学会）脊髓损伤分级（改良 Frankel 指数）详见表 9-5。

表 9-5　ASIA 脊髓损伤分级

级别	指标
A. 完全性损伤	骶段（$S_{4\sim5}$）无任何感觉和运动功能保留
B. 不完全性损伤	损伤平面以下包括骶段有感觉但无运动功能
C. 不完全性损伤	损伤平面以下存在运动功能，大部分关键肌力 3 级以下
D. 不完全性损伤	损伤平面以下存在运动功能，大部分关键肌力 3 级或以上
E. 正常	感觉或运动功能正常

202. 急性脊髓损伤早期应用甲泼尼龙治疗的原理是什么?

大剂量甲泼尼龙能阻止类脂化合物的过氧化反应和稳定细胞膜，从而减轻外伤后神经细胞变性，减少细胞内钙离子蓄积，预防类脂化合物的作用及前列腺素 F2 和凝血酶原 A2 的形成，减少兴奋性氨基酸的释放，减轻组织水肿，改善脊髓血流量，预防损伤后脊髓缺血进一步加重，促进新陈代谢和预防神经纤维变性。

203. 甲泼尼龙冲击疗法的剂量如何计算?

甲泼尼龙冲击疗法剂量按 30mg/kg 一次给药，15 分钟静脉注射完毕，休息 45 分钟，在以后 23 小时内以 5.4mg/（kg·h）剂量持续静脉滴注，本法只适用于受伤后 8 小时内患者。

204. 甲泼尼龙的常见不良反应有哪些?

大剂量甲泼尼龙冲击疗法的常见不良反应有体液与电解质紊乱，胃肠穿孔或出血、心律失常等：脸红、失眠、头痛、乏力、血压升高、短暂的血糖升高，严重不良反应包括诱发或加重消化道溃疡、诱发或加重感染、上消化道大出血、水钠潴留、诱发高血压危象、诱发癫痫大发作、精神症状、心律失常等。

205. 甲泼尼龙使用过程应注意观察哪些内容?

脊髓损伤后使用大剂量甲泼尼龙冲击治疗过程中和治疗后均应密切观察有无消化道出血的征象；注意观察呕吐物和粪便颜色，进行呕吐物及大便隐血试验检查；监测血压、脉搏等生命体征的变化，治疗过程中经常询问患者是否有恶心、呕吐、头痛、乏力、脸红、上腹痛等情况。

206. 什么是脊髓休克? 有何临床表现?

（1）脊髓与高级中枢的联系中断以后，断面以下的脊髓功能丧失并暂时丧失反射活动，处于无反应状态，称为脊髓休克。

（2）临床表现：表现为断面以下脊髓所支配的感觉丧失和骨骼肌张力消失，外周血管扩张，血压下降，括约肌功能障碍及发汗反射消失，内脏反射减退或消失。

207. 如何判断患者脊髓休克期已过?

恢复球海绵体反射和肛门反射就可判断脊髓休克期已过。

208. 什么是球海绵体反射?

球海绵体反射是指当刺激男性患者龟头（牵拉带球囊的尿管）或刺激女性患者阴蒂时引起肛门括约肌反射性收缩。

209. 颈椎或上位胸椎骨折伴 T_6 以上脊髓损伤可能出现哪些症状?

当患者颈椎或上位胸椎骨折伴胸椎 (T) 6 以上脊髓损伤时, 会出现低血压、低体温、心动过缓等临床症状。

210. 如何判断脊髓损伤是完全性损伤还是不完全性损伤?

确定脊髓损伤是否完全由骶髓情况确定, 如果肛门自主收缩消失, 腰椎 (L) 4 ~ 5 感觉评分为 0 分, 且任何肛门感觉均不存在, 则为完全性损伤, 否则为不完全性损伤。

211. 不完全性脊髓损伤包括哪些? 有何临床特点?

(1) 不完全性脊髓损伤: 包括中央脊髓综合征、前脊髓综合征、后脊髓综合征、脊髓半切综合征。

(2) 临床特点见表 9-6。

表 9-6　不完全脊髓损伤的临床特点

名称	临床特点
中央脊髓综合征	临床表现为四肢瘫, 但上肢瘫痪要较下肢重, 上肢为迟缓性瘫, 下肢为痉挛性瘫, 开始时即有排便及性功能障碍, 大多数患者能恢复, 并逐渐使神经功能达到一个稳定水平, 在恢复过程中, 下肢先恢复, 膀胱功能次之, 上肢尤其是手指恢复较慢
前脊髓综合征	临床表现为受伤水平以下的运动功能丧失, 侧束感觉功能 (疼痛及温度) 丧失, 而后束功能 (本体感觉及位置觉等) 不受影响, 其预后要比脊髓中央损伤综合征差
后脊髓综合征	多表现为双侧躯体深感觉和精细触觉障碍, 运动功能受损较轻
脊髓半切综合征	病损平面以下同侧肢体上运动神经元瘫, 深感觉消失, 精细触觉障碍, 血管舒缩功能障碍, 对侧肢体痛温觉消失, 双侧触觉保留的临床综合征, 主要发生于颈椎

☆☆☆☆

212. 脊髓不完全性损伤与完全性损伤有什么不同？

见表 9-7。

表 9-7　脊髓不完全性损伤与完全性损伤的区别

损伤类型	不完全性损伤	完全性损伤
运动障碍	不完全，不对称	完全，基本对称
感觉障碍	可保留部分感觉	完全丧失
括约肌障碍	较轻	完全
脊髓休克期	短，不超过 1 周	多在 3 周以上
反射障碍	不对称，不完全	完全对称
病理反射	可有可无	多有

213. 如何防止颈椎高位截瘫的患者出现肺部感染？

高位截瘫患者因肋间肌等呼吸肌麻痹，不能主动清除呼吸道分泌物，长期卧床更易导致肺部感染。预防肺部感染应指导患者做定时深呼吸、吹气球或者用呼吸训练器（如 Triflo-Ⅱ）来达到扩张肺部的效果。要增加咳嗽效果可用手助咳嗽或穿束腹带帮助咳嗽。每 2 小时给予翻身拍背 1 次，拍背时要注意力度，这样能起到扩张肺部的作用，并及时吸痰，保持呼吸道通畅。加强口腔护理，早晚为患者做口腔护理。

214. 什么是自主神经反射异常？临床表现有哪些？

（1）自主神经反射异常是一种交感神经反应异常的状态，通常发生于胸 6 及以上的脊髓损伤患者，由交感神经系统对有害刺激过度反应而产生，以血压阵发性骤然升高为特征的一组临床综合征。

（2）临床表现：血压升高，脉搏变慢，剧烈头痛，颜面潮红，鼻黏膜充血、堵塞，损伤平面以上出汗，寒战发冷，焦虑不安，恶心，有尿意，亦可有短暂的视物不清，口腔金属味，头晕，惊厥及脑出血等。

215. 自主神经反射异常的诱发因素有哪些？

（1）泌尿系统：膀胱扩张（尿潴留）、尿路感染。

（2）胃肠系统：大便嵌塞和直肠扩张、痔疮、肛裂。

（3）骨骼肌肉系统：骨折、髋关节脱位。

（4）其他：肺栓塞、皮肤溃疡或裂开、深静脉血栓、烧伤。

216. 患者出现自主神经反射异常时如何处理？

（1）改变患者体位，抬高床头，如病情允许给患者取坐位，减少颅内动脉充血，防止血压继续上升，解开衣物，寻找病因的来源，去除诱因。

（2）检查尿管是否折叠、受压、夹闭，是否有结石、絮状物堵塞尿管，是否有尿路不畅所产生的尿潴留，如因未及时进行清洁导尿所致，应立刻进行清洁导尿，在插尿管时动作要轻柔，必要时可使用含黏膜麻醉剂的润滑镇痛胶，如利多卡因、液状石蜡等润滑尿管；如在进行导尿时发生，应暂时停止操作，5 分钟后在尿道口及尿管上涂抹镇痛的润滑剂进行清洁导尿。

（3）如因直肠内粪便嵌塞刺激所致，应注意清除粪便，必要时使用利多卡因软膏或利多卡因 2ml 加入液状石蜡 20ml 和生理盐水 30ml 混合后灌肠。在人工取便时发生的自主神经反射，应立即停止操作。

（4）药物治疗仅限于刺激因素不能够被确认或者移除，以及潜在原因已经被移除，但是症状持续存在。可能会用到的药物包括紧急情况用硝苯地平（心痛定）或硝酸甘油舌下含服，或可乐定口服，肼屈嗪肌内注射。

217. 腰椎牵引治疗的作用机制是什么？

腰椎牵引主要是利用力学中作用力与反作用力的原理，通过向相反方向的牵拉来达到治疗目的。腰椎牵引可对抗肌肉的痉挛；

☆☆☆☆

矫正关节不稳，矫正小关节紊乱；促使椎间盘变位或复位；改善突出物对神经根的压迫。

218. 腰椎牵引治疗的注意事项是什么?

（1）牵引重量应从小到大，以患者不出现明显不适为宜。

（2）缚扎带松紧要适度，以上下可移动 1.0cm 为宜。

（3）牵引过程中需留心观察，发现不适应及时处理。

（4）有高血压、久病体弱、孕妇和严重神经官能症及明显骨质疏松者慎用。

219. 腰椎手术的术前准备有哪些?

（1）呼吸系统的准备

1）戒烟：自入院起戒烟。吸烟会引起痰量的增加，术后引发肺部感染；同时烟草中所含的尼古丁还可导致微小血管痉挛，影响伤口愈合。

2）术前练习并掌握深呼吸运动、有效咳嗽和排痰等方法。

3）雾化吸入 1 次 / 日。

（2）消化系统的准备

1）术前饮食指导，依具体情况行术前禁食、水指导，以防麻醉或术中呕吐引起窒息或吸入性肺炎。高血压、糖尿病的吃药指导。

2）术前晚最好排便，必要时使用开塞露，以防麻醉后肛门括约肌松弛，粪便排出，增加污染的机会。

（3）术前适应性训练

1）训练床上大小便，禁止使用坐便器，以免影响脊柱的稳定性。

2）体位训练：腰椎后路手术，术前 2～3 日练习俯卧位，每次 2～3 小时，每日 2～3 次，以增加手术时对卧位的耐受时间。

3）正确进行双下肢直腿抬高训练及股四头肌舒缩运动，便于预防术后并发症，促进关节功能的康复。

4）掌握正确的轴式翻身方法。

（4）皮肤准备

1）术前 1 日剪指（趾）甲。

2）用药前询问过敏史，过敏试验阴性后方可输液。

3）术前晚间给患者创造良好的环境，保证患者良好的睡眠，必要时遵医嘱应用镇静药物促进睡眠。

4）术前准备尿不湿，尿壶（提醒不允许使用大便器）。拭去指甲油，男士理发、剃胡须，女士要把长发在脑后梳好，病情允许可以沐浴。

220. 腰椎手术的并发症是什么?

（1）脊髓和神经根损伤：多见于手术止血不彻底、器械刺激、直接挫伤或神经过度牵拉引起。

（2）脑脊液漏：多因手术分离或切除后纵韧带损伤硬膜囊所致。

（3）胃肠道并发症：腰椎前路手术脊柱伸展位固定，自主神经功能紊乱，电解质失衡，或由于腹膜后血肿对自主神经的刺激，出现腹胀、腹痛、便秘等症状。

（4）切口感染：主要原因有患者全身情况差，术前准备不充分，术中无菌操作不严格，引流管逆行感染等。

（5）内固定松动、断裂：主要原因有生物学因素、解剖学因素、患椎因素等。术后不宜早期下床活动。

221. 轴式翻身的方法是什么?

护士站在患者一侧，嘱患者双手放于胸前，对侧下肢屈曲，护士一手扶住患者肩部、一手扶住患者臀部，两手同时用力，将患者翻向近侧，翻身后在患者后背放置软枕支撑，高度可随意调节。

222. 腰背肌锻炼方法是什么?

根据术式及医嘱指导患者锻炼腰背肌，以增加腰背肌肌力和增强脊柱稳定性。一般开窗减压术后 7 天开始，全椎板切除术后

☆★☆☆

3～4周开始，植骨融合术后6～8周开始，腰椎行内固定物植入者不宜早期进行腰背肌锻炼，患者可早期戴支具离床活动。

（1）五点支撑法：患者仰卧位，屈肘伸肩，屈膝伸髋，同时收缩背伸肌，以双足双肘及头部为支点，使腰部离开床面，每日数十次，1～2周改为三点支撑法，以双足及头枕为支点，整个身体离开床面，每日数十次，至少4～6周。

（2）飞燕法：患者俯卧于床上，双上肢向背后伸，抬头挺胸使头胸及双上肢离开床面，双腿伸直，患者头颈胸及双下肢同时抬起，尽量使腹部着床身体呈弓形如飞燕点水姿势3～4次/天，20～30分钟/次，坚持6个月以上。

223. 腰部疾病术后应注意什么？

（1）注意休息，卧硬板床，保持正确的姿势，微创手术3周内活动时佩戴腰围，带有内固定物手术3个月内活动时应佩戴腰围，同时加强腰背肌的锻炼，增强对腰椎的支持和保护，否则长期无原则佩戴腰围会使腰背肌发生失用性萎缩及关节僵硬而加重病情，支具佩戴3～6个月。

（2）去除腰围后，坚持腰背肌的锻炼：俯卧于床上，双臂及双腿向上用力抬，做小燕飞动作。

（3）捡东西、系鞋带等应避免弯腰动作，应髋、膝弯曲，腰背伸直捡拾地上的物品。

（4）避免从事重体力劳动，注意劳逸结合，避免过度劳累，适当进行户外活动及轻度体育锻炼，以增强体质，防止感冒及其他并发症，戒烟，禁酒。

（5）保持心情舒畅和充足的睡眠，合理膳食，多食粗纤维、高营养的食物（芹菜、韭菜、玉米粥、银耳羹、猪蹄汤等），有利于伤口愈合，增强机体的抵抗力。

（6）感觉腰部疼痛或有其他不适症状请及时去门诊就医。术后定期门诊复查（术后1个月、3个月、6个月、1～2年），根据 X 线片情况、腰椎病变情况由医师决定康复治疗方案及何时去除外固定支具。

224. 患者出现脑脊液漏时如何护理?

（1）及时改变患者体位，由原来的平卧位或侧卧位改为头低足高位，以减少脑脊液漏。直至脑脊液漏痊愈，在脑脊液漏未愈合前禁止患者下床活动。

（2）一旦疑有脑脊液漏，引流袋应解除负压，改为无负压引流并报告医师。

（3）要经常更换伤口敷料，保持伤口敷料清洁、干燥，经常更换衣服及床上被服，保持床单位清洁、干燥。

（4）指导患者进食高蛋白、高热量、高维生素及富含纤维素的食物，口服麻仁胶囊等以软化大便，保持大便通畅，降低腹内压，有促进脑脊液愈合的作用。

225. 为什么要指导腰椎间盘突出症患者进行腰背肌功能训练?

腰椎间盘突出症患者腰部肌肉力量下降，腰背肌功能锻炼有利于维护腰椎稳定性，保持劲力和动力平衡。正常坐或立位时，脊柱因受上身重力作用而趋前屈，椎体及椎间盘受挤压，后背韧带受牵拉，脊柱只有在腰背肌作用下才能通过椎间盘及后部韧带保持体位、维持劲力平衡。弯腰、抬物时脊柱还受到重物负荷作用，其弯矩加大，在椎间盘和后部韧带稳定的基础上更需要强有力的腰背肌来维持其动力平衡，没有强大腰背肌的保护作用，脊柱负荷将完全由后部韧带及椎间盘承担，易发生劳损或肌筋膜炎，最终出现慢性腰背痛。

226. 使用腰围的目的及注意事项是什么?

（1）目的：使用腰围可以使腰部制动，使腰椎局部可以充分休息，可使腰椎曲线保持较好的状态，可增加腰部支撑作用。

（2）使用腰围的注意事项

1）所选腰围的大小规格要与患者的体型相适应，一般上至下肋弓，下至髂嵴下，后侧不宜过分前凸，前方不宜束扎过紧。

2）当坐起、离床或步行时，须预先佩戴腰围。

3）佩戴时内层可以衬一些棉织品。

4）洗澡时卸下腰围，但切勿扭动或弯曲腰部，避免坐浴；不宜从事剧烈的腰部活动。

5）孕妇禁止使用。

6）佩戴腰围可根据病情掌握时间，在腰部症状较重时，应经常戴用，但不是 24 小时，在睡眠及休息时取下。

7）在症状消退后，应去掉腰围，并且进行腰背肌锻炼。

227. 椎体结核的解剖特点是什么？

（1）椎体以松质骨为主，松质骨比密质骨更容易受到侵犯。

（2）椎体具有负重的作用，活动多，易劳损。

（3）椎体的血管多为终末动脉，原发病灶的细菌栓子可停留在此处。

228. 什么是寒性脓肿？

骨结核时病变常累及周围软组织，引起干酪样坏死和结核性肉芽组织形成，坏死物液化后在骨旁形成结核性"脓肿"，局部无红、热、痛。

229. 脊柱结核药物治疗原则是什么？

脊柱结核药物治疗的原则：早期、规律、全程、适量、联合。

（1）早期：早期化学治疗有利于迅速发挥早期杀菌作用，促进病变吸收和减少传染性。

（2）规律：严格遵照医嘱要求规律用药，不漏服，不停药，以减免耐药性的产生。

（3）全程：保证完成规定的治疗期是提高治愈率和减少复发率的重要措施。

（4）适量：严格遵照适当的药物剂量用药，药物剂量过低不能达到有效的血药浓度，影响疗效和易产生耐药性，剂量过大易发生药物毒性反应。

（5）联合：同时采用多种抗结核药物治疗，可提高疗效，同时通过交叉杀菌作用减少或防止耐药性的产生。

230. 留置镇痛泵期间可以拔除尿管吗？为什么？

留置镇痛泵期间一般不可以拔除尿管，因为镇痛泵内的镇痛药物如吗啡、丁哌卡因等药物在患者体内维持一定的血药浓度，能阻止交感神经纤维，影响膀胱逼尿肌的功能，抑制中枢神经系统，降低神经反射作用，腹肌、膈肌收缩力减弱，干扰生理性排尿功能，可引起尿潴留。

231. 如何进行脊髓损伤患者急性期神经源性膀胱的康复护理？

在脊髓损伤患者的急性期阶段，患者处于脊髓休克，此时括约肌松弛，表现为尿失禁、会阴部感觉减退或丧失。患者的康复护理首要目标是拯救生命、预防及减少并发症。此时的神经源性膀胱护理建议经尿道留置尿管。一方面，可以记尿量，为病情监测提供依据；另一方面，可减少尿失禁导致会阴部皮肤损伤。在留置尿管期间，当患者病情稳定，可以进行简单的膀胱功能训练、夹放尿管等护理措施。待脊髓休克期过后，可尽早根据患者具体情况实施个体化的康复护理方案。

232. 卧床的骨科患者可以进行哪些肺功能训练？

（1）保持和改善呼吸道的通畅：患者应尽早采取半卧位或坐位，有利于肺扩张；另外，还可采用排痰技术促进呼吸道分泌物的排出、维持呼吸道通畅及减少反复感染。排痰技术主要包括有效咳嗽训练、辅助咳嗽技术、体位引流、叩击振动等方法。

（2）呼吸训练：包括放松练习、腹式呼吸、缩唇呼吸等。

（3）提高活动能力的训练：①上肢锻炼。上肢锻炼可以加强辅助呼吸肌群的力量，如胸大肌、胸小肌等。可以让患者用体操棒做高度超过肩部的各个方向练习或高过头的上肢套圈练习。②下肢训练。下肢训练可以增加慢性阻塞性肺疾病（COPD）患者的活动耐力、减轻呼吸困难的症状、改善整体功能和精神状态。卧床期间，可进行下肢的被动、主动肌力训练。

233. 半月板的解剖及功能有哪些？

（1）半月板是垫在股骨内外侧髁与胫骨内、外侧髁关节面之间的两块半月形纤维软骨板，分别称为内侧半月板和外侧半月板。

1）内侧半月板较大，呈"C"形，前份窄后份宽，外缘与关节囊及胫侧副韧带紧密相连；

2）外侧半月板较小，近似"O"形，外缘亦与关节囊相连。

（2）血供：半月板属于缺少血供的纤维软骨组织，解剖发现其血液供应主要来自于关节囊的边缘和半月板的前后角附着区，越靠周边血供越好，越靠近中心，则无血供，根据其血供情况，将其由外向内分为：

1）红 - 红区：外侧 1/3 区有血供（外侧 10%～ 15%，内侧 10%～ 30%）；

2）红 - 白区：中段 1/3 区部分血供；

3）白 - 白区：内侧 1/3 区无血供。

（3）半月板功能：半月板是为致密并带有弹性的纤维结缔组织，属于纤维软骨，主要作用如下。

1）可充分填塞在股骨和胫骨的关节间隙内，保持了膝关节的稳定性；

2）保护作用：构成半月板的纤维软骨富于弹性，能承受重力，起到缓冲作用，同时吸收震荡，在承受较大力量时，作用更为明显；

3）将滑液充分地散布在关节内，减少摩擦；

4）协同膝关节的屈伸和旋转活动。

234. 半月板损伤的原因及临床表现有哪些？

（1）原因

1）创伤性：年轻患者，与运动相关。半月板在胫骨、股骨髁的关节面上，会随着膝关节的屈伸向前、向后移动，膝关节内旋时，内侧半月板向后移。外侧半月板向前移。外旋时，内侧半月板向前移，外侧半月板向后移，当膝关节位于半屈位，小腿内旋或外旋，半月板即被挤压住不动，如此时突然伸直或进一步旋转，半月板受到的拉力大于其承受力，易造成损伤、撕裂。

2）退变性：老龄化（> 40 岁），多次慢性损伤（足球、篮球、体操、体重增加），积累的损伤超出了半月板的范围。

（2）临床表现

1）半月板损伤最常见的临床表现是膝关节疼痛，虽然半月板本身缺少血供及神经的支配，但往往损伤时不仅限于半月板本身的损伤，其周围的软组织、滑膜、韧带、髌前脂肪垫都会有不同程度的损伤，故表现为膝关节疼痛。

2）关节渗出：不是因为半月板的撕裂，而是损伤波及滑膜及韧带。

3）关节绞锁与弹响：如果半月板有损伤，膝关节活动时，损伤的半月板被夹在股骨与胫骨之间，即发生绞锁，如果半月板损伤出现游离瓣，则出现绞锁更多，上下楼时多见，因为膝关节处于半屈位，这时关节间隙最窄，损伤的半月板更容易被卡压。用力摇晃膝关节后，出现弹响，绞锁解除，在用力摇晃时，半月板撕裂部分通过狭窄的股骨与胫骨平台之间而产生弹响。

235. 半月板损伤的手术治疗有哪些？

（1）关节镜下半月板修补术。

☆☆☆☆

（2）关节镜下半月板切除术（半月板部分切除术、半月板次全切除术、半月板全切术）。

（3）半月板移植术。

236. 半月板移植术适应证有哪些？

（1）全半月板切除史，致残性疼痛。

（2）稳定的（获得稳定的）膝关节。

（3）对线良好（经过纠正的）的膝关节。

（4）有限的（最高3级）关节软骨退变。

237. 膝关节周围有哪些韧带？

（1）髌韧带及髌支持带。

（2）胫侧副韧带。

（3）腓侧副韧带。

（4）腘斜韧带。

（5）交叉韧带（前交叉韧带、后交叉韧带）。

238. 膝关节韧带损伤的原因？

（1）接触性暴力：①外翻损伤：外翻应力是橄榄球和足球运动中最常见的损伤机制，如果力量较大，前交叉韧带可以与内侧副韧带两层纤维一同损伤；②内翻损伤；③过伸损伤；④前 - 后损伤。

（2）非接触性损伤：非接触性损伤小，非直接暴力发生于球员切割或移动、跑步者急停、改变方向或在跳跃着落地，是滑雪、网球、排球运动中常见的损伤机制。

239. 韧带损伤后临床表现是什么？

膝前方有皮下淤血、挫伤、水肿、畸形，患者常主诉受伤时感觉到或听到膝关节"砰"的响声，不能继续运动，同时伴随膝关节急性水肿。如是陈旧性损伤，常出现膝关节不稳感，典型表

☆ ☆ ☆ ☆

现为运动中有意识地避免用患肢落地或支撑身体，否则会出现关节"错动"或"站不稳"的感觉，还可能因反复扭伤出现关节积液、疼痛及绞锁症状。

240. 膝关节镜手术的适应证和禁忌证有哪些？

（1）适应证

1）急性关节损伤。

2）机械性紊乱或结构性紊乱。

3）关节疼痛。

4）关节炎。

（2）禁忌证

1）膝周部的皮肤感染：可经关节镜带入关节，造成关节内感染。

2）膝关节强直：关节无法屈伸活动，没有关节间隙，关节镜无法置入。

241. 膝关节镜术后护理要点是什么？

（1）观察切口敷料松紧度及有无渗出，关节镜下手术切口渗出相对较少，若有渗出须观察性状及量，并用无菌敷料覆盖。

（2）观察患肢肢端血液循环、颜色及肢体肿胀情况。其中关节镜下手术的创伤小，造成血管损伤的情况极少见，但仍需密切观察。动脉损伤早期足部血供及足背动脉搏动常无明显改变，而患者主诉为膝后部搏动性剧烈疼痛，并呈进行性加重。发现此种情况需及时向医师报告，及时处理。患肢过度肿胀也有导致骨筋膜室综合征的可能。应密切观察患肢肌力，感觉及血供，以利于早期诊断。

（3）观察患肢肢端感觉、运动功能，以判断有无神经、血管的损伤，术后膝关节屈曲成 $15°\sim30°$，下肢抬高，略高于心脏水平，以促进静脉回流。

（4）术后麻醉作用消失即指导患者行踝关节背伸跖屈运动，促进血液循环，防止下肢深静脉血栓形成，减轻肢体肿胀。

☆☆☆☆

(5) 术后第 1 天指导患者进行股四头肌等长收缩运动同时行直腿抬高锻炼，可促进肢体的静脉及淋巴回流，消除肢体肿胀，防止肌肉萎缩，增强肌力。从每日 3 组，每组 10 次，逐渐递增至每日 4 ～ 5 组，每组 60 ～ 80 次。

(6) 术后 3 ～ 7 天，遵医嘱行膝关节的屈伸运动，以防止关节挛缩。

(7) 半月板次、全切除术后 3 天可扶拐离床活动，进行膝关节屈伸锻炼，术后第 4 周可从事轻便工作。

(8) 半月板缝合术后 1 ～ 2 周指导患者在无痛状态下使用膝关节持续被动活动器（CPM）进行膝关节屈伸锻炼，每日 2 次，每次 30 分钟。可预防膝关节粘连，缓解疼痛。术后 3 周进行扶拐不负重功能锻炼。术后 4 周进行 25% 负重（足尖点地）功能锻炼。术后 5 周进行 50% 负重（前足踏地）功能锻炼。术后 6 周弃拐 100% 负重（全足踏地）功能锻炼。鼓励患者进行散步、游泳等锻炼，逐步进行各项适量体育活动。

242. 哪些膝关节镜术后患者需要佩戴支具？怎样佩戴支具？

(1) 半月板缝合术后，韧带损伤术后患者需要佩戴支具。

(2) 选择合适型号的支具平放于床面上，内衬病号服或毛巾，尽量不要直接与皮肤触（图 9-2）。

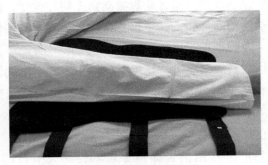

图 9-2　膝关节术后佩戴支具（1）

（3）调整支具位置，中间两条系带以可以暴露膝关节为宜，支具附带的钢条分别固定于膝关节两侧及膝下正中位置（图 9-3）。

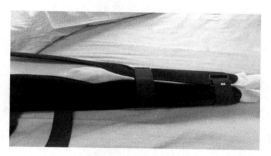

图 9-3 膝关节术后佩戴支具（2）

（4）按顺序依次将系带系好，松紧度适中，以可以插入两指为宜（图 9-4）。

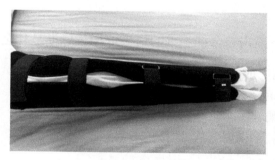

图 9-4 膝关节术后佩戴支具（3）

243.膝关节注射玻璃酸钠的作用是什么？

玻璃酸钠能够通过润滑关节、缓冲应力，营养保护软骨、促进软骨修复，抑制炎症、减少渗出，缓解疼痛和促进内源性玻璃酸钠分泌的作用。较大程度地满足骨性关节炎治疗的 4 项原则：缓解疼痛、改善功能、延缓病程进展、提高生活质量，同时不会给机体带来新的损害，这是传统的药物治疗方法所做不到的。

★★☆☆

244. 膝关节注射玻璃酸钠的禁忌证及并发症有哪些?

（1）禁忌证：关节局部或者全身感染，急、慢性出血性关节炎，严重的关节变形或关节畸形，化脓性关节炎。

（2）并发症：感染，发热，局部红肿。

245. 膝关节注射玻璃酸钠的注意事项是什么?

注射后，患者可活动膝关节，伸屈内旋和外旋膝关节数次，使药物从局限点扩散到整个关节腔，促进药物的吸收，以达到治疗的目的；注射部位 2 天内局部不能涂药或贴药膏，以避免发生感染或影响疗效，如需要局部中药熏蒸，要在注射 48 小时后进行，防止引起出血或感染。若注射部位出现皮疹、瘙痒等症状，一般不用处理，2 ～ 3 天症状可自行消失；如果症状持续，应停止用药，进行对症处理。

246. 肩峰下撞击综合征手术的适应证和禁忌证是什么?

（1）适应证

1）确定是原发性肩峰撞击征。

2）肩痛非手术治疗无效时。

3）有肩袖撕裂要缝合时。

（2）禁忌证

1）次发性肩峰撞击征或关节内撞击征。

2）无明显解剖结构异常。

3）较大无法缝合的肩袖撕裂伤合并三角肌功能不良时，要考虑保留肩喙突韧带。

247. 什么是肩袖? 肩袖有什么作用?

（1）肩袖是由冈上肌、冈下肌、肩胛下肌、小圆肌的肌腱在肱骨头前、上、后方形成的袖套样肌样结构。

（2）作用：主要作用是支持和稳定肩肱关节、维持肩关节腔的密闭功能、保持滑液对关节软骨的营养。

248. 肩袖损伤的临床表现是什么？

（1）肩关节疼痛是肩袖破裂的早期症状，最典型的疼痛是夜间和"过顶位"活动受限，当患肢高举超过自己的头顶时疼痛。肩关节疼痛多发生在劳作后，休息后症状减轻。疼痛以肩关节前方及三角肌区明显。搬运重物，肩部剧烈活动或创伤是本病的常发因素。

（2）肩关节功能障碍和无力，根据肩袖损伤部位不同，可表现为外展无力、上举无力或后伸无力。由于疼痛和无力使肩关节主动活动受限，不能上举外展，从而影响肩关节的功能，但肩关节被动活动无明显受限。对于一些存在巨大肩袖损伤的患者，还可以有肩关节假性麻痹的表现，也就是无明显的疼痛，但肩关节主动活动明显受限，主动活动与被动活动不一致。

249. 肩关节损伤术后护理要点是什么？

（1）术后注意观察意识状态及生命体征，臂丛麻醉术后观察有无胸闷、气促等气胸的表现。

（2）观察患肢末梢血液循环情况、皮肤颜色及温度、感觉及运动功能。虽然关节镜手术创伤小，造成神经、血管损伤的情况极少见，但仍需密切观察，警惕血管、神经损伤的可能。如有异常及时汇报医师，及时处理。

（3）观察肩关节肿胀情况，肿胀的主要原因为关节镜手术操作过程中灌注液持续冲洗，液体渗透至组织间隙；另外，手术创伤也造成组织损伤、水肿。注意观察肿胀面积、程度，如侵犯至颈部的肿胀应密切观察呼吸情况。观察有无气管受压、窒息等症状，如皮纹消失、皮肤张力过大、肤色苍白，应警惕因过度肿胀造成的皮肤缺血、坏死。

☆☆☆☆

（4）观察并评估术后切口疼痛程度，观察患肢血供和肿胀情况，倾听患者主诉，为患者摆好舒适体位，以减轻疼痛不适，使用转移注意力和娱乐方法，如交谈、听音乐、深呼吸等，让患者放松情绪。必要时可遵医嘱应用镇痛药以缓解疼痛，注意观察药物的效果及不良反应，并对症处理。

（5）术后监测体温变化，每日测 4 次体温，体温超过 38.5℃者须通知医师，及时对症处理，遵医嘱应用抗生素，预防感染。观察手术切口有无红、肿、热、痛等急性炎症表现，如有异常及时通知医师，及时处理。

（6）麻醉作用消失后，指导患者行肩关节周围肌肉等长收缩，肘关节等肩关节主动屈伸运动及向各个方向活动。其目的是促进血液循环，减轻肿胀及肌肉萎缩，防止关节僵硬。

250. 肩关节术后支具怎样佩戴?

肩关节支具佩戴方法：佩戴支具，肩关节外展 30°，肘下垫软枕，抬高 20°～ 30°，肘关节屈曲 90°，维持肩关节功能位（图 9-5A ～ H）。

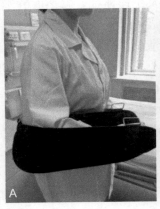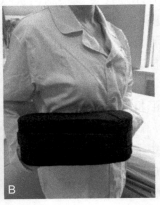

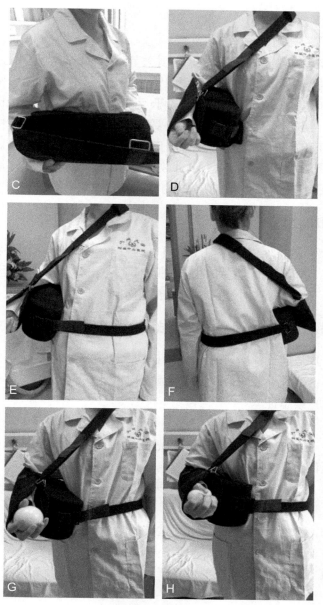

图 9-5 肩关节支具佩戴法（A ～ H）

☆ ★ ☆ ☆

251. 什么是网球肘?

网球肘即肱骨外上髁炎,是肘关节最常见的过度使用性损伤。网球肘在普通人群中患病率为 1%～3%,只有 5%～10% 患者因打网球发病,更多的患者是由于反复进行伸腕动作使桡侧伸腕短肌的止点退行性变而发病。主要表现为以肱骨外上髁为中心的疼痛,可以向远端或近端放射,疼痛在举物或握持时加重。体检发现肱骨外上髁前方 5～10cm 处存在最严重的压痛点。肘关节伸直时,抗阻背伸中指或背伸腕并旋后可以诱发疼痛。

252. 网球肘怎么治疗?

90%～95% 的网球肘患者可以通过非手术治疗缓解症状。包括休息、护具保护、逐步的伸腕肌力训练、慢慢恢复伸腕运动等。关节镜下治疗网球肘是目前的发展方向。

253. 踝关节镜手术适应证及禁忌证有哪些?

(1) 适应证:①踝关节软骨损伤;②踝关节骨赘;③关节内游离体;④踝关节融合;⑤类风湿关节炎;⑥滑膜软骨瘤病。

(2) 禁忌证

1) 局部或全身有感染病灶,可能引发关节感染者。

2) 关节部分或完全僵硬、强直,关节镜器械难以进入关节腔内,操作困难者。

3) 进行性踝关节破坏,如关节间隙狭窄、关节不稳定、畸形等。

4) 当关节囊和侧副韧带严重破裂时,灌注液将大量外渗至软组织内者。

5) 患者全身状况极差或患严重糖尿病、肝炎及其他全身性疾病者。

6) 对关节病变轻微,且可通过其他无创性检测手段明确诊断

☆ ☆ ☆ ☆

或已决定行关节切开手术者，关节镜意义不大。

7）患者不理解、顾虑大，不愿意接受关节镜手术，或对关节镜手术治疗效果有过高期望者，不宜勉强手术。

254. 狭窄性腱鞘炎最常患部位是什么？

狭窄性腱鞘炎是一种常见的腱鞘疾病，好发于长期快速用力使用手指和腕部的工作者。狭窄性腱鞘炎最常患部位是拇指，其他手指发病频度依次为中、环指最多，示指、拇指次之，小指最少。发病初期，患者可能感到患指晨起僵硬、疼痛，缓慢活动后即消失。随着病程的延长，各手指可能出现弹响伴明显疼痛，严重者患指屈曲不敢活动。在远侧掌横纹处可扪及黄豆大痛性结节，活动时随屈肌腱上下移动，并可发生弹响。

255. 缺血性肌挛缩常继发什么损伤？

缺血性肌挛缩（ischemic muscle contraction，IMC）是指骨骼肌在严重缺血、缺氧状态下出现的一种自发性收缩现象。IMC 是一种复杂的病理生理过程，常导致肌肉结构和功能的损伤，常继发肱骨髁上骨折。

256. 断肢（指）再植时限，常温下一般应为多长时间？

离断的手指失去血液供应，随着时间延长就会发生组织坏死，所以尽早行断指再植手术是再植后是否成功的重要因素。一般指体离断后再植时限不超过 6～8 小时。

257. 肱骨外科颈骨折易造成什么？

肱骨外科颈骨折是指肱骨外科颈部位发生的骨折，是老年人常见的骨折之一。易造成骨折延迟愈合。

☆ ☆ ☆ ☆

258. 急性骨髓炎转入慢性骨髓炎的主要原因是什么?

急性骨髓炎转入慢性骨髓炎的原因多种多样，主要是死骨残留，还包括抗生素治疗不当、局部引流不畅、营养不良和免疫力低下、骨骼发育异常、慢性疾病和免疫功能紊乱等。

259. 腓骨头骨折容易造成下列哪种损伤?

腓骨头骨折容易造成腓总神经损伤。腓总神经是由后向前在腓骨头下方绕过腓骨颈的位置，位置相对较为固定。当腓骨头骨折时，骨折端可能会压迫或损伤腓总神经，导致踝关节和足趾的背伸无力受限，小腿的前外侧、足背的前外侧皮肤感觉麻木等症状。

260. 腕骨骨折中，较为多见的骨折是什么骨?

腕骨骨折的发生多数是由于摔倒时手掌着地，使腕骨受到桡骨远端以及掌骨的夹击而出现损伤，也可以由暴力伤直接打击而骨折。其中较为多见的骨折是舟状骨。

261. 骨折整复的原则是什么?

首先，骨折整复需要遵循解剖复位的原则，即将骨折部位恢复到原来的解剖位置，这是骨折整复的基础。其次，需要考虑功能复位的原则，即在恢复解剖位置的同时，要考虑骨折部位的功能，使其恢复到原来的功能状态。此外，还需要遵循牢固固定的原则，即通过适当的固定方式，将骨折部位固定在正确的位置，使其在愈合过程中不会发生位移或再骨折。最后，骨折整复需要考虑加速愈合的原则，即通过各种手段，促进骨折部位的愈合。

262. 骨折晚期并发症是什么?

最常见的骨折晚期并发症，主要包括创伤性关节炎、急性骨萎缩、缺血性骨坏死、缺血性肌挛缩、坠积性肺炎、压疮、深静脉血栓、感染、损伤性骨化、关节僵硬等。

263. 前臂双骨骨折易引起什么？

（1）疼痛：骨折引起的剧烈疼痛，可能伴随着肿胀和淤血。

（2）功能障碍：骨折导致前臂骨骼稳定性受损，影响手臂的正常活动功能。

（3）复位和愈合：骨折需要进行复位和固定，使骨折部位恢复到原来的位置并愈合。复位和固定方式可能包括手术治疗和非手术治疗，如外固定和内固定。

（4）并发症：骨折可能引发一系列并发症，如感染、骨折不愈合或愈合缓慢、骨折畸形、血管和神经损伤等。

（5）对生活的影响：前臂双骨骨折可能影响到日常生活和工作，例如穿衣、吃饭、写字、操作工具等。

264. Colles 骨折，发生的部位是什么？

Colles 骨折是指桡骨远端关节面的骨折，发生在手腕关节的桡骨远端。

265. 骨 – 筋膜室综合征的主要发病机制是什么？

骨 - 筋膜室综合征主要发病机制是骨 - 筋膜室内压力升高导致神经和血管受压，室内容积增加，进而压迫神经和血管，阻碍血液循环，导致疼痛、麻木和肌肉萎缩等症状。

266. 距骨颈骨折易引起什么？

（1）疼痛：距骨颈骨折会引起剧烈的疼痛，可能会向足部放射。

（2）肿胀和淤血：骨折后，局部会出现肿胀和淤血，使足部外观变形。

（3）功能障碍：距骨颈骨折会影响足部的功能，导致足部无

☆ ☆ ☆ ☆

法正常运动，如行走、站立等。

（4）骨折不愈合或愈合缓慢：距骨颈骨折由于血液循环不畅，容易导致骨折不愈合或愈合缓慢。

（5）关节僵硬：骨折后长时间的休息和缺乏运动可能导致关节僵硬。

（6）骨质疏松：骨折后长时间卧床休息，会导致骨质疏松，使骨折部位更容易再次发生骨折。

（7）神经损伤：距骨颈骨折可能会损伤周围的神经，导致足部感觉异常或运动功能障碍。

（8）血管损伤：骨折可能导致周围的血管损伤，从而引起出血和肿胀。

267. 臂丛神经的组成是什么？

臂丛神经是由颈 $C_5 \sim C_8$ 与 T_1 神经根组成的一组神经，主要分支分布于上肢，也包括一些分布到胸上肢肌、背部浅层肌和颈深肌的小分支。臂丛神经主要支配上肢和肩背、胸部的感觉和运动。

268. 肱骨髁上骨折，最易损伤什么？

肱骨髁上骨折的部位，通常有肱动脉以及神经走行，肱骨髁上骨折容易损伤的部位是肱动脉，此外还可能会损伤正中神经。

269. 手外伤应争取在多少小时内进行清创？

手外伤清创的最佳时间取决于创伤的类型和严重程度。一般来说，清创越早进行，治疗效果越好。对于污染较轻、伤口较小的手外伤，建议在伤后 6～8 小时进行清创。

270. 上臂止血带的正确位置是什么？

上臂止血带的标准部位就是在肱骨中上 1/3 处，越靠近腋窝处的止血效果越好，而且上臂止血带的压力一般情况下应该维持在 40 ～ 45kPa，需要根据患者的胖瘦来决定压力。

271. 髋臼骨折术后的功能锻炼主要有哪些？

（1）术后早期（1 ～ 2 周）：此阶段主要进行床上活动，如踝泵运动、股四头肌等长收缩、直腿抬高运动等。这些活动有助于促进血液循环，预防血栓形成，恢复肌肉力量。

（2）术后中期（2 ～ 4 周）：此阶段患者可开始坐在床边进行简单的日常生活活动，如穿脱鞋袜、洗脸、刷牙等。此外，还可进行轻度的髋关节活动，如适度的内收、外展、屈伸等。这些活动有助于减轻关节僵硬，恢复髋关节功能。

（3）术后恢复期（4 ～ 6 周）：此阶段患者可进行更为复杂的日常生活活动，如站立、行走、上下楼梯等。同时，还可进行一定的负重锻炼，如在扶拐杖的情况下部分负重行走。这些活动有助于进一步恢复髋关节功能，提高患者的日常生活能力。

（4）术后强化期（6 周以后）：此阶段患者可逐渐增加负重能力，进行更为剧烈的运动，如跑步、跳跃等。此外，还可进行一定的体育锻炼，如打太极拳、瑜伽等。这些活动有助于巩固治疗效果，提高患者的运动能力。

272. 完全离断的断肢（指）保存方法是什么？

断肢（指）保存完全离断的肢体，原则上不做任何无菌处理，禁忌用任何液体冲洗、浸泡或涂药，在保存上视运送距离而定。运送距离近的，可将离断的肢体用无菌敷料或清洁布类包好，与患者一起送往医院。运送距离远的，对断肢（指）进行干燥冷藏法保存，用无菌或清洁敷料包好，放入塑料袋内，做好标记，再将其放入加盖的容器中，容器外周放水和冰块各一半，避免断肢（指）与冰块直接接触而冻伤。

☆★☆☆

273. 完全离断的断肢（指）原则是什么?

完全离断的断肢(指)原则是指在肢体外伤所致断离的情况下，如果断离的肢体没有任何组织相连，或者虽然有残存的损伤组织相连但在清创时必须切除，那么该断肢（指）将被视为完全离断。原则上暂不做任何无菌处理，禁忌冲洗、涂药或用溶液浸泡。

274. 临床鉴别血管栓塞或血管痉挛的重要指标是什么?

血管栓塞通常会导致血压下降和脉搏波形改变。相反，血管痉挛通常会导致血压升高和脉搏波形改变。所以临床上鉴别血管栓塞或血管痉挛的重要指标是毛细血管回流测定。

275. 再植肢（指）的皮肤温度应保持在多少度?

再植肢（指）的皮肤温度应保持在 33 ～ 35℃，与健侧相比温差在 2℃以内。因为过低或过高的温度都可能对肢(指)造成损害。如果皮肤温度过低，可能会导致肢（指）的血管收缩，从而减少血液供应，造成缺血和缺氧，最终导致肢（指）的坏死。如果皮肤温度过高，可能会导致肢（指）的血管扩张，增加血液流量，从而增加肢（指）的代谢率和氧需求，也可能导致肢（指）的坏死。

276. 再植肢（指）静脉部分栓塞或早期栓塞的表现是什么?

（1）疼痛：患者可能会感到再植肢（指）的疼痛，疼痛程度可能因栓塞的程度和部位而有所不同。

（2）肿胀：再植肢（指）可能出现肿胀，这是因为静脉栓塞导致血液回流受阻，引起局部充血和水肿。

（3）发绀：再植肢（指）可能出现发绀，这是因为静脉栓塞导致氧气和营养物质无法充分到达组织，引起组织缺氧和缺血。

（4）感觉异常：患者可能会感到再植肢（指）的感觉异常，

如麻木、刺痛或冰冷感等，这是因为静脉栓塞导致神经受压或受损。

(5) 运动障碍：患者可能会感到再植肢（指）的运动障碍，如无力、僵硬或无法活动等，这是因为静脉栓塞导致肌肉受压或受损。

277. 断肢（指）再植术后患肢的功能锻炼的原则是什么？

断肢（指）再植术后患肢的功能锻炼应遵循早期活动、逐渐加强、针对性训练、适度负荷、康复治疗和患者主动参与等原则，以促进患肢功能的尽快恢复。

278. 断肢（指）再植术后的健康教育有哪些？

(1) 休息和康复：术后休息和康复是至关重要的。患者需要保持休息，避免剧烈活动，遵守医师的建议进行康复训练，包括进行肌肉和关节的运动，促进血液循环和恢复功能。

(2) 饮食和营养：患者需要遵循医师的饮食和营养建议，摄取足够的蛋白质、维生素和矿物质，促进组织的生长和修复。

(3) 疼痛和不适的管理：术后疼痛和不适是常见的，患者需要遵循医师的疼痛管理方案，控制疼痛和不适，保持舒适。

(4) 伤口护理：患者需要保持伤口清洁和干燥，避免感染和出血。医师会提供具体的伤口护理指导，患者需要认真遵守。

(5) 物理治疗：物理治疗可以帮助患者加速康复，包括进行热敷、冷敷、按摩和牵引等治疗，减轻疼痛和肿胀，促进血液循环和恢复功能。

(6) 药物治疗：医师可能会开具一些药物，如抗生素、镇痛药和抗凝药等，患者需要遵守医师的用药指导，按时按量服药，避免不良反应和药物相互作用。

(7) 定期随访：患者需要定期回诊医院，接受医师的检查和评估，及时发现和处理潜在的问题，保持良好的康复状态。

☆ ☆ ☆ ☆

279. 发生腕下垂和肱桡肌瘫是什么神经损伤？

发生腕下垂和肱桡肌瘫是由于桡神经损伤所致。桡神经是手臂中的一条神经，它起源于颈髓第五节，在肩部和臂部肌肉中分支，控制着手臂和手腕的肌肉运动和感觉。当桡神经受损时，会导致手腕下垂和肱桡肌瘫痪，以及手背和手指的感觉异常。

280. 正中神经损伤可发生什么症状？

（1）感觉障碍：正中神经在腕部及以上损伤时，手的桡侧三指半出现感觉障碍。其中，示指、中指远端的感觉功能不会被邻近神经代偿，为正中神经的绝对支配区。

（2）拇指对掌受限：拇指处于手掌桡侧，不能掌侧外展以完成对掌及对指并存在鱼际肌萎缩，称为"猿掌"。某些正中神经完全断伤者，拇指掌侧外展不完全消失甚至正常，为尺神经的变异支配。

（3）拇、示指屈曲受限：若正中神经高位受伤，除上述症状外，指浅屈肌、拇长屈肌及示、中指指深屈肌麻痹，致使拇、示指不能主动屈曲。此外，尚有旋前圆肌、旋前方肌、桡侧屈腕肌、掌长肌的麻痹。

（4）营养改变：手部皮肤、指甲均有显著营养改变，指骨萎缩，指端变得小而尖，皮肤干燥不出汗。示指最为明显。如果损伤位于肘部，则除了出现上述症状和体征外，还会出现旋前圆肌、旋前方肌、桡侧腕屈肌、指浅屈肌、指深屈肌桡侧、拇长屈肌及掌长肌瘫痪，故拇指和示指不能屈曲，握拳时拇指和示指仍伸直。有的中指能部分屈曲、示指及中指的掌指关节能部分屈曲，但指骨间关节仍伸直。

281. 腓总神经损伤可发生什么症状？

腓总神经损害表现为足背屈不能、足下垂、足背部感觉碍等，

☆ ☆ ☆ ☆

部分患者腓骨肌及胫骨前肌群可以有肌肉萎缩的症状，可并发有糖尿病、铅中毒、关节功能异常等疾病。

282. 将止血带绑扎在上臂中下段，可压迫什么神经?

（1）桡神经：桡神经是手臂中最大的神经，负责控制手腕和手指的伸展肌群。如果在上臂中下段使用止血带，可能会压迫到桡神经，导致手腕和手指的伸展肌群无力、感觉异常等症状。

（2）尺神经：尺神经是手臂中较小的神经，负责控制手腕和手指的屈曲肌群。如果在上臂中下段使用止血带，可能会压迫到尺神经，导致手腕和手指的屈曲肌群无力、感觉异常等症状。

（3）臂丛神经：臂丛神经是由 $C_5 \sim C_8$ 神经根组成的神经丛，负责控制手臂和肩部的肌肉和皮肤感觉。如果在上臂中下段使用止血带，可能会压迫到臂丛神经，导致手臂和肩部的肌肉无力、感觉异常等症状。

283. 髋臼骨折合并什么神经损伤?

（1）坐骨神经损伤，常由骨折引起合并髋关节后脱位者尤其常见，表现为坐骨神经支配区骨后肌群，小腿前外后肌群及足部肌群肌力下降，除小腿内侧的踝内处隐神经支配区外，其以下区域感觉麻木、腱反射减弱等症状，如垂足踝关节活动无力小腿及足部感觉麻木、腱反射减弱。

（2）股神经损伤，常有髋臼骨折合并髋关节前脱位引起，表现为股四头肌肌无力，骨前区麻木感，膝反射减弱，患者屈蹲困难，身体内侧小腿感觉减退。

284. 髋臼骨折的常见并发伤有哪些?

髋臼骨折的常见并发伤有：神经损伤、血栓形成、感染、脑损伤、胸部损伤、尿道损伤等。

☆☆☆☆

285. 髋臼骨折术后常见并发症有哪些?

（1）早期并发症：①感染。髋臼骨折移位导致了局部的直肠、膀胱损伤，可导致感染。还有一些开放性损伤导致的感染。②周围血管损伤。③周围神经的损伤。比如坐骨神经、臀上神经、臀下神经、股神经和股前外侧皮神经，都是局部的神经，可能因为骨折导致神经损伤。④深静脉血栓导致的肺栓塞。因为髋臼骨折以后可能需要长期卧床,肢体的深静脉血液淤滞,导致深静脉血栓,栓子脱落又可导致肺栓塞,是个致命性的并发症。

（2）晚期并发症：股骨头坏死、骨化性肌炎。

286. 跟腱断裂的分类有哪些?

（1）创伤性跟腱断裂：这种断裂通常由于直接暴力作用于跟腱，例如跌倒时脚部被强行向上扭曲，导致跟腱突然承受过度牵拉而断裂。

（2）萎缩性跟腱断裂：这种断裂通常与肌肉萎缩有关，由于肌肉萎缩导致跟腱承受过度牵拉而断裂。萎缩性跟腱断裂常见于神经肌肉疾病、长期卧床和老年患者。

（3）退行性跟腱断裂：这种断裂通常与年龄和长期运动有关，由于跟腱长时间承受过度牵拉和压力，导致跟腱逐渐老化、变性和断裂。退行性跟腱断裂常见于长时间参加高强度运动的运动员和重体力劳动者。

（4）缺血性跟腱断裂：这种断裂通常由于跟腱血液供应不足导致，可能是由于血管损伤或闭塞等原因引起。缺血性跟腱断裂通常表现为跟腱疼痛、肿胀和断裂。

（5）感染性跟腱断裂：这种断裂通常由于感染引起，例如结核分枝杆菌、真菌等感染。感染性跟腱断裂常伴有跟腱局部疼痛、红肿、发热等症状。

287. 跟腱断裂术后再次断裂的原因是什么？

（1）术后康复不当：跟腱断裂术后，患者需要进行适当的康复训练，以促进跟腱的愈合和恢复。如果康复不当，比如过多地进行高强度运动或者过度负重，可能会导致跟腱再次断裂。

（2）跟腱质量下降：跟腱断裂后，跟腱组织受到损伤，其质量可能会下降。如果跟腱质量下降，其承受张力的能力也会降低，容易出现再次断裂。

（3）残留损伤：在手术修复跟腱时，如果未能完全清除损伤的组织或者修复不完善，可能会导致跟腱在术后残留损伤，从而增加再次断裂的风险。

（4）术后感染：术后感染可能会导致跟腱断裂处的组织受到破坏，从而增加再次断裂的风险。

（5）患者自身因素：患者自身的因素也可能影响跟腱的愈合和恢复。例如，年龄、糖尿病等慢性疾病、吸烟等不良生活习惯等都可能影响跟腱的修复和再生。

288. 影响骨折愈合的局部因素包括哪些？

（1）骨折的类型：螺旋形和斜形骨折，骨折断面接触面大愈合较快。横形骨折断面接触面小，愈合较慢。多发性骨折或一骨多段骨折，愈合较慢。

（2）骨折部位的血液供应：是影响骨折愈合的重要因素，骨折的部位不同，骨折端的血液供应状况也不同。骨折端完全丧失血液供应，发生骨折不愈合的可能性较大。如股骨颈囊内骨折，股骨头血液供应几乎完全中断，容易发生骨折不愈合或缺血性坏死。

（3）软组织损伤程度：严重的软组织损伤，特别是开放性损伤可直接损伤骨折端附近的肌肉、血管和骨膜，破坏从其而来的血液供应，影响骨折的愈合。

（4）软组织嵌入：肌肉、肌腱等软组织嵌入骨折端之间，阻

☆ ☆ ☆ ☆

碍骨折端的对合及接触，骨折难以愈合甚至不愈合。

(5) 感染：开放性骨折，局部感染可导致化脓性骨髓炎，出现软组织坏死和死骨形成，严重影响骨折愈合。

289. 胫骨干中 1/3 骨折，容易发生什么？

(1) 骨折不愈合或愈合缓慢：胫骨中 1/3 处的骨折由于血液供应相对较差，骨折愈合速度可能较慢，甚至可能出现不愈合的情况。

(2) 骨折复位不良：由于骨折部位处于胫骨中 1/3 处，此处骨骼结构较为复杂，复位时可能存在难度，导致骨折复位不良。

(3) 骨折固定不当：骨折固定是治疗骨折的关键环节之一，如果固定不当，可能导致骨折移位或复位丢失。

(4) 压疮：长期卧床休息的患者，由于体重压力和摩擦等因素，容易在骨折部位发生压疮。

(5) 下肢深静脉血栓形成：骨折后长期卧床休息，下肢活动减少，静脉血流缓慢，容易导致下肢深静脉血栓形成。

(6) 感染：骨折后如伤口处理不当、营养不良等因素可能导致感染，进一步影响骨折的愈合。

(7) 骨折后遗症：如骨折愈合不良，可能导致后遗症，如骨折畸形、骨折不愈合、长短腿等。

290. 手的肌腱断裂后出现的体征是什么？

(1) 疼痛或肿胀：手指肌腱断裂的患者，由于局部出血或炎症刺激而出现局部疼痛，同时还会出现比较明显的肿胀。如果在神经受损的情况下，疼痛将会更加剧烈，通常需要通过肌腱缝合术进行治疗。

(2) 流血：若是手指肌腱断裂的同时，血管受到损伤，可能会出现流血的现象，如果皮肤无明显创口，则可能出现局部青紫色的瘀斑。

☆ ☆ ☆ ☆

（3）活动受限：由于肌腱中断，肌腱支配的骨骼无法顺利进行活动，因此会出现活动受限的症状，比如手指不能屈曲。可以在医师的操作下，通过指托进行周期性保护，并观察肌腱是否能够愈合，若无法愈合，则需要进行手术缝合来修复。

291. 小腿 Pilon 骨折时受到的暴力类型是什么？

小腿 Pilon 骨折是一种胫骨远端骨折，通常由于高能量暴力损伤导致。常见的暴力类型包括：交通事故、高处坠落、运动损伤、跌倒损伤等垂直压力。

292. 骨盆骨折合并尿道损伤及失血性休克患者的处理，正确的顺序是什么？

（1）立即处理休克：在发现患者出现失血性休克时，应立即采取措施进行急救，包括保持呼吸道通畅、给予氧气、建立静脉通道、输液输血等。

（2）诊断尿道损伤：在休克得到初步控制后，应尽快进行尿道损伤的诊断，包括病史询问、体格检查、尿液检查等。

（3）给予尿道扩张：在诊断尿道损伤后，应给予尿道扩张治疗，以缓解尿道狭窄、促进尿液排出。

（4）处理骨盆骨折：在尿道损伤得到缓解后，应处理骨盆骨折，包括给予镇痛药、进行骨折固定等。

（5）预防感染：在整个治疗过程中，应重视预防感染，包括给予抗生素治疗、更换尿布、保持尿道口清洁等。

293. 骨盆骨折合并尿道完全断裂，最好的处理是什么？

因骨盆骨折时后尿道损伤在膜部，受牵拉尿道两断端间有移位，故很难用导尿方法修复，最合适的方法是手术行尿道吻合。

✩ ✩ ☆ ☆

294. 化脓性骨髓炎是什么组织的化脓性感染?

化脓性骨髓炎是骨组织受到化脓性细菌的感染，产生骨膜、骨质、骨髓的化脓性炎症，导致骨组织结构遭到破坏，脓肿形成、死骨形成等一系列的病理改变。

295. 肘关节骨折脱位可能的并发症是什么?

（1）关节僵硬：肘关节骨折脱位后，长时间的固定和缺乏运动可能导致关节僵硬。

（2）关节松弛：肘关节骨折脱位后，如果复位不够稳定，可能会导致关节松弛，影响关节功能。

（3）骨折不愈合或愈合缓慢：肘关节骨折脱位后，如果骨折端没有得到良好的对位和固定，可能会导致骨折不愈合或愈合缓慢。

（4）肘关节疼痛和肿胀：肘关节骨折脱位后，由于关节周围的软组织受损，可能会导致肘关节疼痛和肿胀。

（5）肘关节活动受限：肘关节骨折脱位后，由于骨折端对位不良或关节周围软组织受损，可能会导致肘关节活动受限。

（6）神经和血管损伤：肘关节骨折脱位后，可能会损伤周围的神经和血管，导致感觉异常、运动障碍或血管供血不足。

（7）感染：肘关节骨折脱位后，如果复位和固定不够稳定，可能会导致感染，严重时可能会危及生命。

296. 上肢神经损伤后神经功能恢复最差的是什么神经?

上肢神经损伤后神经功能恢复最差的是尺神经。尺神经运动神经纤维比例少，所支配肌肉易萎缩纤维化，最终难以恢复。

297. 新鲜肩关节前脱位患者，首选的治疗方法是什么?

新鲜肩关节前脱位患者，首选治疗方法为手法复位，前臂吊带制动患肢。在复位后需要复查 X 线，观察肩关节脱位是否已经完全复位，如果反复手法复位失败，则需要进行手术切开复位肩关节。

298. 锁骨骨折可发生的合并损伤是什么？

①肩锁、胸锁关节分离；②肩胛骨骨折；③第 1 肋骨骨折，高能量损伤时可发生多根肋骨骨折；④肩胛胸壁分离：机器绞伤引起，造成广泛的软组织损伤，肩胛骨向外移位，并可造成臂丛神经及腋动脉损伤，是一种严重的复合损伤；⑤胸膜及肺损伤，形成气胸或血胸；⑥臂丛神经损伤：可为牵拉损伤，也可为局部直接损伤；⑦血管损伤：合并大血管损伤者较少见，常受累的血管有锁骨下动脉、锁骨下静脉和颈内静脉。

299. 股骨干骨折钢板内固定，钢板应置于股骨的什么位置？

股骨干骨折钢板内固定是一种常见的治疗股骨干骨折的方法，钢板应该放置在股骨的骨干部位，通常是股骨的外侧面。这个位置可以提供足够的稳定性，以支撑骨折部位，并促进愈合。

300. Colles 骨折最有诊断意义的体征是什么？

典型畸形：Colles 骨折最常见的畸形是"银叉"样畸形，即骨折远端向背侧倾斜，导致手部呈现出银叉形状。这是由于骨折远端向桡骨侧倾斜，而近端则向尺骨侧倾斜，从而使手腕关节呈背伸状态。查体时可以观察到明显的畸形，这是诊断 Colles 骨折的重要指标。

301. 股骨上 1/3 骨折近折端的移位方向是什么？

由于髂腰肌、臀中肌、臀小肌和外旋肌的牵拉，使近折端向前、外及外旋方向移位，即近折片的移位方向是屈曲外展外旋位。

☆ ☆ ☆ ☆

302. Smith 骨折的典型体征是什么?

Smith 骨折是指桡骨远端屈曲型骨折,常由于跌倒时腕关节处于屈曲的位置,手背着地受力后引起的骨折。其典型体征是餐叉样畸形。

303. 化脓性关节炎最常发生在什么关节?

化脓性关节炎是一种由化脓性细菌感染引起的关节疾病,常见的发生部位有髋关节、膝关节、肘关节、骶髂关节等,其中以髋关节和膝关节最为常见。

304. 肱骨中下 1/3 骨折常见并发症是什么?

肱骨干中下 1/3 骨折最常见的并发症是桡神经损伤,桡神经是在腋部从臂丛神经发出后,从肱骨的后侧沿着后外侧到达肘部的外侧,这时可以紧贴着肱骨而走行于肱骨中下 1/3 的外侧。桡神经损伤之后就可以出现手以及腕部的感觉皮肤的麻木,以及手指背伸的无力或者腕部背伸无力,这是肱骨干中、下 1/3 骨折常见的并发症。

305. 股骨下 1/3 骨折后,远折端向后倾斜移位的原因是什么?

股骨下 1/3 骨折,由于腓肠肌的牵拉,骨折的远折端向后倾斜,近折端内收向前移位。

306. 指间关节增生性关节炎的典型体征是什么?

(1) 关节疼痛和僵硬:指间关节增生性关节炎最常见的症状是关节疼痛和僵硬。疼痛通常是持续性的,并且可能会随着天气变化而加重。关节僵硬可能会影响手指的灵活性和范围。

(2) 关节肿胀:指间关节增生性关节炎可能会导致关节肿胀,这通常是由于关节周围的软组织肿胀 / 关节积液引起的。

（3）结节和扣眼畸形：指间关节增生性关节炎可能会导致关节周围的结节和扣眼畸形。

结节通常是小的、坚硬的、圆形的肿块，可能会出现在手指的关节处。扣眼畸形是指手指的关节处出现凹陷或变形。例如：Heberdon 结节。

（4）鹅颈畸形：指间关节增生性关节炎可能会导致鹅颈畸形，这通常是由于关节周围的肌腱和韧带受损引起的。鹅颈畸形通常会导致手指的关节处出现弯曲或变形。

307. 处理开放性骨折的关键性步骤是什么？

开放性骨折的处理办法，就是使开放性骨折尽量转为闭合性骨折。在现场处理的时候，需要用无菌的纱布包扎、压迫骨折断端，尽量减少骨折断端的外露，减少骨折断端和肌肉组织的感染，减少骨折断端和肌肉组织的出血，并且使用绷带或者甲板固定骨折断端，使骨折断端减少移位，从而减少骨折断端再次损伤血管和周围肌肉组织的可能。彻底清创后才能尽可能地避免感染，所以关键是彻底清创。

308. 骨盆骨折最危险的并发症是什么？

（1）出血性休克：当骨盆发生移位骨折以后，骨折端可能导致骶前静脉丛的破裂，从而可引起大出血，如果不能及时地止血，就会诱发出血性休克，可危及患者生命，须及时治疗。

（2）直肠损伤：由于骨盆处于小腹部的周围，所以骨盆发生严重骨折以后，有可能会划伤直肠，造成直肠损伤，患者会出现出血、腹部疼痛、便血等症状，严重的有可能会导致患者出现休克，还有可能会导致直肠周围间隙内出现明显的感染，需要及时进行治疗。

（3）膀胱损伤：发生骨盆骨折以后也容易划伤膀胱，造成膀胱损伤，膀胱中的尿液有可能会流到腹腔里面造成感染，如果全

☆☆☆☆

层膀胱破裂，还容易引起休克，也需要及时治疗。

309. 腓骨上端骨折后足不能背伸、外翻，提示有什么损伤?

提示腓总神经损伤。因为腓总神经绕过腓骨头下方，在腓骨上端骨折时最易受损伤。其他可能的神经损伤包括股神经、闭孔神经等。

310. 桡骨远端 Colles 骨折手法复位后应固定于什么位置?

桡骨远端 Colles 骨折手法复位后应固定于掌屈尺偏位。使桡骨远端得到充分的稳定性，以便于骨折的愈合，避免引起骨折的移位或不愈合。

311. 手外伤患者术后应固定的姿势是什么?

用石膏托将患肢固定，以利修复组织的愈合。一般应于腕关节背伸，掌指关节屈曲，指尖关节微屈位固定功能位。如关节破坏，日后难以恢复活动功能者，手部各关节应固定于功能位。

312. 胫骨平台骨折治疗后不愈合的原因是什么?

胫骨下 1/3 段骨折，由于血供差，软组织覆盖少，容易发生延迟愈合或不愈合。

313. 狭窄性腱鞘炎，疗效较好的方法是什么?

局部封闭治疗，如醋酸泼尼松龙局部封闭，具有镇痛，消炎等作用。

314. 股骨干骨折常见的移位类型是什么?

股骨干骨折后，由于股骨干周围有强大的肌肉牵引，常出现短缩移位。

315. 骨折临床愈合后，骨痂的改造塑形决定于什么？

　　肢体活动和负重所形成的应力。在应力轴线上成骨细胞相对活跃，有更多新骨形成坚强的板层骨。在应力轴线以外破骨细胞相对活跃，吸收和清除多余骨痂。

316. 断肢（指）再植术后多少时间内较易发生血管危象？

　　术后 48 小时内易发生血管危象，如未及时处理，将危及再植肢（指）体的成活。

317. 桡神经损伤后最主要的表现是什么？

　　肘关节以上损伤，出现垂腕畸形，手背"虎口"区皮肤麻木，掌指关节不能伸直；肘关节以下损伤时。单纯前臂桡神经浅支损伤，可发生在前臂下 1/3，仅有拇指背侧及手桡侧感觉障碍。

318. 腕舟骨骨折易造成什么？

　　易造成骨折不愈合及舟骨缺血坏死。

319. 拇指肌腱化脓性腱鞘炎发生蔓延可首先引起什么？

　　桡侧化脓性滑囊炎常继发于拇指腱鞘炎 表现为鱼际和拇指腱鞘区肿胀，压痛，拇指肿胀、微屈、不能外展和伸直。

320. 肱骨髁上骨折并发正中神经损伤，会发生哪种畸形？

　　若正中神经受损，可有手臂感觉异常和运动功能障碍，表现为猿手畸形。

321. 手部外伤后，凡手指不能主动活动，提示可能有什么？

　　若手指丧失主动屈指或伸指功能，提示该手指的伸指肌腱断裂。

☆ ★ ☆ ☆

322. 骨筋膜室综合征，主要的治疗措施是什么?

一旦出现肢体血液循环受阻或神经受压的征象，立即放平肢体，并通知医师全层剪开固定的石膏，严重者需拆除甚至行肢体切开减压术。

323. 最容易引起骨折不连接的移位是什么?

分离移位即两骨折段在纵轴上分离，形成间隙。

324. 髌骨骨折的病因是什么?

(1) 直接暴力：系外力直接作用于髌骨，如跌倒时膝部着地，膝前的打击伤、踢伤、撞伤等。

(2) 间接暴力：系膝关节处于半屈位，跌倒使股四头肌骤然猛力收缩，引起髌骨骨折。

325. 髌骨骨折分型有哪些?

根据骨折的形态分类：①横断骨折；②星状或粉碎骨折；③垂直或边缘骨折；④上下极骨折；⑤软骨骨折。

326. 髌骨骨折临床表现有哪些?

髌骨骨折可表现为患膝肿胀、疼痛、伸膝受限（无移位或纵向骨折表现可能不明显）。髌前可以扪及骨折分离后的空虚间隙。关节血肿常见于大多数髌骨骨折，血可以渗入到邻近的皮下组织，膝关节内的张力性血肿可加重膝关节的疼痛。

327. 髌骨骨折治疗原则是什么?

髌骨骨折的治疗目的是尽量保证伸膝装置的连续性，保存髌骨的功能，恢复髌骨整齐的关节面，减少髌骨骨折并发症。

328. 髌骨骨折非手术护理有哪些?

（1）心理护理：由于髌骨粉碎性骨折起病急，突如其来的疼痛及肢体活动受限，易使患者出现紧张、焦虑、烦躁、怨恨等心理问题，护士应热情接待，妥善安置患者，向患者介绍手术的目的、方法及安全性，让患者消除思想顾虑，积极配合治疗和护理。

（2）饮食护理：饮食宜高蛋白、高维生素、高钙、粗纤维及果胶成分丰富的食物。品种多样，色、香、味俱全，且易消化。

（3）体位护理：石膏固定后将患肢放于枕上，抬高患肢，使患肢高于心脏水平 20cm，以利静脉血液和淋巴液的回流，减轻肿胀。保护石膏，防止折断。

（4）疼痛护理：由于骨折后局部肿胀、关节内积液积血、外固定物过紧致疼痛厉害，表现为受压组织处或肢体远端剧烈疼痛，并伴有皮肤苍白、麻木、温度降低，严重时出现被动伸趾时疼痛加剧。处理以早期冷敷，加压包扎，减少局部出血，减轻肿胀为原则；若为外固定包扎过紧，则松解外固定物，必要时，遵医嘱予以镇痛药。

329. 髌骨骨折术后如何护理?

（1）患者回病房后，患肢膝下垫软枕，抬高 48 小时，以促进血液回流，还可以每 1 ～ 2 小时冷敷 10 ～ 15 分钟，以减轻局部充血，同时应注意观察弹力绷带的松紧度。

（2）生命体征观察：患者返回病房后，及时向麻醉医师了解患者术中情况，24 小时内床边心电监护仪监护，每 1 小时监测一次血压、血氧饱和度、心率并记录。

（3）严密观察患肢的血液循环和肿胀情况，如发现肢体远端苍白、厥冷、发绀、疼痛、感觉减退及麻木等异常情况，应及时通知医师并妥善处理。如足趾血液循环障碍，应立即将石膏剪开减压，如足趾血供尚好，但皮肤感觉减退，足趾不能主动活动，

☆ ☆ ☆ ☆

考虑是神经受压，应在受压部位开窗减压或更换石膏。

（4）严密观察患肢伤口渗血及引流情况。

（5）术后常用弹力绷带包扎患肢，以减轻关节内积液。但因包扎过紧，使肿胀加重而引起血液循环障碍，应予以重视并定时巡视，以及时发现和处理。

330. 髌骨骨折健康教育是什么？

（1）髌骨参与构成伸膝的装置，在伸膝时起杠杆作用，加强伸膝力量，因此，髌骨骨折的功能锻炼对膝关节功能的恢复影响很大。告知患者，在固定期间以股四头肌锻炼为主，固定解除后以膝关节屈伸活动为主。可选用多种形式和方法进行锻炼。

（2）出院指导：戴石膏出院者如发现石膏松动或变软、远端出现肢体感觉麻木、肢体发凉等应及时复诊，向患者讲解运动内容、方法及注意事项。要争取家属的支持与配合。一个月后复查。根据骨折情况确定取出内固定时间，一般为 8 个月。

331. 股骨干骨折定义是什么？

股骨干骨折是指股骨转子下 2cm，至股骨髁上 2cm 之间的范围。好发于青少年，10 岁以下发病儿童约占总数的 50%。

332. 股骨干骨折病因及分型有哪些？

（1）病因

1）直接暴力：交通事故是主要致伤原因。

2）间接暴力：多为坠落伤所致。

（2）分型

1）股骨干上 1/3 骨折。

2）股骨干中 1/3 骨折。

3）股骨干下 1/3 骨折。

333. 股骨干骨折临床表现和治疗原则有哪些？

（1）临床表现：股骨干骨折多由严重的暴力引起，骨折后出现大腿剧烈疼痛、肿胀、畸形，以及肢体活动受限，不能站立。由于股骨干周围有丰富的肌肉，在其后方有股深动脉支通过，骨折后会大量出血，容易出现休克。在股骨下 1/3 骨折，骨折远端由于腓肠肌的牵拉及肢体的作用而向后方移位，可能损伤腘动脉、腘静脉和腓神经、腓总神经，所以应常规检查肢体远端的感觉、运动功能和末梢血液循环状况。

（2）治疗原则：为了减轻疼痛，防止软组织进一步损伤。急诊处理患肢可暂时用夹板固定，治疗应尽可能达到较好的对位和对线，防止旋转和成角。

334. 股骨干骨折非手术治疗方法有哪些？

（1）悬吊皮牵引：一般 3 岁以内的儿童，可采用垂直悬吊牵引。将双下肢用皮牵引向上悬吊，通过滑轮，使臀部悬离床面约 10cm，依靠体重作对抗牵引。牵引持续 4 ～ 5 周。

（2）骨牵引：对于 4 岁以上的儿童和成人均可采用骨牵引，在牵引时定时进行 X 线检查，了解骨折的复位情况，并对牵引的重量及方向进行相应的调整。儿童可牵引 4 ～ 6 周，成人则需要 8 ～ 12 周。

335. 股骨干骨折非手术治疗的护理有哪些？

（1）详细了解病史，进行必要的检查，全面了解病情，有的放矢地护理。密切监测患者的生命体征，发现异常立即通知医师，并作相应处理。

（2）心理护理：由于股骨干骨折多由于强大的暴力所致，骨折时常伴有严重软组织损伤，大量出血、内脏损伤、颅脑损伤等可能危及生命安全，患者多恐惧不安，应稳定患者的情绪，配合

☆ ☆ ☆ ☆ ☆

医师采取有效的抢救措施。

（3）饮食护理：指导患者进食高蛋白、高钙、高维生素、高纤维素饮食。补充营养，增加机体抵抗力。需急诊手术者则禁食。

（4）体位：用低软枕抬高患肢，指导与协助患者维持患肢于外展中立位，可用外展夹板固定，患足穿防旋鞋，卧床期间可坐起，但不能盘腿、患侧卧位及负重。6周后，在夹板和双拐的保护下可下地练习行走，骨折愈合后，患肢才能负重。

336. 股骨干骨折的急救护理有哪些？

（1）因股骨干股骨折多由强大的暴力所致，骨折的同时常伴有严重的软组织损伤、大量出血、内脏损伤等，常可危及生命。应详细了解病史，进行必要的检查，全面了解病情，有的放矢地护理。创伤早期应注意有无颅脑、内脏损伤及休克的发生并详细记录；密切观察患者的神志及生命体征发现异常情况立即通知医师，并作出相应处理。

（2）肢体情况：观察患肢末梢血液循环、感觉和运动情况，尤其对股骨干下 1/3 的患者，应注意有无刺伤或压迫腘动脉、静脉和神经征象。开放性损伤者，观察伤口包扎止血效果。

337. 股骨干骨折骨牵引护理有哪些？

（1）保持有效的牵引：抬高床尾，以产生反牵引力，注意牵引力的方向应和股骨干纵轴成一条直线，牵引绳上不能有任何外力作用，牵引锤悬空，不能触地，患足勿蹬在床栏上。牵引的重量不可随意增减。重量过小，不利于骨折复位，重量过大，可导致过度牵引，造成骨折不愈合。

（2）定期测量下肢的长度和力线，以免造成过度牵引和骨端旋转。

（3）注意骨牵引针是否有移位，若有移动，应消毒后调整，针眼处应每日用酒精消毒，随时注意肢端血液循环，包括皮肤颜色、皮肤温度、足背动脉搏动、毛细血管充盈情况、足趾活动情况及患者的主诉，如有疼痛麻木的感觉等，及时报告医师并给予相应处理。

（4）预防腓总神经损伤，在膝外侧腓骨头处垫以纱布或棉垫，防止腓总神经受压，经常检查足背伸肌的功能，询问患者有无异常感觉，以便及时处理。

（5）因长期卧床，骶尾部易受压而发生压疮。应在受压部位垫以气圈水波垫，定时按摩受压部位皮肤。保持床铺干燥清洁，排尿排便后会阴都要擦洗干净。鼓励患者用牵引架拉手抬起身体，使局部减轻压力。足跟要悬空，不可使托马斯带压迫足跟或腱，避免压疮。

338. 股骨干骨折如何进行功能锻炼？

伤后疼痛减轻后，即可开始练习股四头肌的等长收缩，以促进局部血液循环，防止肌肉粘连。同时，应随时被动活动髌骨，防止关节面粘连，还应练习踝关节和足部其他小关节活动。尽量伸直膝关节。去除牵引或外固定后，全面锻炼关节和肌肉，再下地行走。开始时患肢不能负重，需扶拐杖并注意保护，以防跌伤。待患者适应下地行走后，再逐渐负重。

339. 股骨干骨折术后如何护理？

（1）饮食：鼓励进食促进骨折愈合的饮食，如排骨汤、牛奶、鸡蛋等。

（2）体位：抬高患肢同术前护理。

（3）病情观察：监测生命体征，观察患肢及伤口局部情况。

340. 股骨干骨折常见护理问题有哪些？

（1）躯体移动障碍：与骨折或牵引有关。

（2）焦虑：与患者担心预后有关。

☆ ☆ ☆ ☆

（3）疼痛：与骨折或手术有关。

341. 股骨粗隆间骨折病因是什么?

股骨转子间骨折主要见于老年患者，由于低能量创伤所致，如患者高龄、视力差、反应慢、血压不稳、肌肉骨骼系统退变等原因不慎跌倒，产生股骨转子间骨折。青壮年股骨转子间骨折主要由于高能量创伤所致，如高处坠落伤，车祸意外等。就致伤暴力而言，可分为直接暴力和间接暴力。

（1）直接暴力少见，可由滑跌时大转子部着地引起或直接撞击大转子导致股骨转子间骨折。

（2）间接暴力多见，下肢突然扭转，用力过猛或滑跌时臀部着地引起股骨转子间骨折。

342. 股骨粗隆间骨折有哪些分型?

（1）顺转子间型：常见于老年人，骨折线沿大小转子间连线走行，多有小转子碎裂，容易出现髋内翻畸形。

（2）反转子间型：骨折线由大转子下方斜向小转子上方，与大小转子间连接成角。远端可向内上方移位。

（3）转子下型：见于青壮年患者，骨折线位于小转子下方，骨折移位严重，多有重叠。

343. 股骨粗隆间骨折有哪些临床表现?

患者多为老年人，伤后髋部疼痛，不能站立或行走。下肢短缩及外旋畸形明显，这种外旋畸形常超过囊内股骨颈骨折的外旋畸形角度，接近90°。无移位的嵌插骨折或移位较少的稳定骨折，上述症状比较轻微。检查时可见患肢大转子升高，局部可见肿胀及瘀斑，局部压痛明显。叩击足跟部常引起患处剧烈疼痛。由高能量创伤所致的青壮年股骨转子间骨折。大多合并有其他部位的损伤，应及时补充血容量防止休克。

☆ ☆ ☆ ☆

344. 股骨粗隆间骨折非手术治疗适应证及非手术治疗方法是什么？

股骨转子间骨折非手术治疗适应证没有明确的统一结论。确定股骨转子间骨折手术与非手术的关键是患者骨折前的活动状态与内科情况。

（1）非手术治疗适应证

1）高龄患者，原有疾病不稳定，不能耐受外科手术。

2）合并严重的骨质疏松。

3）存在晚期疾病，预期的生存时间在 1 年以下。

4）粉碎性骨折，无法通过手术内固定获得骨折稳定者。

（2）非手术治疗的方法

1）骨折后患肢垫枕，丁字鞋固定，保持患肢在中立位，以便减轻患肢疼痛。1 ～ 2 周后鼓励患者坐起，开始无痛活动。

2）牵引治疗：如果骨折稳定，可用皮牵引 6 ～ 8 周，如果骨折不稳定，需要通过股骨髁上骨牵引 10 ～ 12 周，恢复骨折的解剖力线及颈干角。牵引期间每周行床旁 X 线摄片以明确是否移位，并警惕长期卧床引起的坠积性肺炎、压疮、关节强直、髋内翻等并发症。

345. 股骨粗隆间骨折手术治疗有哪些方法？

由于主要发生于老年患者，围术期病死率相当高，多采取手术治疗。

（1）闭合复位：多数股骨转子间骨折都能采用闭合方法获得复位，然后行内固定术。

（2）开放复位内固定：只要有手术可能，应尽量手术治疗，可以使患者早期离床活动，避免卧床所致并发症，降低髋内翻发生率，获得髋关节功能满意恢复。

☆ ★ ☆ ☆

346. 股骨粗隆间骨折如何术后护理?

（1）体位、饮食同术前护理。

（2）注意伤口出血及引流情况，敷料如有渗液，报告医师及时更换。

（3）观察生命体征、神志变化，以便及时发现心、脑血管等意外发生，并采取相应措施。

347. 股骨粗隆间骨折如何进行功能锻炼?

（1）在牵引期间，指导患者有计划地进行踝关节背屈、跖屈运动，足趾的屈、伸活动，股四头肌的静力收缩运动。

（2）臀肌及腰背肌锻炼：用双肘或双手、健侧腿3点支撑抬高臀部10～20秒，缓慢放下，坚持做20次，每天3餐后30分钟进行。

（3）指导患者做深呼吸或咳嗽锻炼。

（4）去掉牵引及解除外固定后，教会患者用双拐，患肢不负重下地行走，保护患者谨防跌倒。

348. 股骨粗隆间骨折健康指导是什么?

（1）向患者及其家属强调维持正确体位是预防髋内翻畸形的根本措施，使其在思想上充分重视，积极主动配合。

（2）去除外固定后，要防止髋内翻畸形的发生，不要侧卧于健侧，平卧时两腿间仍要夹一枕头。

（3）骨折愈合未牢固时，患肢应始终保持外展中立位，忌内收，以免发生再骨折；患足不论有无负重，均应全脚掌着地，顺序是足跟—跖外侧—第一趾骨头，不宜足尖着地，预防骨折成角畸形。指导患者继续进行功能锻炼，同时告诉患者股骨颈骨折愈合时间通常是4～6个月，为预防骨不连和股骨头缺血坏死，一定要嘱咐患者不能让患肢过早负重。伤后4个月经X线复查确定骨折愈合后，才能开始逐步负重。

（4）嘱咐患者钙是构成骨质的重要物质，维生素 D 可促进钙吸收与骨形成。鼓励患者补充钙质，多食用牛奶及奶制品、豆类等含钙较多的食品，多晒太阳以增加骨密度。

（5）吸烟和饮酒可使骨量减少，成骨细胞功能下降，是造成骨折的重要危险因素，帮助患者主动戒烟，少饮酒，继续加强功能锻炼，介绍加强体育锻炼方法，增强体质，防止再次跌倒发生骨折。

（6）2～3 个月后复查 X 线，术后 1 年根据骨折愈合情况到医院取内固定。

349. 股骨粗隆间骨折的常见护理问题是什么?

（1）躯体移动障碍：与骨折有关。

（2）焦虑：与患者担心预后有关。

350. 股骨粗隆间骨折搬运和移动过程中有哪些注意事项?

尽量避免搬运或移动患者。搬运时将髋关节与患肢整个托起，防止关节脱位或骨折断端移位造成新的损伤。在病情允许的情况下，指导患者借助吊架和床栏更换体位、坐起、转移到轮椅上以及使用助行器、拐杖行走的方法。

351. 骨盆骨折病因有哪些?

（1）直接暴力是引起骨盆骨折的主要原因，如交通事故、砸伤及高处坠落等。也会由于肌肉强力收缩引起髂前上棘、髂前下棘、坐骨结节等处骨折。

（2）应力暴力作用于骨盆侧方，先使其前环薄弱处耻骨上、下支发生骨折，应力的继续，使髂骨翼向内（或内翻），在后环骶髂关节或其邻近发生骨折，或脱位。侧方的应力使骨盆向对侧挤压并变形。

（3）当暴力作用于骨盆后方，使髂骨翼向外翻，先使前环耻骨、

☆☆☆☆

坐骨支骨折或耻骨联合分离，应力继续，髂骨更向外翻，使骶髂关节或其邻近发生损伤，骨盆环的变形使伤侧髂骨翼向外翻或扭转，造成与对侧的骨盆分开。

352. 骨盆骨折分型有哪些?

Tile 根据骨盆骨折后骨盆是否稳定提出以下分类方法。

(1) A 型为稳定骨折，即骨盆环稳定，骨盆边缘撕脱骨折、髂骨翼骨折或稳定的耻骨上骨折，骶、尾骨骨折。

(2) A1 型：不影响骨盆环完整的撕脱性骨折及耻骨支或坐骨支骨折。

(3) A2 型：稳定的髂骨翼骨折或轻度移位的骨盆环骨折。

(4) A3 型：未累及骨盆环的骶骨或尾骨横断骨折。

(5) B 型为部分稳定性骨折，即骨盆的前后环均损伤，骨盆旋转不稳定、垂直稳定。

(6) B1 型：分离型骨折，外旋不稳"开书样"骨折。

(7) B2 型：侧方挤压型损伤，单侧骨盆内旋不稳定。

(8) B3 型：双侧 B 型损伤。

(9) C 型为旋转及垂直均不稳定型骨折。

(10) C1：单侧损伤失稳。

(11) C2：双侧损伤失稳。

(12) C3：双侧 C 型损伤。

353. 骨盆骨折临床表现有哪些?

(1) 患者有骨盆部位遭受高能量外伤史。

(2) 骨盆部位的皮肤和软组织有挫伤、挤压、开放伤口等受力痕迹。

(3) 损伤部位疼痛、肿胀、活动受限及骨擦音。

(4) 骨盆分离、挤压试验阳性，骨盆两侧不对称，伤侧髂嵴升高，下肢缩短，4 字试验阳性，骶髂关节完全脱位时脐棘距不等。

（5）骨盆骨折除了骨折本身的局部表现外，还有由于并发损伤而出现的全身症状，可能较骨折本身更为严重。患者可出现：失血性休克；腹膜后血肿；腹腔内脏损伤；膀胱或后尿道损伤；直肠损伤；腰骶神经丛或坐骨神经损伤。

354. 骨盆骨折的病情观察有哪些？

（1）患者髋部肿胀、疼痛，不敢坐起或站立。有大出血或严重内脏损伤者可有面色苍白、出冷汗、脉搏细数、烦躁不安等低血压和休克早期表现。

（2）骨盆分离试验与挤压试验阳性：检查者双手交叉撑开两髂嵴，此时两髋关节的关节面更紧贴，而骨折的骨盆前环产生分离如出现疼痛即为骨盆分离试验阳性。检查者用双手挤压患者的两髂嵴，伤处出现疼痛为骨盆挤压试验阳性。在做上两项检查时偶尔会感到骨擦音。

（3）肢体长度不对称：用皮尺测量胸骨剑突与两髂前上棘之间的距离，骨盆骨折向上移位的一侧长度较短。也可测量脐孔与两侧内踝尖端的距离。

（4）会阴部瘀斑：是耻骨和坐骨骨折的特有体征。

355. 骨盆骨折非手术治疗的适应证和治疗原则是什么？

（1）非手术治疗

1）适应证：骨盆环稳定性骨折，如撕脱骨折和无明显移位的骨盆环一处骨折；

2）骨盆环两处损伤而失稳，但影像学上无移位或轻微移位者；

3）因早期救治需要经卧床、牵引治疗后，影像学证明复位满意者；

4）有手术禁忌或不宜手术治疗的多发伤。

（2）治疗原则

1）对症治疗：卧硬板床休息 3～4 周。肌肉撕脱骨折者应取

☆☆☆☆

放松肌肉的体位，髂前上棘骨折患者置于屈髋位；坐骨结节骨折置于伸膝位。

2）骨盆兜带吊牵引固定：悬吊重量以将臀部抬离床面为宜，5～6周后换用石膏短裤固定。

3）手法复位，患肢骨牵引。

356. 骨盆骨折术后如何护理？

（1）生命体征观察。

（2）心理护理。

（3）饮食：给予高蛋白、高维生素、高钙、粗纤维饮食。

（4）体位：置于气垫上，每2～3小时更换一次、平卧和健侧卧位交替更换。

（5）伤口观察：若有渗血、渗液情况及时更换敷料，妥善固定引流管，观察引流液的颜色、性状、量，并做好记录。

357. 骨盆骨折的健康教育是什么？

（1）加强交通事故预防的宣传，参加户外活动应注意安全。

（2）加强对高空作业及井下作业人员的宣教，注意施工的安全性和规范性操作，减少危险的发生。

（3）在现场抢救及搬运患者时，应注意对局部的保护，给予妥善固定，以免加重创伤。

（4）向患者讲解医疗常识，解释自我护理的意义，消除过分依赖的心理，极大程度地调动患者的主观能动性，恢复自理能力。给予患者详细而具体的自理指导，如吃饭、洗脸、刷牙等。

（5）出院指导

1）遵医嘱继续合理用药；定期复诊，如有不适可随诊。

2）合理安排饮食，补充营养，增强体质，促进骨折愈合。

3）按康复计划进行功能锻炼，预防肌肉萎缩和关节僵硬：骨盆环稳定性骨折早期可在床上做上肢伸展运动及下肢肌肉收缩

☆ ☆ ☆ ☆

活动；1 周后可进行半卧位及坐立练习，同时做髋关节、膝关节的伸屈运动；4～6 周后下床站立并缓慢行走，逐日加大活动量，然后再练习正常行走及下蹲。影响骨盆环稳定的骨折伤后无合并症者卧硬板床，同时进行上肢锻炼；2 周后开始练习半卧位，并进行下肢肌肉收缩的锻炼，以保持肌力，预防关节僵硬；3 周后在床上进行髋关节、膝关节的锻炼，由被动锻炼逐渐过渡到主动锻炼；6～8 周后拆除牵引固定，扶拐行走；12 周后逐渐弃拐行走。

4）出院后 1 个月、3 个月复查，检查内固定有无移位及骨折愈合等情况。

358. 骨盆骨折并发症状如何护理？

（1）压疮：维持骨盆兜带悬吊有效牵引，牵引量以臀部抬高床面 5cm 为宜，在骨盆两侧的兜带里内衬垫，但床垫充气要足，以不影响骨折稳定为原则。

（2）便秘：鼓励患者多饮水，2000～3000ml/d，多食含粗纤维丰富的蔬菜水果；经常按摩腹部，促进肠蠕动，必要时服用缓泻剂，利于排便。

359. 常见的肱骨骨折有哪些？

①肱骨外科颈骨折；②肱骨干骨折；③肱骨髁上骨折。

360. 肱骨外科颈骨折的概念是什么？

是指肱骨解剖颈 2～3cm，肱骨大、小结节下缘与肱骨干交界处之间的骨折，占全身骨折的 2.3%，以老年人多见。

361. 肱骨外科颈骨折的体位护理是什么？

尽量下床活动，卧床时抬高床头 30°～45°，平卧位时在患侧上肢下垫一软枕使之与躯干平行放置，避免前屈、后屈或后伸。

☆ ☆ ☆ ☆

362. 肱骨干骨折概念是什么?

肱骨干骨折发生在肱骨外科颈以下 1 ~ 2cm 至肱骨髁上 2cm 之间的骨折。约占全身骨折的 3.5%,多见于青壮年。

363. 肱骨干骨折应如何进行体位护理?

"U"形石膏托固定时可平卧,患侧肢体用垫枕垫起,保持骨折不移动。悬垂石膏固定时只能取坐卧位或半卧位,维持其下垂牵引作用。内固定术后,使用外展固定者,以半卧位为宜,平卧位时,可于患肢下垫一软枕,使之与躯体平行,以减轻肿胀。

364. 肱骨骨折有何临床表现?

可见局部肿胀、疼痛、成角畸形、异常活动和骨擦音。

365. 肱骨骨折如何使用吊带?

前臂屈曲 90°,悬吊患肢固定于胸壁前,起到托扶作用,减少移位引起的疼痛。

366. 肱骨骨折术后护理观察要点有哪些?

(1) 观察生命体征。

(2) 伤口敷料包扎是否完整,有无渗血、渗液。

(3) 切口引流管是否通畅,引流液的性状、引流量、颜色。

(4) 观察患肢桡动脉波动及手指的血液循环、活动,肤色及皮温。

367. 肱骨骨折如何进行功能锻炼指导?

(1) 术后 1 日,指导患肢手指的握拳、伸指,腕关节的屈曲背伸活动。

(2) 术后 2 ~ 7 日,进行患肢肘关节的屈伸练习。从被动到主动，继续加强手指及腕关节活动，每天 2～3 次。

（3）术后 1～2 周，患肢疼痛肿胀减轻后，练习患肢肩关节的前屈、后伸活动。

（4）术后 4～6 周，外固定解除后，可全面练习肩关节的活动。

368. 肱骨干骨折夹板或石膏固定的患者如何观察？

（1）评估石膏固定或夹板固定是否有效，松紧度是否适宜，指导患者抬高患肢高于心脏水平，减轻肿胀。

（2）保持石膏托外观清洁、干燥，防止受潮石膏变形或断裂。

（3）观察患肢远端皮肤颜色温度、感觉、运动、肿胀情况，如出现患肢青紫、肿胀、剧烈疼痛、麻木应及时报告医师处理。

369. 肱骨干骨折术后并发症有哪些？

（1）桡神经损伤。

（2）血管痉挛。

（3）肱动脉、肱静脉的损伤。

（4）延迟愈合或不愈合。

370. 如何观察肱动脉、肱静脉、桡神经的损伤？

（1）肱动脉损伤：骨折后远端皮肤苍白、皮温低且摸不到动脉搏动，在排除夹板或石膏固定过紧的因素外，应考虑有肱动脉损伤的可能。

（2）肱静脉损伤：前臂肿胀严重，皮肤发绀、湿冷，则可能有肱静脉损伤。

（3）桡神经损伤：观察感觉及运动情况，表现为垂腕、伸拇伸掌关节功能丧失，前臂后旋障碍，手背桡侧皮肤感觉减退或消失。

371. 肱骨髁上骨折定义是什么？

肱骨髁上骨折系指肱骨远端内外髁上方的骨折，以小儿最多

☆☆☆☆

见，占儿童肘部骨折的 30% ～ 40%，好发年龄大多为 5 ～ 12 岁。

372. 肱骨髁上骨折的病因是什么？

肱骨髁上骨折的病因主要是外伤，主要是间接暴力，直接暴力少见。

（1）跌倒时手部先着地，外力沿着桡骨向上传导，导致桡骨小头撞击肱骨外髁而引起骨折。这种情况在 5 ～ 10 岁的儿童中比较常见。

（2）肘关节外侧部位直接受到钝器打击、局部挤压伤或车祸撞击等直接暴力作用，也容易导致肱骨髁上的骨折。

（3）在某些运动中，如摔跤、篮球等，由于剧烈的运动和肘部的突然伸展或屈曲，可能导致肱骨髁上骨折。

（4）肱骨髁上骨折也可能由于骨骼本身的解剖因素导致。

373. 肱骨髁上骨折的分型有哪些？

肱骨髁上骨折的分型主要有 2 种：伸直型和屈曲型。

（1）伸直型肱骨髁上骨折：这是最常见的类型，占肱骨髁上骨折的 90% 以上。发生在肘关节处于伸直位或半伸位的情况下，如跌倒时手部支撑地面。这种骨折的远端骨折端容易向后方移位，近端骨折端容易向前方、向远侧移位。伸直型骨折容易导致肘关节前方的正中神经和肱动脉受到骨折断端的挤压，甚至刺破或者损伤。

（2）屈曲型肱骨髁上骨折：这种类型的骨折较少见，多发生于 8 岁以上的儿童。发生在肘关节处于屈曲位的情况下。屈曲型骨折的骨折线走向是后下向前上。

374. 肱骨髁上骨折术后的并发症有哪些？

①骨筋膜室综合征；②肘内翻畸形；③肘关节僵直。

☆ ☆ ☆ ☆

375. 肱骨髁上骨折发生患肢血管痉挛缺血的临床表现有哪些?

患肢疼痛剧烈，桡动脉搏动减弱或消失，末梢血管充盈不良，手部皮肤发白，皮温发凉，被动伸屈手指会引起剧烈疼痛，肌肉缺血 4～6 小时可造成缺血挛缩，这是一种严重的并发症。

376. 骨筋膜室综合征的病因是什么?

骨筋膜室综合征是由于外固定过紧或肢体高度肿胀，而致骨筋膜室内压力增高，前臂组织血液灌流不足引起。

377. 肱骨髁上骨折发生骨筋膜室综合征的观察要点及症状处理是什么?

（1）观察要点：应密切观察患肢血供、感觉、肿胀、活动、皮肤色泽情况及有无 5P 征象；剧烈疼痛转为无痛；患肢皮肤苍白或发绀；肌肉麻痹；感觉异常；无脉。

（2）症状处理：如出现上述症状，应及时松开石膏绷带和敷料，报告医师，紧急手术切开减压。

378. 肱骨髁上骨折最易损伤的部位是什么?

肱骨髁上骨折最易损伤的部位是肱动脉、肱静脉和正中神经。肱骨髁上骨折是指肱骨远端髁部（肱骨髁上）的骨折，常见于伸直型摔倒或撞击后。当骨折线穿过肱动脉和正中神经的走向时，可能会导致血管和神经受损。肱动脉损伤可能导致肢体缺血，正中神经损伤会导致手部感觉和运动功能障碍。

379. 肱骨髁上骨折的术后健康教育是什么? 如何进行功能锻炼?

（1）健康教育

1）向患者及其家属强调关节固定的重要性和不固定的危害，使其自觉维护、有效固定。

☆☆☆☆

2）向家属讲解观察血供的几个指标：患肢的颜色、温度、肿胀程度、毛细血管充盈时间，如固定期间患肘剧烈疼痛，颜色发红或青紫、发凉、肿胀、皮纹变浅等血液循环障碍，应立即告知医护人员以便及时处理。

（2）功能锻炼

1）复位及固定后当日开始做握拳、屈伸手指练习。第二天增加腕关节屈伸练习，患肢三角巾胸前悬挂位，做肩前后左右摆动练习。一周后增加肩部主动练习，包括肩屈、伸、内收、外展与耸肩，并逐渐增加其运动幅度。

2）3周后去除固定，主动进行肘关节屈、伸练习，前臂旋前和旋后练习。

380. 肩关节脱位的典型体征是什么？

①方肩畸形；②弹性固定；③关节盂空虚。

381. 臂丛神经损伤的症状有哪些？

臂丛上部损伤表现为整个上肢下垂，上臂内收，不能外展外旋，前臂内收伸直，不能旋前旋后或弯曲，肩胛、上臂和前臂外侧有一狭长的感觉障碍区，臂丛下部损伤表现为手部小肌肉全部萎缩而呈爪形，手部尺侧及前臂内侧有感觉缺失，有时出现霍纳综合征。

382. 腋神经损伤的症状有哪些？

运动障碍，肩关节外展幅度减小，三角肌区皮肤感觉障碍，三角肌萎缩，肩部失去圆形隆起的外观，肩峰突出，形成"方形肩"。

383. 肌皮神经损伤的症状有哪些？

肌皮神经受伤后肱二头肌，肱肌及前臂外侧的皮肤感觉障碍。

384. 锁骨骨折的常见病因有哪些?

间接暴力造成锁骨骨折多见。多发生儿童及青壮年，间接暴力造成锁骨骨折多为斜形或横行，其部位多见于中段；直接暴力多为粉碎性或横行，幼儿多为青枝骨折。

385. 锁骨骨折分类有哪些?

（1）锁骨内侧 1/3 骨折，由直接暴力引起，可以合并第 2 前肋骨折。

（2）锁骨中 1/3 骨折。

（3）锁骨外侧 1/3 骨折。约 80% 的锁骨骨折发生在中 1/3 部位。外侧 1/3 锁骨骨折又可分成 2 型：①无移位：喙锁韧带未断；②有移位：喙锁韧带已断。

386. 锁骨骨折的临床表现有哪些? 骨折愈合时间多长?

（1）临床表现

1）骨折后局部肿胀，畸形，骨折部位压痛。

2）骨折近端上翘，上臂连同肩下坠。

（2）愈合时间：成人骨折愈合时间一般 3 个月左右。

387. 锁骨骨折局部八字绷带和锁骨带固定如何进行临床观察?

（1）经常检查固定情况，保持有效固定，松紧度要合适，腋下不要压迫太紧，以免损伤神经及压疮的发生。

（2）八字绷带包扎时禁忌做肩关节前屈，内收动作，以免腋部血管神经受压。

（3）观察双上肢的血液循环，出现肿胀、青紫、麻木等情况时系八字绷带包扎过紧所致。嘱患者双手叉腰，保持挺胸抬头，尽量使双肩外展后伸，如上述症状不能缓解，应及时通知医师，适当调整外固定的松紧度，直至症状消失。

☆☆☆☆

388. 锁骨骨折术后并发症有哪些？如何观察？

（1）胸部损伤：应观察局部有无血肿、瘀青、患者的神志、呼吸频率，如患者出现憋气、呼吸频率加快、呼吸困难，应高度警惕气胸的发生。

（2）血管损伤：主要表现为患侧上肢远端缺血，肿胀，无脉，扩张性血肿，血胸及压迫性臂丛神经伤。

（3）臂丛神经损伤：外伤时，可引起臂丛神经损伤的可能。石膏固定后可引起腋下神经血管的压迫。观察患侧上肢皮肤颜色是否发白或青紫，温度是否降低，感觉是否麻木，有异常时及时报告医师对症处理。

389. 术后患侧上肢悬吊的作用是什么？

术后患侧上肢用前臂吊带或三角巾悬吊于胸前，防止患侧上肢下垂，保持上臂及肺部与胸部处于平行位。

390. 锁骨骨折非手术治疗的原则是什么？

支持肩部，使骨折远端向上、向外和向后；向下压骨折近端；维持复位后的稳定；尽可能地使患侧肘关节和手早期活动。

391. 锁骨骨折的功能锻炼是什么？

（1）早、中期骨折患者仰卧于床上，两肩之间垫高，第1周做患肢握拳、伸指、屈指、腕绕环、肘屈伸、前臂旋前、旋后等主动练习，逐渐增大力度。

（2）第2周增加肌肉的收缩练习，如捏小球、抗阻腕屈伸运动等。

（3）第3周增加抗阻的前臂旋前、旋后运动。

392. 何为尺骨鹰嘴骨折？

尺骨鹰嘴位于尺骨近端后方的皮下，是构成肘关节结构的主要组成部分，极其容易出现直接的损伤，尺骨鹰嘴骨折多为波及到半月切迹的关节内骨折。

393. 尺骨鹰嘴骨折的临床表现有哪些？

为肘关节内骨折，伤后肘关节内出血。患者肘关节发生疼痛和肿胀。肘后皮肤及皮下淤血。鹰嘴部压痛明显。扪及鹰嘴部或被动活动肘关节时，可有骨擦音或骨擦感。患者不能主动完成伸直肘关节的活动。若伴有尺神经的损伤，可见前臂尺侧和手部尺神经支配区的麻痹症状。

394. 如何观察肘关节周围神经损伤？

密切观察患肢手部感觉，如有肢端麻木、针刺样感觉、手部握拳无力等情况，应及时通知医师给予处理，否则会延误康复的时间。

395. 如何指导患者进行肩关节功能锻炼？

（1）术后做张开手、握拳练习，促进前臂血液循环，至少每次练习 5 分钟。

（2）肩关节活动度的练习，在健侧肢体辅助下进行肩关节前屈、后伸、外展、水平内收、水平外展等各方向运动。

396. 尺桡骨干双骨折的病因及临床表现有哪些？

（1）病因：①直接暴力；②间接暴力；③机器绞伤。

（2）临床表现：前臂肿胀、疼痛、畸形、前臂和手活动受限。

☆ ☆ ☆ ☆

397. 尺桡骨干双骨折行夹板固定如何观察?

（1）抬高患肢，利于肿胀消退。

（2）重点交班，观察患肢血供情况。

（3）如果发现肢端发冷、肤色发绀，感觉迟钝，手指不能主动活动等情况，说明血液循环障碍。应立即松解夹板，报告医师处理。

（4）观察夹板固定布带的松紧度，以能上下移动 1cm 为度。

（5）观察疼痛性质，如有不适应及时通知医师进行处理。警惕骨筋膜室综合征的发生。

398. 尺桡骨干双骨折患者有哪些并发症?

①骨筋膜室综合征；②前臂缺血性肌痉挛；③交叉愈合；④骨不连。

399. 尺桡骨干双骨折患者的体位是什么?

行长臂石膏托固定后，卧床时头肩部抬高，患肢垫枕与躯干平行，离床活动时，患肘用三角巾悬吊于胸前。

400. 尺桡骨骨折功能锻炼的意义是什么?

前臂具有旋转功能，骨折后会造成患肢手的灵活性和协调性丧失，给生活带来极大的不便。

401. 尺桡骨干双骨折如何进行功能锻炼?

要循序渐进、持之以恒，最大限度恢复患肘功能。2 周内可进行前臂和上臂肌肉的收缩活动，如握拳、屈伸手指，2 周后局部肿胀消退，可进行肩、肘、腕关节活动，频率和范围逐渐增加。3 周内避免前臂的旋前旋后动作，4 周后可进行前臂旋转活动，6 ～ 10 周拆除外固定，可做各关节全面的功能锻炼。

402. 桡骨远端骨折的分类及定义是什么?

（1）克雷（Colles）骨折：发生于桡骨远端 2～3cm 范围的松质骨骨折，骨折远端向背侧移位者，可累及腕关节或下尺桡关节。

（2）史密斯（Smith）骨折：Smith 骨折好发部位与 Colles 骨折一样，但所致畸形与其骨折相反，是骨折远端向掌侧移位合并下尺桡关节脱位的桡骨远端骨折，故也称之为反 Colles 骨折。

（3）巴通（Barton）骨折：按 Barton 观点将桡骨远端背侧骨折、掌侧缘骨折，合并关节半脱位或脱位者统称为 Barton 骨折。

403. 桡骨远端骨折的临床表现及并发症有哪些?

（1）临床表现：腕关节明显肿胀、疼痛，常可波及前臂之下 1/3，Colles 骨折从侧面看腕关节呈"银叉"畸形，从正面看呈"枪刺样"畸形；屈曲型骨折腕部出现下垂畸形。

（2）并发症：①腕管综合征；②急性骨萎缩；③手指血液循环障碍；④骨折畸形愈合；⑤关节功能障碍；⑥拇长伸肌腱断裂。

404. 桡骨远端骨折的护理要点有哪些?

①患肢前臂行高托固定悬吊于胸前；②密切观察切口及患肢血液循环；③加强功能锻炼；④加强并发症的观察及护理。

405. 桡神经损伤的症状是什么?

典型的畸形是垂腕，手背虎口区皮肤麻木，掌指关节只能伸直。

406. 正中神经损伤的症状是什么?

拇指、示指、中指屈曲功能丧失；拇对掌运动丧失；大鱼际肌萎缩，出现猿掌畸形；示指、中指末节感觉消失。

☆ ☆ ☆ ☆

407. 尺神经损伤的症状是什么?

环指和小指的末节不能屈曲;骨间肌瘫痪,手指内收外展功能丧失;小鱼际萎缩变平;小指感觉完全消失。

408. 桡骨远端骨折如何进行功能锻炼?

(1)术后病情允许即应进行手指屈伸和握拳活动。

(2)术后2～3天,进行肩关节、肘关节主动运动,手指屈伸,逐渐加动作幅度与用力程度。

(3)术后2周起,患者手握拳做屈腕肌静力性收缩练习。

(4)第3周起,增加屈指、对指、对掌的抗阻练习。

(5)拆除固定后开始腕部的屈、伸主动练习,腕屈曲抗阻练习。

(6)3～4天后,增加前臂旋前、旋后练习,两手相对进行腕关节屈、伸练习和手掌放于桌面向下用力做腕关节背伸抗阻练习。

(7)1周后增加前臂旋转抗阻练习和腕背伸活动。

(8)10天后增加前臂旋前活动。

(9)2周后增加前臂旋后活动。

409. 踝关节由哪几部分构成? 分哪几种类型?

(1)踝关节构成:由胫骨远端、腓骨远端和距骨构成。

(2)分型:①内翻内收型;②外翻外展型;③内翻外旋型;④外翻外旋型;⑤垂直压缩型。

410. 后踝骨折累及关节面多大面积需要手术?

一般来说,后踝骨折累及关节面1/5～1/3需要手术。如后踝骨折导致关节面损伤比较严重,如关节面磨损、骨折片插入关节、关节不稳定等。对于部分稳定性的后踝骨折,如果非手术治疗无法恢复关节功能，或者患者不能忍受长期的疼痛和功能障碍，也可能需要手术治疗。

411. 踝关节骨折的病因、临床表现及术后并发症有哪些?

（1）病因：多由间接暴力造成，如足于内翻或外翻位时负重，由高处坠落足在内翻、外翻或跖屈位着地。直接暴力引起的少见。

（2）临床表现：踝部明显肿胀，局限性压痛，瘀斑，出现内翻或外翻畸形，活动障碍。

（3）术后并发症：①小腿肌间静脉血栓；②创伤性关节炎；③焦虑。

412. 踝关节稳定性由哪几部分决定?

①骨结构；②韧带；③关节囊。

413. 包容距骨体的踝穴由哪几部分构成?

由内踝、外踝和胫骨下端关节面构成。

414. 踝关节骨折的体位是什么?

抬高患者的患肢，高于心脏水平 15～20cm，有利于患肢消肿。

415. 踝关节最坚强的韧带是什么?

踝关节最坚强的韧带是三角韧带，又称内侧副韧带。三角韧带是由纤维组成的，它位于踝关节的内侧，连接着胫骨和腓骨。三角韧带的主要功能是维持踝关节的稳定性，防止关节在行走、跑步或其他运动过程中发生过度的内翻或外翻。此外，三角韧带还与周围肌肉、肌腱等结构共同作用，使踝关节具有更好的灵活性和力量。

☆☆☆☆

416. 跟腱的定义和作用是什么?

（1）定义：小腿后方的腓肠肌和比目鱼肌腱向下合并成为一个粗而十分坚强的肌腱，称为跟腱。

（2）作用：主要功能是跖屈踝关节，维持踝关节的平衡及跑跳、行走。

417. 跟腱断裂的临床表现及诊断有哪些?

在受伤时，可听到跟腱断裂的响声，立即出现跟部疼痛，肿胀，瘀斑，行走无力，不能提跟。检查可在跟腱断裂处触及压痛及凹陷、空虚感。部分损伤者伤后功能障碍不明显，以至于当作软组织损伤治疗。超声波检查可探到跟腱损伤的部位、类型。

418. 足部最大的骨骼是哪块骨?

足部最大的骨骼是跟骨。跟骨为 7 块跗骨中最大的 1 块，位于足后下部，构成踵（脚后跟）。

419. 跟骨根据所受暴力不同，分为几种类型?

（1）压缩骨折：跟骨在受到挤压力时出现骨折，通常伴有骨盆骨折和脊椎骨折。

（2）伸展骨折：跟骨在受到拉伸力时出现骨折，常见于高处坠落或足部过度背伸等情况。

（3）骨折脱位：跟骨骨折并伴有关节脱位，如跟骨与距骨之间的关节脱位。

（4）扭转骨折：跟骨在受到扭转力时出现骨折，可能导致跟腱损伤和疼痛。

（5）冲击骨折：跟骨在受到冲击力时出现骨折，如跌倒时足跟部受到撞击。

（6）骨骺骨折：未成年人跟骨骨折，通常发生在骨骺尚未融合的年龄段。

420. 跟骨结节关节角（Bohler 角）多少度?

跟骨结节关节角（Bohler 角）的正常范围是 20°～40°。这个角度是由跟骨结节上缘与跟距关节面形成的夹角，是跟距关系的重要标志之一。在跟骨骨折复位过程中，恢复跟骨结节角是非常重要的。

421. 跟骨关节外骨折按解剖部位分为哪几种?

①前结节骨折；②内侧结节骨折；③载距突骨折及体部骨折。

422. 跟骨关节外骨折包括哪几种?

包括舌形骨折和关节压缩骨折。

423. 跟骨骨折的临床表现有哪些?

伤后的足跟部剧烈疼痛、肿胀、不能负重，随后淤血，可有水疱形成，明显的移位会产生足外观畸形，足内、外翻运动受限。严重者表现为足弓塌陷，足跟横径增宽，高度减低。

424. 足有 3 个主要足弓，分别是什么?

①内侧纵弓；②外侧纵弓；③前跖骨弓。

425. 足弓的定义是什么?

跟骨结节与第 1 跖骨头和第 5 跖骨头形成足的三点负重，并形成足弓。

426. 跟骨骨折以骨折是否影响距骨下关节分几类?

①不波及距骨下关节的跟骨骨折；②波及距骨下关节的骨折。

☆☆☆☆

427. 波及距骨下关节的骨折分哪几类?

①垂直压缩骨折;②单纯剪切暴力骨折;③剪切和挤压暴力骨折;④粉碎性骨折。

428. 跟骨骨折的治疗原则是什么?

跟骨骨折的治疗原则是恢复距下关节的对位关系和跟骨结节关节角,维持正常的足弓高度和负重关系。

429. 每只足有多少块骨?

每只足有 26 块骨,包括跗骨、距骨和趾骨。

430. 跖骨骨折的病因是什么?

为直接暴力引起,如重物打击,车轮碾压等。少数情况下,由长期慢性损伤(如长跑、行军)致第 2 或第 3 跖骨干发生疲劳性骨折。

431. 跖骨骨折的临床表现和诊断有哪些?

受伤后足部疼痛,肿胀,皮下瘀斑,足部短缩畸形,不能行走。检查可发生骨折部局限性压痛,有纵向叩击痛。前足的正位、侧位及斜位 X 线片可准确判断骨折的部位、类型和移位情况。

432. 趾骨骨折病因有哪些?

(1) 外伤:多因重物打击足背、碾压、足内翻扭伤或误踢硬物引起。这种情况下,直接暴力导致趾骨骨折。

(2) 积累性劳损:长期、反复、轻微的直接或间接损伤可致使肢体某一特定部位骨折。如远距离行军易致第二、三跖骨骨折。

（3）病理性骨折：由骨骼疾病或肿瘤等病理因素引起的骨折，这种情况较为少见。

433. 胫腓骨骨折最严重的早期并发症是什么？

胫腓骨骨折最严重的早期并发症是骨筋膜室综合征。这是一种由于骨折导致的骨筋膜室内压力增加，引起肌肉、神经、血管受压的病症。如果得不到及时治疗，可能会导致肌肉缺血、坏死、纤维化，甚至踝关节畸形和功能障碍。

434. 胫骨骨折的损伤分几种形式？

（1）胫骨平台骨折：这种骨折发生在胫骨近端，与股骨滑车关节相连。这种骨折可能会影响膝关节的稳定性和功能。

（2）胫骨干骨折：这种骨折发生在胫骨的中上段，可能会导致肢体变形和功能障碍。

（3）胫骨远端骨折：这种骨折发生在胫骨远端，与腓骨下端相连。这种骨折可能会影响踝关节的稳定性和功能。

（4）胫腓骨骨折：这种骨折发生在胫骨和腓骨之间的连接处，可能会导致肢体变形和功能障碍。

435. 胫腓骨骨折的主要症状有哪些？

（1）小腿局部疼痛：由于骨折引起的损伤，患者会感到小腿局部剧烈疼痛。

（2）肿胀：骨折会导致周围软组织充血和水肿，使得小腿局部肿胀。

（3）畸形：胫腓骨骨折可能导致小腿局部畸形，如成角、侧方移位、短缩和旋转畸形等。

（4）活动受限：由于骨折引起的疼痛和肿胀，患者可能会出现活动受限，无法正常行走或承受重量。

（5）纵向叩击疼痛：通过纵向叩击小腿，患者会感到疼痛，

☆☆☆☆

这是由于骨折引起的。

（6）骨擦音或骨擦感：在活动小腿时，患者可能会感觉到骨擦音或骨擦感，这是由于骨折断端相互摩擦所致。

（7）腓总神经损伤：胫腓骨骨折可能伴有腓总神经损伤，导致足背屈无力、足跖屈无力或足背屈和足跖屈均无力。

（8）胫前、胫后动脉损伤：胫腓骨骨折可能损伤胫前、胫后动脉，导致小腿血液循环不畅，出现疼痛、苍白、厥冷等症状。

（9）胫前区和腓肠肌区张力增加：由于骨折引起的软组织损伤，胫前区和腓肠肌区张力可能会增加，导致疼痛和活动受限。

436. 胫腓骨石膏固定的护理有哪些注意事项？

密切观察患肢的疼痛程度，有无麻木感；石膏固定 24 小时内要经常检查足趾的背伸和趾屈情况，以判断腓总神经是否受压。只要怀疑神经受压，就应立即剖开石膏减压。

437. 腓骨颈处有什么重要神经走行？

腓骨颈处最重要的神经是腓总神经（Peroneal nerve）。腓总神经起源于第 2、3、4 腰神经和第 1、2 骶神经，是一条混合神经，既包含运动神经，也包含感觉神经。它经过臀部，沿大腿外侧下降，最终分支为腓深神经和腓浅神经。

438. 骨筋膜室综合征缺血性肌挛缩主要临床表现有哪些？

临床的 5 "P" 征象：①由疼痛转为无痛（painless）；②苍白（pallor）或发绀、大理石花纹等；③感觉异常（paresthesia）；④麻痹（paralysis）；⑤无脉（pulselessness）。

439. 依骨折发生的时间分几类？时间分别是多久？

（1）新鲜骨折：一般指 3 周内的骨折；

（2）陈旧骨折：一般伤后 3 周以上的骨折。

☆ ☆ ☆ ☆

440. 骨折断端新生骨组织称为什么？

骨折断端新生骨组织通常被称为骨痂（callus）。骨痂是骨折愈合过程中新生的骨组织，它逐渐形成并连接断端的骨头，最终使骨折处恢复到原来的形态和功能。骨痂的形成是骨折愈合的关键过程。

441. 为什么下 1/3 段胫骨骨折愈合较慢，容易发生延迟愈合或不愈合？

胫骨的营养血管从胫骨干上、中 1/3 交界处进入骨内，在中、下 1/3 的骨折使营养动脉损伤，供应下 1/3 段胫骨的血循环显著减少；同时下 1/3 段胫骨几乎无肌肉附着，由胫骨远端获得的血液循环很少，因此下 1/3 段骨折愈合较慢，容易发生延迟愈合或不愈合。

442. 胫腓骨骨干骨折分型是什么？

①胫腓骨干双骨折；②单纯胫骨干骨折；③单纯腓骨骨折。

443. 不稳定的胫腓骨干双骨折在什么情况下可以采用切开复位内固定？

①手法复位失败；②严重粉碎性骨折或双段骨折；③污染不重，受伤时间较短的开放性骨折；④软组织嵌顿。

444. 单纯胫骨干骨折石膏固定后多久可以下床活动？

单纯胫骨干骨折石膏固定后，一般需要 6～8 周才能下床活动。在石膏固定期间，患者应保持良好的生活作息，避免过早下床走路，抬高患肢以促进血液循环，加强营养以增强体质。在石膏拆除后，患者可以开始进行功能锻炼，但患肢不能负重，

☆☆☆☆

445. 单纯腓骨干骨折石膏固定后多久可以下床活动?

单纯腓骨干骨折经过石膏固定后,一般需要 3 ～ 4 周才能下床活动。需要进行 X 线复查,以明确骨折断端是否有连续性骨痂通过。如果有连续性骨痂通过,就可以拆除石膏,逐渐下地部分负重。但是,这还需要根据患者的具体恢复情况和医师的建议来调整。在石膏固定期间,患者可以进行下肢肌肉力量的功能锻炼,以促进康复。

446. 成人脊柱的生理曲度是哪 4 个?

①颈曲;②胸曲;③腰曲;④骶曲。

447. 脊髓损伤的表现有哪些?

包括完全性和不完全性脊髓损伤。表现为损伤平面以下的感觉、运动、反射、内脏功能部分丧失。

448. 颈、胸、腰椎的活动范围分别是多少?

(1) 颈椎:前屈 45°,后伸 75°,侧屈左右共计 67°,旋转左右共计 144°。

(2) 胸椎:屈 30°,伸 20°,侧屈左右共计 40°,旋转共计 70°。

(3) 腰椎:屈 30°,背伸 30°,侧屈左右共计 40°,旋转左右共计 16°。

449. 脊髓损伤病理改变分哪三级?

(1) 完全性脊髓损伤:病变进行性加重,只有早期数小时内进行有效治疗,才能挽回部分脊髓功能。

(2) 不完全脊髓损伤:损伤程度有轻重差别,可获得部分或大部分恢复。

(3) 脊髓轻微损伤或脊髓震荡:2 ～ 3 天后逐渐恢复,组织学上基本恢复，神经功能完全恢复。

450. 观察脊柱的生理弧度是否正常的主要指标有哪些?

①棘突是否在一条直线上；②两侧肩胛下角连线与两侧髂嵴连线是否平行；③两肩胛骨距中线是否对称；④从枕骨结节向地面做垂线，此线应通过骶骨中线和肛门沟。

451. 胸腰椎骨折出现腹胀、腹痛的原因是什么?

主要因骨折致后腹膜血肿刺激腹腔神经丛，引起腹肌反射性紧张或痉挛。

452. 糖皮质激素治疗急性脊髓损伤的机制是什么?

①提高神经的兴奋性和传导性；②改善脊髓血流量；③减少由自由基介导的脂质过氧化；④稳定细胞膜的离子通道，促进 Ca^{2+} 外移；⑤抑制损伤后组织内儿茶酚胺的代谢与积聚。

453. 大剂量应用甲泼尼龙（MP）的并发症有哪些?

感染；消化道出血；深静脉血栓；糖代谢异常。

454. 脊髓损伤的并发症有哪些?

脊髓损伤患者常见的并发症包括肺部感觉、泌尿系统感染和结石、自主神经反射异常、体温失衡、压疮、深静脉血栓等。

455. 脊髓损伤后为什么易出现深静脉血栓?

脊髓损伤后，患者长期卧床静脉血液淤滞，血液处于高凝状态，以及外伤同时使静脉血管内膜损伤，血小板黏附发生聚集并释放生物活性物质，促进血栓形成。

☆ ☆ ☆ ☆

456. 深静脉血栓如何观察及护理?

机械性预防措施有早期运动,等级弹力袜,间歇气体加压装置,足底静脉泵等。护理上注意早期观察双下肢有无色泽皮温的改变、水肿、浅静脉怒张,必要时测量比较双下肢周径,若相差 0.5cm 以上及时通知医师,一旦血栓形成,患肢应制动,禁止热敷、按摩、膝下不垫枕,饮食宜进低脂,富含纤维素食物,保持大便通畅,进行溶栓治疗的同时应监测生命体征,尤其注意呼吸,以防发生肺栓塞,定时检查身体其他部位出血情况,患肢情况,定期复查凝血功能。

参 考 文 献

[1] 纪代红,赵巧玉.股骨头缺血性坏死手术及康复护理 [M].北京:科学出版社,2017.

[2] 蔡文智,罗翱翔.骨科护理细节问答全书 [M].北京:化学工业出版社,2013.

[3] 霍孝蓉.延续护理工作实践:造口、骨科、糖尿病 [M].南京:江苏凤凰科学技术出版社,2017.

[4] 霍孝蓉.实用临床护理三基.个案护理 [M].南京:东南大学出版社,2014.

[5] 周谋望.人工髋关节置换术后康复 [M].北京:人民军医出版社,2013.

[6] 李丹,杨艳.护士必读.专科护理篇 [M].北京:人民卫生出版社,2013.

[7] 周阳,彭伶丽.骨科护理查房手册 [M].北京:化学工业出版社,2014.

[8] 高小燕.骨科临床护理思维与实践 [M].北京:人民卫生出版社,2012.

[9] 北京协和医院编著.临床护理常规 [M].北京:人民卫生出版社,2012.

[10] 于胜吉.应对骨与软组织肿瘤专家谈 [M].北京:中国协和医科大学出版社,2013.

[11] 徐万鹏.骨与软组织肿瘤学 [M].北京:人民卫生出版社,2008.

[12] 徐万鹏,冯传汉.骨科肿瘤学 [M].第 2 版.北京:人民军医出版社,2008.

[13] 徐万鹏.骨与软组织肿瘤学 [M].北京:人民卫生出版社,2008.

[14] (美)格理芬 (Griffin, L.Y.) 张洪主译.简明骨科治疗学 [M].北京:人民

☆ ☆ ☆ ☆

卫生出版社, 2010.

[15]　蔡文智, 罗翱翔, 骨科护理细节问答全书 [M]. 北京: 化学工业出版社, 2013.

[16]　高小雁, 韩冰, 积水潭脊柱外科护理与康复 [M]. 北京: 北京人民卫生出版社, 2016.

[17]　刘义兰, 罗凯燕, 熊莉娟. 关节镜手术及运动康复护理 [M]. 北京: 人民军医出版社, 2012.

[18]　李小寒, 尚少梅. 基础护理学 [M]. 北京: 人民卫生出版社, 2012.

[19]　李乐之, 路潜. 外科护理学 [M]. 北京: 人民卫生出版社, 2017.

[20]　胥少汀, 葛宝丰, 徐印坎实用骨科学 [M]. 北京: 人民军医出版社, 2008.

[21]　黄洁夫, 现代外科学 [M]. 北京: 人民军医出版社, 2003.

[22]　郭世绂, 四肢软组织的修复重建 [M]. 济南: 山东科学技术出版社, 2002.

[23]　梁碧玲, 骨与关节疾病影像诊断学 [M]. 北京: 人民卫生出版社, 2006.

第 10 章
皮肤科 43 问

1. 皮肤的解剖结构是什么？

①表皮；②真皮；③皮下组织；④皮肤附属器。

2. 皮肤的功能是什么？

①屏障功能；②吸收功能；③感觉功能；④分泌和排泄功能；⑤体温调节功能；⑥代谢功能；⑦免疫功能。

3. 皮肤病的处理原则是什么？

①全身治疗；②外用药物治疗；③物理治疗；④手术治疗。

4. 单纯疱疹的分型有哪些？

（1）原发型：隐性或亚临床感染、唇疱疹、生殖器疱疹、疱疹性龈口炎。

（2）复发型。

5. 单纯疱疹的处理原则是什么？

（1）全身治疗：原发型可采用阿昔洛韦口服；重者可用阿昔洛韦静脉滴注。复发型应在出现前驱症状或皮损出现 24 小时内开始治疗，频繁复发者可应用病毒抑制疗法。

☆ ☆ ☆ ☆

（2）局部治疗：以收敛、干燥和防止继发感染为主要原则。

6. 带状疱疹的发病机制是什么？

当机体受到某种刺激或抵抗力下降时，潜伏病毒被激活，沿感觉神经轴索下行，到达该神经所支配区域的皮肤内复制，产生水疱，同时受累神经发生炎症、坏死，产生神经痛。

7. 带状疱疹的临床表现及治疗原则是什么？

（1）临床表现

1）典型表现：发疹前部分患者可有轻度乏力、低热、食欲缺乏等症状，皮肤自觉灼热感或神经痛，持续 1～3 日；

2）特殊表现：眼部带状疱疹老年人多见，疼痛剧烈，可累及角膜形成溃疡性角膜炎；

3）耳带状疱疹：表现为外耳道或鼓膜疱疹，膝状神经节受累时同时侵犯面神经的运动和感觉神经纤维时，可出现面瘫、耳痛及外耳道疱疹三联症；疱疹后神经痛。

（2）治疗原则：抗病毒；镇痛；消炎；防止并发症。

8. 带状疱疹疼痛护理措施是什么？

（1）评估疼痛的原因、性质和程度，操作时动作轻柔、迅速，以减轻患者恐惧感和疼痛。

（2）了解患者既往疼痛的处理办法及效果，指导其应用分散注意力减轻疼痛、促进睡眠的方法。

（3）遵医嘱给予物理治疗，如局部冰敷或紫外线照射及频谱电疗等，均有一定的消炎、镇痛效果。

（4）必要时遵医嘱给予镇静、镇痛及辅助营养神经的药物。对有后遗神经痛者应予以重视，必要时可用镇静药。

9. 疣的常见临床类型有哪些?

可分为寻常疣、跖疣、扁平疣、生殖器疣。

10. 常见的浅部真菌病有哪些?

头癣;体癣;手、足癣;甲真菌病。

11. 湿疹的病因是什么?

(1) 内部因素:常见的有慢性感染病灶、内分泌及代谢改变、血液循环障碍、神经精神因素、遗传因素等,其中遗传因素与个体的易感性及耐受性有关。

(2) 外部因素:可由食物(鱼、虾、牛肉)、吸入物(花粉、尘螨等)、生活环境(日光、干燥等)、动物毛皮和各种化学物质(化妆品、肥皂等)所诱发或加重。

12. 根据病程和临床特点湿疹分型有哪些?

①急性湿疹;②亚急性湿疹;③慢性湿疹。

13. 急性湿疹的临床表现有哪些?

(1) 好发于面、耳、手、足、前臂、小腿外露部位,重者可弥漫全身,常对称分布。

(2) 皮损为多形性,常表现为红斑基础上的针头至粟粒大小丘疹、丘疱疹,严重时可出现小水疱,融合成片,边界不清楚,皮损周边丘疱疹逐渐稀疏,常因搔抓形成点状糜烂面,有明显浆液性渗出。

(3) 若继发感染则形成脓疱、脓液、脓痂、淋巴结肿大,甚至出现发热等全身症状,如合并单纯疱疹病毒感染,可形成严重的疱疹性湿疹。

14. 湿疹引发的瘙痒如何进行护理?

（1）保持室内温湿度（20 ～ 22℃）。

（2）洗澡不宜过勤，洗浴后一定要涂抹护肤乳液或护肤油。

（3）局部瘙痒剧烈、皮肤温度高，易导致失眠，可冷湿敷降低局部皮肤温度，并可起到镇静功效。如感觉瘙痒难忍，可用手掌按压、拍打或按摩以代替抓痒，并减轻入睡困难及睡眠障碍。

（4）保持良好的情绪，避免突然的情绪变化使瘙痒加重。

15. 湿疹患者行浸浴疗法的注意事项是什么?

（1）注意调节室温、水温，避免感冒或烫伤，严密观察患者有无不良反应。

（2）血压高于 160/100mmHg、进食后 30 分钟内或空腹时，不能进行浸浴疗法。

16. 药疹分几种类型?

（1）固定型药疹。

（2）荨麻疹型药疹。

（3）麻疹型或猩红热型药疹。

（4）湿疹型药疹。

（5）紫癜型药疹。

（6）多形红斑型药疹。

（7）大疱性表皮松解型药疹。

（8）剥脱型皮炎型药疹。

17. 临床上易引起药疹的药物有哪些?

（1）抗生素：包括半合成青霉素、磺胺类、四环素类。

（2）解热镇痛药：如阿司匹林、氨基比林、对乙酰氨基酚等。

（3）镇静催眠药及抗癫痫药：如苯巴比妥、苯妥英钠、卡马

☆ ☆ ☆ ☆

西平等，其中以苯巴比妥引起者较多。

（4）抗痛风药如别嘌醇。

（5）异种血清制剂及疫苗。

（6）中药：某种中药及制剂也有引起药疹的报道。

18. 药疹的处理原则是什么?

（1）轻型药疹：停用致敏药物后，皮损多迅速消退。

（2）重型药疹：原则为及时抢救、降低死亡率、减少并发症、缩短病程。

19. 引起荨麻疹的病因有哪些?

（1）食物：常见的有动物性蛋白如鱼虾、蟹贝、肉类、牛奶和蛋类，植物性食品如可可、大蒜、番茄等，以及某些食物调味品和添加剂。

（2）药物：如青霉素、血清制剂、各种疫苗等。

（3）感染。

（4）物理因素如冷、热、日光、摩擦及压力等。

（5）动物及植物因素。

（6）精神因素。

（7）内脏和全身性疾病。

20. 荨麻疹的发病机制是什么?

（1）变态反应性：多数为 IgE 介导的 I 型变态反应，少数为 II 型（多见于输血反应）或 III 型（见于血清）；

（2）非变态反应性：某些食物、药物、各种动物毒素以及物理、机械性刺激直接刺激肥大细胞释放组胺，导致荨麻疹。

21. 急性荨麻疹的临床表现有哪些?

（1）常突然自觉皮肤瘙痒，出现大小不等、形态不规则的红色风团，孤立或散在，也可融合成片。

（2）微血管内血清渗出急剧时，压迫管壁，风团可呈苍白色，皮肤凹凸不平。

（3）重者可伴心慌、烦躁、恶心、呕吐甚至血压降低等过敏性休克样症状。

（4）胃肠道黏膜受累时可出现恶心、呕吐、腹痛和腹泻等症状。

（5）累及喉头、支气管时可出现呼吸困难甚至窒息。

（6）感染引起者出现寒战、高热、脉速等全身中毒症状。

22. 特殊类型荨麻疹包括哪些？

①皮肤划痕症；②寒冷性荨麻疹；③胆碱能性荨麻疹。

23. 荨麻疹的处理原则是什么？

（1）全身治疗：急性荨麻疹选用抗组胺药，慢性荨麻疹以抗组胺药为主，特殊类型荨麻疹在抗组胺药基础上，根据不同类型荨麻疹联合使用不同药物。

（2）局部治疗：夏季选用止痒液、炉甘石洗剂、锌氧洗剂等，冬季选有止痒作用的乳剂如苯海拉明霜。

24. 荨麻疹的护理措施有哪些？

（1）减轻皮肤瘙痒、增加皮肤舒适度，避免烈日暴晒，保持室内适宜的温湿度，空气清新，避免用力搔抓使皮肤破损造成感染，保持皮肤完整、清洁、干燥。避免用肥皂、热水洗澡，避免穿粗、硬、厚及化纤衣裤，避免冷热环境、情绪激动及剧烈活动。

（2）饮食宜清淡、富营养、易消化，忌鱼虾及辛辣食物，忌暴饮暴食。

（3）治疗期间，严密观察生命体征。

（4）做好急救配合。

☆ ☆ ☆ ☆

(5) 做好用药护理。

(6) 加强健康教育。

25. 什么是丹毒?

丹毒又称"网状淋巴管炎",是指病菌经破损的皮肤、黏膜,或其他感染灶侵入淋巴管,引起淋巴管及其周围组织的急性炎症。

26. 丹毒的临床表现是什么?

(1) 起病急,患者有畏寒、发热、头痛、全身不适等症状。

(2) 皮肤出现鲜红色片状红疹,略隆起,中间颜色稍淡,周围较深,边界清楚。

(3) 局部有烧灼样疼痛,红肿、可有水疱,附近淋巴结常肿大、有触痛。

(4) 感染加重可导致全身性脓毒症。

27. 丹毒患者如何进行护理?

(1) 保持周围皮肤清洁,避免触摸、挤压病灶部位,防止感染扩散、加重。

(2) 观察体温变化,注意患者有无寒战、高热等症状,有无白细胞计数升高、血细菌培养阳性等全身化脓性感染征象,发现异常及时报告医师配合救治。

(3) 遵医嘱及早合理应用抗菌药物。

(4) 抬高感染的患肢并制动,以免加重疼痛。

(5) 高热患者给予物理降温,鼓励患者多饮水。

(6) 注意休息,进食高能量、高蛋白、丰富维生素饮食。

(7) 关心、安慰患者。

28. 银屑病的临床分型哪些?

可分为小儿型、寻常型、关节病型、脓疱型、红皮病型。

29. 寻常型银屑病根据病情发展分几期?

分为进行期、静止期、退行期。

30. 银屑病的病因是什么?

①遗传因素;②环境因素;③免疫因素。

31. 寻常型银屑病的临床表现有哪些?

(1) 初期皮损为红色丘疹或斑丘疹,逐渐扩展成边界清楚的红色斑块,上覆厚层银白色鳞屑,刮除成层鳞屑,犹如轻刮蜡滴,可见淡红色发光半透明,剥去薄膜可见点状出血。

(2) 自觉瘙痒。

(3) 皮损以四肢伸侧,特别是肘部、膝部和骶尾部最为常见,常呈对称性。

32. 银屑病的治疗原则是什么?

局限性银屑病以外用药物治疗为主,皮损广泛严重时给予综合治疗。

33. 银屑病药浴治疗配合要点是什么?

(1) 水温控制在 36 ~ 38℃,时间为 15 ~ 20 分钟。

(2) 女性月经期、体弱及严重心血管疾病患者,不宜药浴。

(3) 药浴过程中多巡视、观察患者,发现不良反应立即停止治疗。

(4) 严格消毒浴盆,防止交叉感染;或者使用一次性药浴袋。

(5) 药浴时不宜用力搓洗,洗浴后再涂擦外用药,反复

☆★☆☆

揉擦外用药以利药物吸收，不能自理的患者由护士协助涂抹外用药。

34. 银屑病光疗注意事项是什么?

（1）全身照射时应注意保护眼睛和阴囊，佩戴防光眼镜、遮挡阴囊部位。

（2）治疗当日避免日晒，以免出现严重的红斑和水疱。

（3）口服光敏剂的患者注意有无胃肠道反应。

35. 银屑病健康指导要点是什么?

（1）积极治疗体内感染病灶。

（2）避免各种诱发因素，如外伤、不当饮食、药物等。

（3）保持心情舒畅。

（4）注意劳逸结合，养成良好的饮食起居习惯。

36. 大疱性皮肤病的临床分型是什么?

①寻常型天疱疮；②增殖型天疱疮；③落叶型天疱疮；④红斑型天疱疮；⑤特殊类型天疱疮。

37. 天疱疮的组织病理是什么?

天疱疮基本病理变化为棘层松解、表皮内裂隙和水疱，疱腔内有棘层松解细胞，后者较正常棘细胞大，圆形，胞质呈均匀嗜碱性，核大而深染，核周有浅蓝色晕。

38. 天疱疮的一般护理要点是什么?

（1）患者免疫力低下，皮肤完整性受损、黏膜破溃，易发生细菌或真菌感染。严格执行消毒隔离制度，病室定时开窗通风、保证阳光充足、温湿度适宜。注意无菌操作，血压计、听诊器、体温计专人专用并消毒。

☆ ☆ ☆ ☆

（2）重症患者卧床休息，躯体活动受限者，加强生活护理，每日换药，保持皮肤清洁，勤翻身，防止压疮发生。

（3）严格探视人员管理，避免交叉感染。

39. 天疱疮患者的饮食注意事项是什么？

（1）给予高蛋白、高维生素、低盐饮食，保持水和电解质平衡，记录出入水量。

（2）对重症不能进食者，补充能量合剂。

40. 过敏性紫癜的定义是什么？

过敏性紫癜又称亨-许紫癜，是一种 IgA 抗体介导的超敏反应性毛细血管和细小血管炎，其特征为非血小板减少的皮肤紫癜，可伴有关节炎、腹痛和肾脏病变。

41. 过敏性紫癜并发胃肠道出血的护理有哪些？

（1）评估患者饮食及排尿、便情况。指导患者选择营养丰富、清淡易消化的饮食，也可进食维生素丰富的水果、蔬菜等。

（2）密切观察消化道变化情况，如患者有无腹痛、腹泻、呕吐、呕血、便血等，一旦出现腹痛，及时观察疼痛部位、性质、粪便色泽。如有便血，立即报告医师，并做好记录。对腹痛严重、便血量多者，除立即报告医师外，同时协助做好止血、输血等抢救工作，记录血压、脉搏等。对剧烈腹痛难以缓解、血便不止者，更应提高警惕，一旦发现有穿孔征象，立即报告医师，及时手术，防止误诊、漏诊，延误抢救。

（3）消化道出血患者应暂禁食，以免加重出血，病情好转后可由流食、半流食逐渐过渡到普食。此外，患者应暂禁食动物蛋白如牛奶、鸡蛋鱼虾等，避免接触生、冷、辛辣及刺激物如烟、酒、浓茶、咖啡、葱蒜、胡椒等，以免加重过敏。

☆☆☆☆

42. 基底细胞癌的定义是什么?

基底细胞癌又称基底细胞上皮瘤,为发生于皮肤基底细胞层上的肿瘤。好发于面部和暴露的身体部位,发展缓慢,边缘呈珍珠状色泽,有局部破坏性,但极少转移,主要为局部慢性浸润性生长。

43. 基底细胞癌的治疗原则是什么?

(1) 手术切除或切除植皮:建议选用 Mohs 外科切除术,特别是硬斑样或纤维化型。

(2) 光动力学疗法:适用于无法手术的患者,表浅型疗效较佳。

(3) 局部疗法:局部外用维 A 酸霜、咪喹莫特、1%～5%的氟尿嘧啶软膏等有一定疗效。

(4) 其他疗法:可应用 X 线放射治疗。

参 考 文 献

[1]　李乐之,路潜.外科护理学.第 7 版.北京:人民卫生出版社,2021.

[2]　张学军,郑捷,陆洪光,等.皮肤性病学 [M].第 9 版.北京:人民卫生出版社,2018.

[3]　丁淑贞,戴红.皮肤科临床护理 [M].第 1 版.北京:中国协和医科大学出版社,2016.

[4]　朱学骏,涂平,陈喜雪,等.皮肤病的组织病理学诊断 [M].第 3 版.北京:北京大学医学出版社,2016.